Fach-
buch
Klett-Cotta

BINDUNG UND TRAUMA

Risiken und Schutzfaktoren für die Entwicklung von Kindern

Herausgegeben von
Karl Heinz Brisch und
Theodor Hellbrügge

Legende:

~~rot: Neuro~~
~~orange: Risiko / Resilienz~~
rot: Trauma
Orange: Risiko
Grün: Schutz/Res.
Blau: Neuro
~~Gelb: Trauma / PTBS~~
Gelb: PTBS

KLETT-COTTA

Die Herausgeber:
Karl Heinz Brisch, Privatdozent, Dr. med. habil., ist Facharzt für Kinder- und Jugendpsychiatrie und Psychotherapie, Psychiatrie, Psychosomatische Medizin und Psychotherapie sowie Nervenarzt und Psychoanalytiker. Er leitet als Oberarzt die Abteilung für Pädiatrische Psychosomatik und Psychotherapie im Dr. von Haunerschen Kinderspital, Ludwig-Maximilians-Universität, in München und ist Dozent sowie Lehr- und Kontrollanalytiker am Psychoanalytischen Institut Stuttgart.

Theodor Hellbrügge, Prof. Dr. med., Dr. h.c. mult., em. Prof. für Sozialpädiatrie der Ludwig-Maximilians-Universität in München, ist ein Pionier und Begründer der Sozialpädiatrie in der modernen Kinderheilkunde und einer der bedeutendsten Kinderärzte der Gegenwart.

Klett-Cotta
www.klett-cotta.de

Printed in Germany
Umschlag: heffedesign, Rodgau
Gesetzt aus der Times Ten von Kösel, Krugzell
Auf säure- und holzfreiem Werkdruckpapier gedruckt
und gebunden von fgb, freiburger graphische betriebe
ISBN 978-3-608-94793-9

Vierte Auflage, 2012

Bibliografische Information der Deutschen Nationalbibliothek
Die Deutsche Nationalbibliothek verzeichnet diese Publikation in der Deutschen Nationalbibliografie; detaillierte bibliographische Daten sind im Internet über <http://dnb.d-nb.de> abrufbar.

INHALT

VORWORT

Die Bindungstheorie wurde von John Bowlby, einem englischen Psychiater und Psychoanalytiker, begründet. Sie besagt, daß die Entwicklung einer sicheren emotionalen Bindungsbeziehung beim Kind sowie im weiteren Verlauf des Lebens für die emotionale Stabilität und die gesunde psychische Entwicklung ein Schutzfaktor ist. Die Bindungsbeziehung hat dabei den Charakter einer »sicheren emotionalen Basis«, auf die in Situationen von äußerer oder innerer Gefahr zur emotionalen Stabilisierung sowohl real als auch emotional in der inneren Welt zurückgegriffen werden kann.

Bereits mit seiner Trilogie über Bindung, Trennung und Verlust wies Bowlby immer wieder auf die Bedeutung von traumatischen Erfahrungen für die Entstehung von Störungen in der Bindungsentwicklung hin. Schon während seines Studiums war ihm in Interviews mit 44 jugendlichen Dieben aufgefallen, daß diese ausnahmslos Verluste von wichtigen Bindungspersonen und Gewalt erfahren hatten. Bowlby sah darin eine mögliche Ursache von dissozialen Entwicklungen bei Kindern.

Traumaerfahrungen als psychopathogenetischer Faktor in der Entstehung von Bindungsstörungen ist ein zentraler Bestandteil der Bindungstheorie. Dieser Zusammenhang ist inzwischen in der Entwicklungspsychopathologie durch die Ergebnisse aus vielfältigen Längsschnittstudien gut belegt. Sie zeigen, daß eine sichere Bindungsentwicklung – trotz einer traumatischen Erfahrung – ein Schutzfaktor für eine gesunde psychische Entwicklung sein kann, dagegen eine unsichere Bindungsentwicklung eher als ein Risikofaktor im Sinne einer psychischen Verletzlichkeit zu sehen ist.

Die Konzepte und die Erkenntnisse aus den Längsschnittstudien der Bindungsforschung wurden in den vergangenen Jahren zunehmend erfolgreich auf die klinische Bindungsforschung und die Anwendung in der Psychotherapie übertragen. Hierbei zeigte sich, daß Bindungsstörungen (etwa mit panischer Angst, desorganisiertem Verhalten, Fühlen und Denken, extremem Klammern, Weglaufen, psychosomatischer Symptombildung) mit traumatischen Trennungs- und Verlusterlebnissen sowie mit Traumata wie körperlicher Mißhandlung und sexualisierter Gewalt in der Geschichte der Patienten verbunden waren. Die Bindungsforschung hat nachgewiesen, wie diese Traumata mit Desorganisationen in den Bindungsrepräsentationen von Erwachsenen und mit desorganisiertem Verhalten von Kindern verbunden sein können. Besonders bemerkenswert ist, daß Säuglinge mit einem Jahr bereits desorganisiertes Verhalten in Trennungssituationen zeigen können, wenn ihre Eltern unverarbeitete Traumata erlebt haben. Es wird eine Weitergabe von Traumaerfahrungen von der Elterngeneration auf die der Kinder durch eine spezifisch belastete Mutter-/Vater-Kind-Interaktion diskutiert. Die Kinder mußten also gar nicht selbst direkt traumatisiert worden sein.

Jedes Trauma ist enorm ängstigend, aktiviert maximal das Bindungssystem und erschüttert das Gefühl von einer »sicheren emotionalen Basis«. Dies um so mehr, wenn der Täter eine Bindungsperson ist, an die sich etwa das Kind in Zeiten vor der Traumatisierung vertrauensvoll gewandt hat.

Die Forschung zur Psychotraumatologie hat andererseits ebenfalls in der Grundlagenforschung und der Klinik zeigen können, welche Vielzahl von Symptomen nach unverarbeiteten Traumata entstehen können und daß viele psychische Erkrankungen wie Borderline-Störungen, Angsterkrankungen, Depressionen auf dem Hintergrund von Traumatisierungen und posttraumatischen Belastungsstörungen entstehen können. Desorganisation im Fühlen, Denken und Handeln, wie in der Bindungstheorie gefunden, ist dabei nur eine Form der klinischen Symptomatik als Folge von Traumatisierung und posttraumatischer Belastungsstörung.

Die Forschung zu Schutz- und Risikofaktoren und der Salutogenese hat sich in vielen Längsschnittstudien ebenfalls damit beschäftigt, wie Kinder etwa akute oder chronische Traumatisierungen überleben. Sie fand heraus, welche Schutzfaktoren zur psychischen Stabilisierung und Verarbeitung trotz der erlebten Belastungen beitragen und welche eine psychische Dekompensation und Symptombildung fördern können. Neben vielen verschiedenen Detailergebnissen ist ein Ergebnis besonders bemerkenswert: Eine sichere und bedeutungsvolle Bindungserfahrung in der Kindheit – zumindest eine – ist ein wesentlicher Schutzfaktor gegen die Entwicklung von psychopathologischen Symptomen nach einer erlebten Traumatisierung.

Bahnbrechende Erkenntnisse zur Frage der psychischen Widerstandsfähigkeit (Resilienz) nach einem traumatischen Erlebnis verdanken wir in ganz hervorragender Weise den Untersuchungen von Emmy Jacobson-Werner, die über mehr als 40 Jahre Kinder nach Traumaerfahrungen in einer Längsschnittstudie auf der Hawaii-Insel Kauai untersucht hat. Ihr zu Ehren wurde – gemeinsam von der Internationalen Akademie für Entwicklungs-

Rehabilitation und der Theodor-Hellbrügge-Stiftung – am 30. November und 1. Dezember 2001 ein internationaler Kongreß mit dem Titel »Attachment and Trauma: Risk and Protective Factors in the Development of Children« an der Kinderklinik und Kinderpoliklinik im Dr. von Haunerschen Kinderspital der Ludwig-Maximilians-Universität München veranstaltet. Im Rahmen dieses Kongresses wurde Frau Jacobson-Werner als Zeichen der Würdigung ihres wissenschaftlichen Lebenswerks der Arnold-Lucius-Gesell-Preis der Theodor-Hellbrügge-Stiftung verliehen. Diese Konferenz ermöglichte es zum ersten Mal, daß die Ergebnisse aus der Bindungsforschung und der Psychotraumatologie, die heute als sich ergänzende und überschneidende Gebiete betrachtet werden können, von internationalen Forschern vorgetragen und diskutiert werden konnten.

Die überaus große Resonanz der Konferenz ermutigte die Veranstalter, die Beiträge einer größeren Leserschaft mit der Herausgabe dieses Buches zugänglich zu machen. Wir danken allen Autorinnen und Autoren, daß sie ihre Beiträge für die Publikation zur Verfügung gestellt haben. Ein besonderer Dank gilt Roswitha Schmid und Marisa Medina Veiltl, die mit großem Engagement und Zuverlässigkeit die Übersetzungen der englischen Beiträge übernahmen.

Dank der zügigen Bearbeitung der Beiträge durch Rainer Ungermann von der Fa. ViaMac und durch Renate Warttmann konnte das endgültige Buchmanuskript rasch erstellt werden. Dr. Heinz Beyer vom Verlag Klett-Cotta sei herzlich gedankt, daß er spontan die Idee einer Herausgabe dieses Buches aufgegriffen und sich beim Verlag für eine rasche Herstellung eingesetzt hat.

Ein besonderer Dank gilt der Theodor-Hellbrügge-Stiftung München, mit deren großzügiger finanzieller Unterstützung sowohl die Konferenz als auch die Entstehung dieses Buches realisiert werden konnte.

Wir hoffen, daß dieses Buch eine Brücke schlägt zwischen der Bindungstheorie und Bindungsforschung sowie dem Gebiet der Psychotraumatologie und daß diese Zusammenschau von Psychotherapeuten, Kinderärzten, Pädagogen, Sozialarbeitern und allen, die für traumatisierte Kinder Sorge tragen, für die Behandlung ihrer Patienten fruchtbar aufgegriffen werden kann.

Karl Heinz Brisch und Theodor Hellbrügge

EINLEITUNG

Das vorliegende Buch gliedert sich in einen ersten Teil, der die Forschungsergebnisse aus Studien über die Risiko- und Schutzfaktoren der kindlichen Entwicklung und ihre Auswirkungen auf die lebenslange Entwicklung umfaßt. Hierbei liegt ein Schwerpunkt auf der Bedeutung früher feinfühliger Interaktionserfahrungen des Säuglings mit seinen Eltern und deren Bedeutung für die Bindungsentwicklung. Ein zweiter Teil umfaßt die Beiträge zum Thema der Psychotraumatologie und zum Einfluß von traumatischen Erfahrungen auf die Entwicklung von psychopathologischen Entwicklungen, wie autistische Erkrankungen, Bindungsstörungen und posttraumatische Belastungsstörungen.

Der erste Teil beginnt mit einem großen Überblick von Klaus Grossmann über das Lebenswerk von Emmy Werner und verdeutlicht den reichen Fundus von Forschungsergebnissen aus ihrer 40jährigen Längsschnittstudie zur Entwicklung von Kindern einer Hawaii-Insel. Theodor Hellbrügge beschreibt in einer Hommage an René Spitz dessen Beitrag zur Deprivationsforschung. Die Forschungsarbeiten von Spitz waren ebenfalls eine Pionierarbeit der Säuglingsforschung und konnten erstmals die katastrophalen Auswirkungen emotionaler Vernachlässigung auf die körperliche und seelische Entwicklung von Kindern nachweisen. Die von Manfred Laucht vorgestellten Ergebnisse aus der Mannheimer Risikoentwicklungsstudie können die von Spitz gefundenen Ergebnisse bestätigen und mit den modernen Methoden der Säuglingsforschung noch differenziertere Antworten über die langfristige Bedeutung der frühen Erfahrungen in der Mutter-Säuglings-Interaktion für die Entwicklung von späterer Psychopathologie geben. Diese Ergebnisse finden ihre klinische Entsprechung und Bestätigung in den von Zdeněk Matějček berichteten Erfahrungen und Forschungsergebnissen ehemaliger Heim- und Pflegekinder in Prag. Günther Opp und Ellen Wenzel veranschaulichen eindrücklich, wie der Brennpunkt Schule für Kinder ein Ort von Schutz und Sicherheit oder aber eine Stätte von Angst und Schrecken und damit auch von Traumatisierung sein kann.

Im zweiten Teil belegt Gerald Hüther, welche nachhaltigen Auswirkungen die frühen Interaktionserfahrungen des Säuglings auf die Reifung des kindlichen Gehirns haben und wie frühe Traumatisierungen nicht nur zu emotionalen Schwierigkeiten, sondern auch zu morphologisch meßbaren Veränderungen in der Hirnentwicklung führen, die bei aller Plastizität des Gehirns ihre langfristigen Spuren hinterlassen. Karl Heinz Brisch veranschaulicht, wie sich aus frühen Traumatisierungen des Kindes desorganisierte Bindungsmuster und Bindungsstörungen als schwerwiegende Form der Psychopathologie entwickeln können. An einem Therapiebeispiel vermittelt er, wie sich traumatische Erlebnisse in der Lebensgeschichte der Mutter sowie eine traumatische Schwangerschaftserfahrung auf die Interaktion mit dem Säugling auswirken können und somit die Gefahr einer Weitergabe von traumatischen Erfahrungen nachvollziehbar wird. Durch die Psychotherapie der Mutter kommt es zu einer Symptombesserung des Kindes und einer psychischen Stabilisierung der Mutter selbst. Mechthild Papoušek und Ruth Wollwerth de Chuquisengo vertiefen dieses Thema, indem sie die Zusammenhänge zwischen mütterlicher Traumatisierung und ihren Auswirkungen auf die Kommunikation mit dem Säugling und Symptombildungen beim Kind aufzeigen. Peter Riedesser zeigt in seinem Beitrag, wie die frühkindliche Entwicklung durch traumatische Erfahrungen beeinflußt wird und wie hierdurch auch weitere Entwicklungsphasen von der Kindheit bis ins Jugendalter psychopathologisch beeinträchtigt werden können.

Die Grundlagen der Psychotraumatologie bei Kindern und Jugendlichen und die hierzu vorliegenden Forschungsergebnisse werden von Arne Hofmann anschaulich dargestellt und bieten den Hintergrund für die Diskussion der modernen traumaspezifischen Behandlungsmethoden; die Behandlungsmöglichkeiten werden dabei durch ein Fallbeispiel eines kleinen traumatisierten Mädchens eindrücklich von Lutz-Ulrich Besser geschildert. Jaroslav Šturma hat eine lange Erfahrung in der Behandlung von Kindern mit früher emotionaler Deprivation und zeigt anhand seiner Forschungsergebnisse, wie sich diese Erfahrung auch auf die Ausbildung von Störungen der Aufmerksamkeit und des hyperkinetischen Syndroms auswirken können. Das beeindruckende Fallbeispiel der Behandlung von Rosie durch Anni Bergman läßt den Leser an einer 40jährigen psychoanalytischen Psychotherapie eines autistischen Kindes bis ins Erwachsenenleben teilhaben. Auch in diesem Beispiel finden sich biographische Hinweise, wie die Traumatisierung der Mutter die frühe Interaktion mit ihrer Tochter beeinflußte und mit der autistischen Symptombildung verflochten war. Besonders die Konzepte der mütterlichen Feinfühligkeit und der emotionalen Verfügbarkeit für die Bedürfnisse und Signale des Säuglings werden hier in ihrer Bedeutung nachvollziehbar. Das Beispiel ist ein Plädoyer für die psychotherapeutische Behandelbarkeit von schwer gestörten autistischen Kindern und unter Umständen eine lebenslange psychotherapeutische Begleitung dieser Menschen. Der Beitrag von Daniel Schechter beschäftigt sich mit den Auswirkungen von mütterlicher Gewalterfahrung und ihrer Weitergabe an die Generation der Kinder.

Der letzte aktuelle Beitrag von Schechter, Susan Coates und Elsa First weist – stellvertretend für alle kollektiven Traumatisierungen durch Krieg und Vernichtung – auf die katastrophalen Folgen für die psychische Entwicklung von Kindern hin, die in New York die Anschläge auf das World Trade Center erlebten und entweder als Zeuge oder durch den Verlust von Bindungspersonen traumatisiert wurden. Er betont, daß besonders Kinder mit traumatischen Vorerfahrungen schwerwiegende Formen einer posttraumatischen Belastungsstörung entwickelten, die auch nach Abklingen der akuten Schockphase weiter bestanden. Erneut wird deutlich, welchen Schutzfaktor gute sichere Bindungsbeziehungen für Kinder in einer solchen überwältigenden kollektiven Traumatisierung bedeuten können und wie groß die Notwendigkeit von psychotherapeutischer Hilfe für diejenigen Kinder ist, die solche Bindungspersonen nicht haben.

Auf diesem Hintergrund kann Marc Bornstein abschließend einen hoffnungsvollen Blick in die Zukunft richten und aufzeigen, welche Rahmenbedingungen erforderlich sind, damit sich die aus der Forschung über Schutz- und Risikofaktoren, Psychotraumatologie und Bindungsforschung gewonnenen Erkenntnisse für die gesunde Entwicklung von Kindern und Familien umsetzen lassen und wie die weiteren Perspektiven für Prävention und Forschung aussehen müßten.

Alle Beiträge zeigen aus unterschiedlichen Perspektiven, wie sich die Forschungsergebnisse und die klinische Anwendung in den Gebieten der Bindungsforschung, Schutz- und Risikoforschung der frühkindlichen Entwicklung und ihrer lebenslangen Auswirkungen mit dem Bereich der Psychotraumatologie überschneiden und ergänzen. In der Gesamtschau verdichtet sich die Gewißheit, daß frühe Erfahrungen in der Eltern-Kind-Beziehung von großer Bedeutung sind. Sie können ein lebenslanges Risiko mit der Gefahr von psychopathologischen Entwicklungen in sich bergen oder ein Schutz vor späteren belastenden Lebenserfahrungen sein und selbst schwerwiegende Traumatisierungen überwinden helfen. Dabei spielt die frühe Bindungsentwicklung unbestritten eine zentrale Rolle in der Entstehung von Störungen sowie auch in der Prävention und Psychotherapie.

Klaus E. Grossmann

EMMY WERNER: ENGAGEMENT FÜR EIN LEBENSWERK ZUM VERSTÄNDNIS MENSCHLICHER ENTWICKLUNG ÜBER DEN LEBENSLAUF

Emmy Werner gehört zu den wenigen Wissenschaftlerinnen, die in der Psychologie der Entwicklung über den Lebenslauf zu dem Fundament beigetragen haben, auf dem sie ruht. Sie ist eine der seltenen Autorinnen, die der Entwicklungspsychologie das Wichtigste gegeben haben, das sie braucht: Längsschnittuntersuchungen, in denen Menschen von der Geburt an über viele Jahre beobachtet, gemessen, geprüft, befragt und in ihren Lebensvollzügen dargestellt werden. Meisterlich war die Grundlegung ihrer Untersuchung, deren Teilnehmer 1955 geboren wurden und die bis 1995, als sie 40 Jahre alt waren, viele Male besucht wurden. Unser Wissen über gute Entwicklungsbedingungen hat durch Emmy Werner außerordentlich gewonnen und auch unser Wissen darüber, wodurch Schwierigkeiten, Beeinträchtigungen, Handikaps und ein schlechter Lebensanfang überwindbar werden.

Emmy Werner pflegt ihre Bücher mit einem Gedicht zu beginnen. Das neueste Buch (2001) heißt »Journeys from Childhood to Midlife: Risk, Resilience and Recovery«. Der Titel zeigt die in der positiven Grundstimmung ausgedrückte Hoffnung, die für viele, wenn auch nicht für alle in den Lebensläufen dokumentiert ist. Das dem Buch vorangestellte Gedicht von Robert Louis Stevenson (1850–1894) lautet:

> Life is not a matter
> of holding good cards,
> but of playing
> a poor hand well

In einfacher Sprache, so sagt die Laudatio von ZERO TO THREE des US National Center for Infants, Toddlers, and Families (1999) in Anerkennung von Emmy Werners Lebenswerk, vermittelt sie Weisheit und Wissen darüber, wie aus Kindern verantwortungsbewußte Jugendliche und junge Erwachsene werden und gebende Mitglieder der Gesellschaft. Emmy Werner schreibt über Zuversicht, Kompetenz und Sorge für den Nächsten und darüber, welche Entwicklung es braucht, um gut zu lieben, gut zu arbeiten, gut zu spielen und Gutes zu erwarten. Sie schreibt über den Wert der Verbindung mit Freunden und Verwandten, mit der Familie und mit der Gemeinschaft. Sie schreibt über Risiko, Schutz, Resilienz und Überwindung von allzu großer Unbill.

Emmy Werner hat 1949 zum ersten Mal von entwicklungspsychologischen Längsschnittstudien gehört. Sie war davon fasziniert. Fünf Jahre später, 1954, war sie in Berkeley, Kalifornien, und arbeitete mit drei berühmten Entwicklungspsychologinnen: Nancy Bayley, Jean W. Macfarlane und Marjorie Honzik. Dort entwickelte sie die Idee, zu untersuchen, was geschehen müßte, damit ein schlechter Lebensstart durch ein Geburtstrauma sich nicht zu einem Lebenstrauma entwickelt. Sie nahm alle 698 Kinder, die im folgenden Jahr auf der Insel Kauai im Hawaii-Archipel geboren wurden, in ihre Untersuchung auf, den gesamten Jahrgang. Den verletzlichsten unter ihnen widmete sie ihre besondere Aufmerksamkeit. Sie wollte verstehen, was ihnen half, ihr großes Handikap zu überwinden, und was sie so widerstandsfähig machte. Viele Male während der 40 folgenden Jahre haben wir von Emmy Werner gelernt, welche Gabe die mütterliche Kompetenz, aber auch die von Geschwistern, Großeltern, Lehrern und Freunden sein kann, um dem Leben mit Freude und Tatkraft zu begegnen und dabei zu gewinnen.

In ihrem Buch über Kinder im Zweiten Weltkrieg, das auch auf deutsch erschienen ist, zeigt Emmy Werner (2001) in Wort und Bild das Schicksal von Kindern aus vielen Ländern, die Krieg und Trennung erleiden mußten und grauenvolle Ereignisse von Zerstörung und Tod, die ihre Kindheit überschatteten. Zuvor bereits hatte sie dies für die längst vergessenen Kinder des amerikanischen Bürgerkriegs getan (Werner, 1995). In beiden Werken dokumentiert sie die psychologische Wirklichkeit der Kinder, die unter Terror, Hunger, Elend und Unsicherheit leben mußten. Ohne den mitfühlenden Blick und ohne ein Herz für das Leid dieser und aller Kinder in solchen entsetzlichen Lebensumständen wäre ihr Leid vergessen. Ihre Bücher mahnen uns, sorgfältig mit unseren Kindern umzugehen und sie zu lieben, um ihnen ein Leben voller Energie und Zuversicht auch bei den anspruchsvollsten Herausforderungen zu ermöglichen.

Vielleicht waren es ihre eigenen Erinnerungen an die Kriegskinder, die Emmy Werner als Teenager selbst erlebt hatte, die sie zur Entwicklungspsychologin der Wiedergutmachung werden ließen, die Umstände untersucht, wie unverdiente traumatische Erfahrungen nicht zu lebensverkrüppelnden Ereignissen werden müssen. Auf Kauai hat sie den Schlüssel dazu gefunden: Die Kraft der bedingungslosen Akzeptanz eines jeden Kindes, besonders aber der Kinder in physischer und psychischer Not, durch wenigstens eine liebende Person trägt entschieden dazu bei, deren Leben lebenswerter zu gestalten. Sie hat das universelle Grundbedürfnis nach solchen Personen auf eine Weise belegt, die keine Kritik der Welt widerlegen kann. Sie hat die Vielfalt des Engagements hilfsbereiter und mitfühlender Menschen aufgezeigt, die tatsächlich trostlose Lebenspfade in eine liebevolle, zuversichtliche und lebensbejahende Richtung umlenken kann. Emmy Werner zeigt uns, daß diese Zuneigung die Quelle eines sinnvollen Lebens eines jeden einzigartigen Individuums ist. Jede überwundene Widrigkeit zeugt Hoffnung, die jeder von uns zusammen mit Kindern schaffen kann. Ihr ruheloses Engagement, diese in einer langen Lebenszeit erarbeiteten und bewiesenen Erkenntnisse auch in der tägliche Arbeit mit Kindern in seelischer Not zu praktizieren, um Schaden von ihnen abzuwenden oder sie zu heilen, macht die Kauai-Studie zu etwas Besonderem und Grundlegendem für die Entwicklungspsychologie. Darüber hinaus sind diese Studie und ihre Bücher über die Not von Kindern im Krieg zu einem Leitfaden vor allem für die praktische Arbeit mit solchen Kindern geworden, denen liebevolle Erfahrungen bislang vorenthalten und die deshalb ihrer Lebensmöglichkeiten beraubt wurden.

Längsschnittliche Forschung ist mühsam. Sie dauert ein Leben lang und ist nie zu Ende. Die Erkenntnisse aber, die sie zeitigt, sind zum Fundament aller Wissenschaften geworden, die sich die Bedingungen gelingender und gefährdeter Entwicklung individueller Kinder zum Anliegen gemacht haben. Erfolgreiche Prävention und Intervention werden ihre Früchte sein, und vielleicht letztlich auch die Verwirklichung einer Utopie: die denkbar besten Entwicklungsmöglichkeiten für alle Kinder dieser Welt.

Ich möchte im folgenden zeigen, wie Emmy Werners Forschungsergebnisse nicht nur das Verständnis für die Bedingungen individueller Entwicklungsverläufe in der Entwicklungspsychologie beeinflußt und geprägt haben, sondern wie sie, zusammen mit einigen anderen, die ihr auf dem Wege lebenslanger entwicklungspsychologischer Untersuchungen gefolgt sind, auch Grundlagen für die Entwicklungspsychopathologie, die Bedingungen für potentielle Fehlentwicklungen individueller Lebensläufe erforscht, erarbeitet hat. Die Konzepte Risikofaktoren, Schutzfaktoren, Resilienz und einige mehr sind aus der heutigen Forschung und aus der Interventionsforschung nicht mehr wegzudenken, und sie sind die wichtigste Grundlage für jedes präventive und prophylaktische Denken und Planen geworden.

Hintergrund

In einem Beitrag für das Buch »Landmark Longitudinal Studies of the 20th Century« (Werner, im Druck) schildert Frau Werner die Umstände, unter denen sie gearbeitet und schließlich die Kauai-Untersuchung durchgeführt hat. Ich folge in meiner Darstellung vor allem diesem Beitrag, den ich durch einige Daten aus anderen Veröffentlichungen (Werner, 2000; Werner und Smith, 2001) ergänze.

Frau Werner hörte, wie gesagt, 1949 zum ersten Mal, in ihrem 2. Semester, von Längsschnittuntersuchungen in einem Hörsaal in einer Kaserne in Mainz. Sie erinnert sich an den enthusiastischen, legeren Dozenten, der Undeutsch hieß und der sich, in ihrer Erinnerung, auch so verhielt. Viele ihrer Professoren waren aus der damalige Ostzone geflohen, um der Herrschaft der Kommunisten zu entkommen. Nancy Bayley leitete damals die Berkeley Growth Study. Jean Macfarlane leitete die Oakland Guidance Study. Beide Projekte haben ihre Aktualität nie verloren und später durch Glen Elders weitere Analysen noch viele Erkenntnisse gebracht. Marjorie Honzik hielt die ungeheure Fülle der Daten am Institute for Human Development in Berkeley kreativ und allwissend zusammen. Diese drei Frauen waren Pioniere der Entwicklungspsychologie, die ihresgleichen suchen, aber nur Jean Macfarlane erhielt eine Berufung und wurde, in Emmy Werners Worten, »durch eine kleine leicht zu übersehende Straße geehrt, die zwei imposante Wissenschaftsgebäude miteinander verbindet«. Die Untersuchungen waren die Grundlagen für Jack Blocks »Lives through time« (1971), John Clausens »American Lives« (1993) und Glen Elders »Children of the Great Depression« (Elder, 1974/1999).

Die Kauai-Untersuchung ist nach der Hawaii-Insel Kauai genannt, auf der die 698 Kinder lebten. Sie wurden 1955 geboren und mit 1, 2, 10, 18, 32 und 40 Jahren untersucht. Landschaftlich ist die Garteninsel Kauai paradiesisch, aber die Tourismusindustrie überdeckt die chronische Armut der ethnisch unterschiedlichen Bevölkerung, die dort lebt. Als die Kinder 4 Jahre alt waren, wurde Hawaii der 50. Bundesstaat der Vereinigten Staaten. Während ihrer

Grundschulzeit wurden John F. und Robert Kennedy und Martin Luther King ermordet. Sie erlebten die amerikanische Bürgerrechtsbewegung und den »War on Poverty«. Mit 20 Jahren kamen die Drogen, und der Hurrikan Iwa verwüstete die Insel. 10 Jahre später, 1992, verursachte der Hurrikan Inki noch stärkere Verwüstungen. 1995, als sie 40 Jahre alt wurden, mußte die älteste Zuckerplantage von Kauai schließen. Es waren genug Härten und Katastrophen für ein Leben.

Gleichzeitig wurden die Schulen stark verbessert, mit Head Start vor der Grundschule bis zur Eröffnung des Kauai Community College 1968. Im Jahr 1970 wurde das Abtreibungsverbot aufgehoben, als die jungen Frauen der Kauai-Studie Mütter werden konnten. 1973 wurde das Schuldprinzip bei Scheidungen aufgehoben, gerade als die Kohorte der Untersuchung erwachsen wurde. Damit erhielten sie Entwicklungsmöglichkeiten, die sich sehr von denen ihrer eigenen Eltern unterschieden. Eine kooperative Hilfsbereitschaft, »Kokua«, beseelt die Bewohner, und ihr verdankt auch die Kauai-Untersuchung viel. Heute ist die Lebenserwartung dort höher als auf dem US-Festland.

Die Kauai-Untersuchung ist interdisziplinär und wird von mehreren Institutionen unterstützt. Die ursprüngliche Absicht war, die natürliche Entwicklungsgeschichte und den Verlauf aller Schwangerschaften und der daraus gewordenen Kinder aller Mitglieder einer Gemeinde über den Lebenslauf zu dokumentieren und dabei die langfristigen Folgen geburtlicher (perinataler) Komplikationen, von Armut und widrigen Entwicklungsbedingungen auf die individuellen Entwicklungsverläufe und auf die Lebensgestaltung zu verfolgen.

Befunde

Die Ergebnisse sind trotz der ethnischen und historischen Besonderheiten auf Kauai und trotz teilweise großer sozialer und geographischer Unterschiede weitgehend mit anderen Untersuchungen vergleichbar, nicht nur in den USA, sondern auch in Europa. Frau Werner vermutet, daß es eher spezifisch für eine Stichprobe ist, was ein Forscher als Entwicklungsrisiko bezeichnet, daß aber die Prozesse, mit denen Individuen mit ihren Verletzlichkeiten umgehen, weitgehend über nahezu alle Studien hinweg vergleichbar sind. Die wichtigste frohe Botschaft ist: Der Einfluß von Geburtsstreß wird mit der Zeit geringer, und das Entwicklungsergebnis für praktisch jedes biologische Risiko hängt mehr und mehr von der Qualität der Umwelt ab, in der ein Kind aufwächst. Vorgeburtliche und geburtliche Komplikationen zeigten sich nur dann in ernsten Beeinträchtigungen der physischen und der psychischen Entwicklung der Kinder, wenn sie zusammen mit chronischer Armut, Psychopathologie der Eltern und dauerhaft schlechten erzieherischen Bedingungen auftraten. Ausnahmen waren lediglich schwere Schäden des zentralen Nervensystems.

Je größer die häusliche Qualität in der Kleinkindzeit, Kindheit und im Jugendalter war, desto kompetenter waren die Kinder. Das war bereits mit 2 Jahren zu erkennen. Beeindruckend dabei war der Einfluß der Stabilität der Familien auf die Entwicklung von Kindern ohne perinatalen Streß, mit leichtem, mäßigem und mit deutlichem Geburtstrauma auf den Entwicklungsquotienten der Kinder. Er sinkt bei hoher Familienstabilität und schwerem Geburtstrauma um 10 Punkte eines ermittelten Entwicklungsquotienten (EQ), bei mittlerer Stabilität dagegen um 25 Punkte. Im Vergleich zum sozioökonomischen Status der Familien zeigt sich ein ähnliches Bild. Kinder mit schwerem Geburtstrauma zeigen deutliche Auswirkungen 20 Monate später nur noch in armen Familien. Mit zunehmendem Alter wird das Bild noch günstiger.

Etwa 30 Prozent der Kinder erfuhren sowohl biologische als auch psychosoziale Risiken, oft gepaart mit Streit, Alkoholismus oder psychiatrischen Diagnosen der Eltern. Dies war und ist vielleicht noch bedauerlicherweise überall so in armen Gemeinden in den USA. 129 Kinder, die mit 2 Jahren vier oder mehr solcher Risiken erlebt hatten, fielen mit 10 Jahren durch Lernschwierigkeiten oder durch Verhaltensprobleme auf und waren mit 18 Jahren entweder delinquent geworden, psychiatrisch auffällig, oder die Mädchen waren noch als Teenager schwanger geworden. Manchmal traf alles zu. Trotzdem, 1 von 3 Hochrisikokindern – 72 Individuen, 32 männlich und 40 weiblich – entwickelten sich zu kompetenten, selbstsicheren und fürsorglichen Erwachsenen, und keines hatte ernsthafte Lern- oder Verhaltensprobleme entwickelt. Sie hatten erfolgreich die Schule durchlaufen, kamen gut mit ihrem sozialen und häuslichen Leben zurecht, sie verfolgten realistische Erziehungs- und Berufsziele, auch ihren eigenen Ansprüchen gegenüber, und sie waren motiviert, sich selbst zu verbessern. Sie sind der beste Beweis gegen das Vorurteil, daß hohe Risiken später zwangsläufig zu Fehlanpassungen führen müßten.

Mit 40 Jahren, während einer Rezession mit vielen Arbeitslosen auf Kauai, war keiner von ihnen ohne Arbeit, keiner war straffällig geworden, und keiner war Sozialhilfeempfänger. Scheidungsrate, Sterblichkeit und schwere Gesundheitsprobleme waren bei ihnen signifikant niedriger als bei den übrigen gleichgeschlechtlichen Kohortenmitgliedern. Etwa die Hälfte hatte bessere Arbeit außerhalb von Kauai gefunden. Als Erwachsene waren ihre beruflichen und schulischen Erfolge so gut wie oder sogar besser als die der Mehrheit der Kinder, die ohne große Risiken in sicheren und stabilen Familien aufgewachsen waren.

Drei Gruppen protektiver Faktoren unterschieden die Individuen dieser »resilienten« Gruppe, die trotz vielfacher Entwicklungsrisiken allen Widrigkeiten gewachsen war, im Vergleich zu den übrigen Hochrisiko-Jugendlichen, die mit dauerhaften und ernsten Problemen im Umgang mit Widrigkeiten des Lebens in der Kindheit und im Jugendalter zu kämpfen hatten. Die Schutzfaktoren waren 1. mindestens durchschnittliche Intelligenz und schulische Kompetenz sowie ein Temperament, das positiv auf die Familienmitglieder, auf Lehrer und Freunde wirkte. Dazu gehörten Robustheit, Energie und ein aktives, sozial verbindliches Wesen; 2. emotionale Bindungen mit Personen, die Ersatz für die Eltern waren, meist Großeltern, aber auch mit älteren Geschwistern, Lehrern und älteren Mentoren, die Vertrauen, Selbständigkeit und Initiative ermutigten, und 3. Unterstützung von außen in der Kirche, unabhängig vom Bekenntnis, in Jugendgruppen (4-H-Club, Big Brother/Big Sister) oder in Schulen, die ihre Kompetenz belohnten und ihnen einen Glauben an das Leben gaben. Emmy Werner hält es für wichtig, daß die Halt gebende und Werte vermittelnde Funktion religiöser und kirchlicher Bindungen in Zukunft genauer untersucht wird. Sie teilt diese Ansicht auch mit anderen Entwicklungspsychologen wie Glen Elder und Avshalom Caspi (mündliche Mitteilung).

Zahlreiche dieser protektiven Faktoren sind auch in anderen längsschnittlichen Untersuchungen gefunden worden, auch in den nachträglichen Analysen der Kinder aus der großen Wirtschaftsdepression der dreißiger Jahre, die von Nancy Bayley und von Jean Macfarlane begonnen worden waren. Es bedarf aber eines weiteren Kontexts als der von Kernfamilien aus der Mittelklasse, die frühere Längsschnittstudien vorzugsweise untersuchten, um die Bedeutung von weiteren Familienmitgliedern wie Geschwistern und Großeltern für eine gesunde Entwicklung zu würdigen.

In einem Handbuchbeitrag listet Emmy Werner (2000) zunächst protektive und Risikofaktoren von Individuen auf, die in mindestens zwei unabhängigen Längsschnittuntersuchungen mit Kindern, die vor ihrem 6. Lebensjahr als

Tabelle 1 Schutzfaktoren von Individuen, die in zwei oder mehr Längsschnittuntersuchungen an Risikokindern vor dem 6. Lebensjahr identifiziert wurden (adaptiert aus Werner, 2000)

Schutzfaktoren	**Entwicklungsphase**	**Risikofaktoren**
Geringer Distreß/ geringe Emotionalität	Säuglings- bis Erwachsenenalter	Kindesmißhandlung/Vernachlässigung Armut/Mehrfachrisiken
Aktiv, aufgeweckt, hohes Durchsetzungsvermögen	Säuglingsalter	Armut Mehrfachrisiken
Soziale Zugewandtheit	Säuglingsalter	Kindesmißhandlung/Vernachlässigung Psychiatrische Erkrankung von Eltern Armut
Leichtes, attraktives Temperament (liebenswert, knuddelig)	Säuglings- bis Kleinkindalter	Kindesmißhandlung/Vernachlässigung Scheidung Drogenmißbrauch von Eltern Armut/Mehrfachrisiken
Gut entwickelte Fertigkeiten der Selbsthilfe	Frühe Kindheit	Armut Mehrfachrisiken
Durchschnittliche bis überdurchschnittliche Intelligenz (Sprache und Problemlösefertigkeiten)	Kindheit bis Erwachsenenalter	Kindesmißhandlung/Vernachlässigung Psychiatrische Erkrankung von Eltern Drogenmißbrauch von Eltern Armut/Mehrfachrisiken
Fähigkeit, sich abzusetzen Impulskontrolle	Kindheit bis Erwachsenenalter	Psychiatrische Erkrankung von Eltern Drogenmißbrauch von Eltern Armut/Mehrfachrisiken
Innere Überzeugung, die Kontrolle zu haben	Kindheit bis Jugendalter	Psychiatrische Erkrankung von Eltern Kindesmißhandlung/Vernachlässigung Armut/Mehrfachrisiken
Ausgeprägte Leistungsmotivation	Kindheit bis Jugendalter	Psychiatrische Erkrankung von Eltern Drogenmißbrauch von Eltern Armut/Mehrfachrisiken
Besondere Begabungen, Interessen	Kindheit bis Jugendalter	Psychiatrische Erkrankung von Eltern Armut/Mehrfachrisiken
Positives Selbstkonzept	Kindheit bis Jugendalter	Scheidung Armut/Mehrfachrisiken
Planungsfähigkeit und Voraussicht	Jugend bis Erwachsenenalter	Teenage-Elternschaft Armut/Mehrfachrisiken
Starke religiöse Neigung Glaube	Kindheit bis Erwachsenenalter	Psychiatrische Erkrankung von Eltern Drogenmißbrauch von Eltern Armut/Mehrfachrisiken

Tabelle 2 Schutzfaktoren in der Familie und Kommune, die in zwei oder mehr Längsschnittuntersuchungen an Risikokindern vor dem 6. Lebensjahr identifiziert wurden (adaptiert aus Werner, 2000)

Schutzfaktoren	**Entwicklungsphase**	**Risikofaktoren**
Kleine Familie < 4 Kinder	Säugling	Teenage-Mutter Armut/Mehrfachrisiken
Mütterliche Erziehung	Säugling bis Erwachsenenalter	Teenage-Mutter Armut/Mehrfachrisiken
Mütterliche Kompetenz	Säugling bis Jugendalter	Kindesmißhandlung/Vernachlässigung Armut Psychiatrische Erkrankung von Eltern Mehrfachrisiken
Enge Bindung mit vorrangiger Pflegeperson (die nicht ein biologischer Elternteil sein muß)	Säugling bis Jugendalter	Kindesmißhandlung/Vernachlässigung Armut Psychiatrische Erkrankung von Eltern Drogenmißbrauch von Eltern Teenage-Mutter Mehrfachrisiken
Unterstützende Großeltern	Säugling bis Jugendalter	Kindesmißhandlung/Vernachlässigung Scheidung Drogenmißbrauch von Eltern Teenage-Mutter Armut/Mehrfachrisiken
Unterstützende Geschwister	Kindheit bis Erwachsenenalter	Kindesmißhandlung/Vernachlässigung Scheidung Drogenmißbrauch von Eltern Armut/Mehrfachrisiken
Für Mädchen: Betonung der Eigenständigkeit mit emotionaler Unterstützung durch die vorrangige Pflegeperson	Kindheit bis Jugendalter	Armut Mehrfachrisiken
Für Jungen: Struktur und Regeln im Haushalt	Kindheit bis Jugendalter	Scheidung Armut/Mehrfachrisiken
Für Jungen u. Mädchen: Aufgetragene Pflichten: »Verlangte Hilfeleistung«	Kindheit bis Jugendalter	Psychopathologie von Eltern Armut/Mehrfachrisiken
Enge, kompetente Freunde, die Vertraute sind	Kindheit bis Jugendalter	Scheidung Armut/Mehrfachrisiken

Fortsetzung Tab. 2 nächste Seite

Schutzfaktoren	Entwicklungsphase	Risikofaktoren
Unterstützende Lehrer	Vorschule bis Erwachsenenalter	Scheidung Psychiatrische Erkrankung von Eltern Drogenmißbrauch von Eltern Armut/Mehrfachrisiken
Erfolgreiche Schulerfahrungen	Vorschule bis Erwachsenenalter	Scheidung Psychiatrische Erkrankung von Eltern Armut/Mehrfachrisiken
Mentoren (ältere Verwandte oder Freunde)	Kindheit bis Erwachsenenalter	Armut Mehrfachrisiken

Risikokinder identifiziert worden waren, gefunden wurden. Sie sind nicht unbedingt angeboren, weil viele davon sich erst durch positive Erfahrungen in einer unterstützenden Umwelt entwickeln können. Weiterhin stellt sie die protektiven Faktoren zusammen, die in Familien und in Gemeinden auftreten. Sie wurden ebenfalls vor dem 6. Lebensjahr identifiziert und sind in zwei oder mehr längsschnittlichen Untersuchungen repliziert worden. Sie werden in den vorangegangenen Tabellen auf deutsch wiedergegeben.

Frühes und mittleres Erwachsenenalter

Das überraschendste Ergebnis war, daß mit 32 und mit 40 Jahren die meisten Probanden, die als Jugendliche gravierende Probleme hatten, sich davon erholten. Vor allem für die Frauen war diese erfreuliche Entwicklung deutlich. 90 Prozent der 18jährigen mit Schwierigkeiten konnten wieder untersucht werden. Sie waren zufrieden mit ihrer Arbeit, mit ihrer Familie und mit ihrem sozialen Leben, mit ihrem Befinden und mit ihrem Dasein in der Gemeinde. Objektive Daten kamen von Gerichtsunterlagen, vom Gesundheitsamt, den Sozialdiensten, den beruflichen Rehabilitationszentren und von der US Veterans Administration, wenn sie in der US Army gedient hatten. Die Mortalitätsrate mit 40 Jahren war leicht erhöht gegenüber den resilienten mit hohem Risiko und denen mit geringem Risiko. Die weitaus meisten hatten keinerlei Anpassungsprobleme mehr. Sie lebten in stabilen Ehen und Arbeitsverhältnissen, waren zufrieden mit ihren Ehepartnern und jugendlichen Kindern und waren verantwortliche Mitglieder ihrer Gemeinden.

Von 70 Jugendlichen mit hohem Risiko, die mit 18 Jahren schwerwiegende mentale Gesundheitsprobleme gehabt hatten, hatte mit 32 Jahren noch etwa die Hälfte Schwierigkeiten – mehr Männer als Frauen –, eine Arbeit zu finden und zu behalten, eine Ehe ohne Scheidung zu führen oder ihre Kinder angemessen zu unterstützen. Mit 40 Jahren waren es nur mehr ein Drittel der Männer und ein Fünftel der Frauen, die noch Probleme aus ihrer Kindheit und Jugend in die Mitte ihres Lebens mitgenommen hatten: finanzielle Probleme, Eheprobleme und Drogenmißbrauch. Auch hier zeigen sich entsprechende Parallelen mit Kindern in den übrigen USA (Robins und Rutter, 1990) und in Schweden (Magnusson, 1988).

Die meisten der 104 delinquenten Jugendlichen wurden keine kriminellen Erwachsenen. Mit 32 Jahren war es noch einer von 4 Männern und nur eine von 10 Frauen. Mit 40 Jahren waren es nur noch 4 Prozent der früheren Delinquenten, die erneut auffällig geworden waren, etwa durch Drogenkriminalität, Diebstahl und Mißhandlung von Frau und Kindern. Dies waren vor allem Erwachsene, die mit 18 Jahren vier und mehr Festnahmen erfuhren und davor schwerwiegende mentale Probleme und Leseprobleme hatten. Etwa 43 Prozent dieser Männer und 25 Prozent der Frauen aus dieser Gruppe hatten aber noch immer gravierende Probleme im Umgang mit sich und der Welt, einschließlich häuslicher Gewalt und Drogenmißbrauch. Die meisten von ihnen hatten bereits vor ihrem 10. Lebensjahr Sonderbeschulung gebraucht, noch ehe sie delinquent wurden, und waren schon früh in ihrer Schullaufbahn von ihren Lehrern und von ihren Eltern als aggressiv, als Schläger und als häufige Lügner bezeichnet worden. Drei verschiedene Studien haben inzwischen ergeben: Je früher ein Individuum eine solche delinquente Entwicklung beginnt, desto mehr jugendliche und kriminelle Vergehen führt es aus.

Faktoren, die zur Überwindung von Fehlanpassungen beitragen

Eine Analyse aller Daten der Teenager in Schwierigkeiten, die in der Mitte ihres Lebens ihre Probleme überwunden zu haben schienen, ergab folgendes: Unter den Jugendlichen, die ihre psychischen Probleme überwunden hatten, befand sich ein signifikant hoher Anteil, die als Kleinkinder eine Betreuungsperson mit überwiegend positiven Charakteristika hatten. Die Männer, die sich letztendlich gefangen hatten, hatten Mütter mit einer besseren Erziehung gehabt, und sie stammten aus Familien mit weniger Kindern. Frauen mit einer Wendung zum Besseren waren als Kleinkinder physisch und psychisch weiter entwickelt und hatten in ihrer frühen und mittleren Kindheit mehr emotionale Unterstützung erfahren als die Frauen, deren mentale Probleme auch im Erwachsenenalter noch weiterbestanden. Diese Männer und Frauen waren auch schulisch im Denken und Lesen kompetenter gewesen; ihre Einstellung gegenüber der Schule hatte sich am Ende verbessert, und sie hatten für die Zeit nach der Highschool realistischere berufliche Ausbildungspläne als die Jugendlichen, die auch als Erwachsene noch Probleme hatten. Sie beurteilten sich selbst auch als aktiver als jüngere Erwachsene und als weniger furchtsam in der Mitte ihres Lebens. Frauen mit positiver Wendung als Erwachsene beurteilten sich selbst als eher sozial zugewandt und hatten mehr verschiedenartige Quellen emotionaler Unterstützung als Frauen mit chronischen gesundheitlichen Problemen.

Die meisten Teenager in Schwierigkeiten, die sich als Erwachsene erholten, kamen aus Familien, in denen beide Eltern anwesend waren. Die meisten wurden im Haushalt in die Pflicht genommen, und ihre Eltern erwarteten von ihnen, daß sie bestimmte Regeln einhielten und bestimmten Erwartungen (Strukturen) entsprachen. Eine signifikante Anzahl von ihnen schloß sich im jungen Erwachsenenalter religiösen Gruppen an, die Sicherheit gaben und ein Gefühl von Sendung und Errettung versprachen. Freiwilliger Militärdienst erwies sich für viele jugendliche kriminelle Täter (»crime resistant juvenile offenders«) als ein positiver Wendepunkt, ebenso wie das Gemeindekolleg, Heirat mit einem stabilen Partner und Unterstützung durch alte Freunde, vor allem bei Frauen, die ihre mentalen Probleme erfolgreich überwunden hatten. Glen Elder hatte einige der gleichen protektiven Faktoren im Leben der Kinder während der großen Depression gefunden, und Brooks-Gunn und Morgan (Brooks-Gunn und Duncan, 1997) im späteren Leben von afro-amerikanischen Teenage-Müttern, die sich ebenfalls in ihrem dritten und vierten Lebensjahrzehnt erholten.

Der Hauptzweck der Kauai-Untersuchung war, herauszufinden, welche Kette von schützenden Ereignissen, die über die Zeit miteinander verbunden waren, manche Individuen in die Lage versetzte, trotz Armut, Familienzwist, psychopathologischer Eltern einen Ausweg aus den Widrigkeiten zu finden und als Erwachsene ein zufriedenstellendes Leben zu führen. Diese Männer und Frauen reagierten nicht passiv auf die Einengungen durch widrige Lebensumstände, sondern sie suchten von sich aus andere Menschen auf, die ihnen halfen. Ihre Erfolge dabei verstärkten ihre Bemühungen und belohnten ihre Kompetenzen. Die schützenden Prozesse begannen früh im Leben. Es gab z. B. einen positiven Zusammenhang zwischen einem friedlichen, einnehmenden Wesen als Säugling und den Quellen emotionaler Zuwendung, die das Individuum in der frühen und in der mittleren Kindheit hatte. Kleine Kinder ohne aufreibende Eß- und belastende Schlafgewohnheiten zogen mit 1 und 2 Jahren mehr positive Zuwendung ihrer Mütter und Ersatzbetreuer auf sich als schwierige Babys. In der mittleren Kindheit hatten diese Kinder ein größeres Netz von fürsorglichen Erwachsenen, sowohl innerhalb als auch außerhalb der Familie. Ein positives Zusammenspiel von Kind und Eltern führte zu größerer Selbständigkeit und sozialer Reife der Kinder mit 2 Jahren und zu größerer schulischer Kompetenz der 10jährigen Kinder. Die schulische Kompetenz wiederum hing zusammen mit der Anzahl der Quellen emotionaler Unterstützung, die der Teenager für sich rekrutieren konnte, auch von Lehrern und Freunden und aus der weiteren Familie. Es hing auch positiv zusammen mit dem Selbstwertgefühl mit 18 Jahren und mit der Überzeugung, für die Erfolge selbst verantwortlich zu sein (»self-efficacy«). Dies wiederum hing statistisch zusammen mit geringerer Belastung und »Emotionalität«, ausweglos seinen negativen Gefühlen ausgeliefert zu sein, mit 32 und mit 40 Jahren, und ebenso wieder mit häufigerer emotionaler Unterstützung auch durch den Lebenspartner.

Auch die individuellen Dispositionen spielten bei der aktiven Gestaltung adaptiver und erfolgreicher Lebenswege eine wichtige Rolle. Kinder, die mit 2 Jahren selbstbestimmter und sozial reifer waren, berichteten als 10jährige seltener über belastende Lebensereignisse, und die schulisch kompetenteren 10jährigen berichteten über weniger Belastungen während der Adoleszenz. Männer und Frauen, die als Teenager wirkungsvoller planen und handeln konnten, berichteten über weniger Lebensbelastungen als 30- und 40jährige, obwohl sie aus sehr armen und alles andere als optimalen Familienverhältnissen kamen. Beim Hurrikan Iniki 1992 z. B., in ihren späten Dreißigern, reagierten sie umsichtig auf die Warnungen des Wetterdienstes und hatten weniger Schäden an ihrem Eigentum als die übrigen Altersgenossen. Die Hurrikan-Opfer, die den Schäden nicht entrinnen konnten, hatten häufiger Spargelder oder Versicherungen und konnten so den Verlust ihres Besitzes verhindern. Sie waren auch seltener arbeitslos, und ihre Kinder zeigten seltener posttraumatische Belastungssymptome. Mit Ausnahme von zwei Sonderfällen – Kindern psychotischer Eltern – waren die resilienten Frauen und Männer Planer, also Menschen, die Gelegenheiten ergreifen konnten (»pickuppers«), und Problemlöser, die in der Lage waren, Naturkatastrophen und ökonomische Belastungen zu überwinden.

Der Begriff »Resilienz« wird unterschiedlich gebraucht und hinsichtlich seiner Brauchbarkeit in der Entwicklungspsychologie und auch in der klinischen Psychologie kritisch diskutiert. In der europäischen Tradition hat ihn bereits Lavater im Jahre 1776 verwendet. Er charakterisierte Menschen folgendermaßen (siehe Abbildung 1):

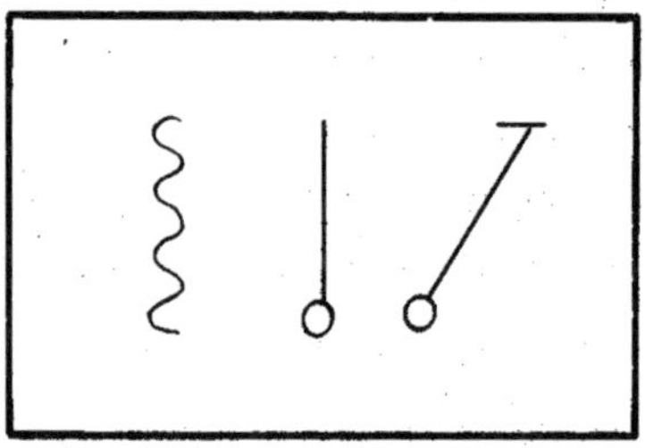

Abb. 1 Drei Hauptklassen von Menschen (aus Lavater, 1776)

»Es gibt drei Hauptklassen von Menschen und Menschenwerken und – Menschenworten ... Die erste Klasse – Lockerheit, Lässigkeit, absichtsloses Hin- und Herwanken!«
Die zweite – Steifheit, Gespanntheit, Anstrengung und Kunstkraft. Die dritte, oder wie ich lieber sagen wollte, die mittelste, vortrefflichste, einzig achtungs- und liebenswürdige – Freiheit und Richtigkeit. –
Die erste und die zweite – gleich unerträgliche Extreme – Die erste ohne Widerstehenskraft – die andere ohne Nachgiebigkeit. Widerstehenskraft fordert Achtung und Ehrfurcht. Mangel derselben – Verachtung; Überfluß derselben – Furcht und Abscheu. Unständige Nachgiebigkeit, Kraftlosigkeit – erwirbt weder Liebe noch Achtung. Aber Liebe und Achtung, diese erlangt nur eine gleiche Temperatur von Empfänglichkeit und Wirksamkeit, von Leidsamkeit und Widerstand. Ich kann die Verschiedenheit dieser drei Hauptklassen menschlicher Charaktere fürs Erste durch kein einfältigeres Symbol ausdrücken, als durch drei Fäden, einen lockeren, einen gespannten und einen durch ein Bleigewicht geraden, aber freien und ungezwungenen. Wie mit den Linien, so mit den Menschen, wie mit den Menschen, so mit jedem einzelnen Teile des Menschen« (Lavater, 1775–1778).

In der längsschnittlichen Risiko- und Schutzfaktorenforschung von Emmy Werner wird Resilienz in drei verschiedenen Zusammenhängen verwendet:

1. Gute Entwicklungsergebnisse bei Kindern mit hohem Risiko, die große Widrigkeiten überwunden haben, z.B. ökonomische Belastungen, Geisteskrankheiten der Eltern, Drogenmißbrauch, Kindesmißhandlung und -vernachlässigung, Teenage-Schwangerschaft und Geburtstrauma;
2. Kompetenz unter großen Belastungen, vor allem eheliche Auseinandersetzungen und Scheidung der Eltern und
3. Personen, die sich erfolgreich von gravierenden traumatischen Erfahrungen in der Kindheit wie Krieg, politischer Gewalt, Konzentrationslager und Gefängnisaufenthalten der Mütter etwa während des griechischen Bürgerkriegs erholt haben. In jedem Fall konnten oft bestimmte Schutzfaktoren den vorgezeichneten pathologischen Entwicklungsweg abmildern oder sogar ganz verhindern.

Der Begriff Schutzfaktor wird allgemein gebraucht als Moderator von Risiko und Belastung, die angemessene, eher normale Entwicklungsverläufe fördern. Für Michael Rutter, einen einflußreichen englischen Psychiater und entwicklungspsychopathologisch orientierten Forscher, bedeuten Schutzfaktoren das Ergebnis abmildernder Prozesse, die zwar Risiken und Stressoren nicht ausschalten oder verhindern, aber dem Individuum erlauben, mit ihnen wirkungsvoll und erfolgreich (»effectively«) umzugehen (Werner, 2000, S.116).

Einer der wichtigsten Schutzfaktoren war die Kompetenz der Eltern, vor allem ihr Erziehungsniveau bei gleichzeitiger chronischer Armut. Besser gebildete Mütter hatten mehr positive Interaktionen mit ihren Söhnen und Töchtern in der frühen Kindheit und unterstützten sie emotional besser in der mittleren Kindheit. Die Kinder dieser Mütter waren auch gesünder und körperlich robuster, vor allem in den frühen Jahren ihrer Entwicklung. Dies zieht sich wie ein roter Faden durch eine komplizierte »Latend Variable Analysis«, die Emmy Werner in ihrem neuesten Buch »Journeys from Childhood to Midlife« (Werner und Smith, 2001) veröffentlicht hat. Es gilt für Männer und für Frauen.

Der Einfluß mütterlicher Kompetenz wirkte auf Frauen und Männer direkt. Auf die Frauen wirkten die Schutzfaktoren innerhalb der untersuchten Individuen selbst direkt: Temperament, kognitive Fertigkeiten, Selbstwertschätzung und Selbstverantwortlichkeit (»locus of control«), während die von außen kommenden Schutzfaktoren eher für die Männer bedeutsam waren.

Die soziale und die wissenschaftlicher Zukunft

Emmy Werner sieht die Früchte ihrer Forschungsarbeit in der praktischen Verbesserung der Entwicklungsbedingungen für alle Kinder dieser Welt. Sie schildert die politischen und kommunalen Initiativen ihrer zahlreichen und multiethnischen Studenten. Wir Deutschen mit unserer – im Gegensatz zu den USA – ausgeprägten legislativen Regulierungswut und unterentwickelten persönlichen sozialen Verantwortung des einzelnen könnten viel daraus lernen. Ich beschränke mich hier auf die allgemeineren von Emmy Werners Visionen.

Verändert hat sich unsere Aufmerksamkeit gegenüber den vielen Möglichkeiten zu einer Selbstkorrektur eines aus dem Ruder laufenden Entwicklungspfades unter vielen, aber natürlich nicht unter allen Lebensbedingungen. Sie betont, wie notwendig es ist, einigen mehr als anderen zu helfen, und sie macht darauf aufmerksam, daß Programme, die »Resilienz« fördern, mit unterschiedlichen Ergebnissen rechnen müssen, je nachdem, welche inneren Dispositionen und Kompetenzen bei einem Individuum vorhanden sind oder fehlen. Deshalb müssen sich Interventionsprogramme in erster Linie an die verletzlichsten unter den Kindern richten, weil es diesen an den grundlegenden inneren Ressourcen mangelt: an die immer zahlreicheren überlebenden Frühgeburten, an Kinder psychopathologisch gestörter oder drogenabhängiger Eltern, vorpubertäre Kinder mit Verhaltensstörungen, aggressiven Neigungen, an Kinder mit schlechten Lesefertigkeiten, die ohne Schutzfaktoren delinquent würden, vor allem Jungen.

Schutzfaktoren sind, meint Emmy Werner, überall potentiell verfügbar: in der weiteren Familie, der Nachbarschaft und in der Kommune. Solche informellen Bande sind für die betroffenen Kinder sicher den bürokratischen Institutionen vorzuziehen. Das Ziel, die Kinder resilienter zu machen, muß inzwischen allerdings mit großer Vorsicht betrachtet werden. Unkritischer Umgang mit dem Konzept Resilienz hat dazu geführt, daß es fast zu einem bedeutungslosen Begriff geworden ist, zu einem entwerteten Wort, zu einem »bandwagon«-Phänomen, dem alle hinterherlaufen. Es hat zu einer neuen Kategorie von Interventionsangeboten geführt, die das Evangelium predigen: Niemand ist verdammt, aber alle sind gesegnet. Die eindrucksvollen individuellen Unterschiede, die in der Kauai-Studie dokumentiert wurden, werden dabei völlig übersehen. Bis heute gibt es nur wenige überzeugende Untersuchungen über die Wirksamkeit von Programmen, die für sich in Anspruch nehmen, Resilienz zu fördern. Hier ist wichtige Arbeit zu leisten.

Die Lebensgeschichten der resilienten Individuen haben uns gelehrt, daß Kompetenz, Zutrauen und Zuwendung auch unter widrigen Umständen blühen können, sofern Kinder erwachsene Personen finden, die sie mit einer sicheren Basis versorgen, um Vertrauen, Autonomie und Initiative zu entwickeln. Es ist aber auch erforderlich, den Preis im Auge zu behalten, den solche Kinder bezahlen müssen. Einige Schutzfaktoren, wie z.B. die Fähigkeit, sich von einem dysfunktionalen Hause zu lösen, können zu einer gelingenden Anpassung zu einem bestimmten Zeitpunkt in einer bestimmten Situation führen. Sie können aber auch in einem anderen Kontext und auf einer späteren Entwicklungsstufe zu negativen Konsequenzen führen, z.B. bei der Gestaltung intimer Beziehungen.

Die Resilienzforschung hat sich erst vor kurzem der frühen und mittleren Kindheit zugewandt, und für das spätere Leben ist sie noch weitgehend unterentwickelt. Die Namen Vaillant (2001), Clausen (1993) und Elder (1974/1999) spielen hier eine prominente Rolle (siehe auch Röper u.a., 2001). Am erstaunlichsten ist für mich dabei von allem die große Konvergenz der recht verschiedenen Forschungsansätze. Unabhängig davon, ob Vaillant von »positive defenses« wie Antizipation, sozialen Bindungen (Affiliation), Altruismus, Selbstbehauptung, Selbstbeobachtung, Humor, Sublimation und Unterdrückung spricht oder John Bowlby (1995) von »secure inner working models« oder ob von konstruktiven Coping-Stilen die Rede ist, immer sind es Verhaltensweisen, die sehr viel psychische Sicherheit, »Rückhalt« brauchen, damit der Mensch realistisch planen und handeln kann und die dazu erforderliche Motivation, Ausdauer und Weitsicht entwickelt. Er ist nach allem, was wir wissen, wohl so konstruiert, daß er viele Jahre lang in psychischer Sicherheit von älteren und weiseren Gehirnen lernen muß (Trevarthen, 1987a; b). Das geht nur, wie bereits Konrad Lorenz in seiner drastischen Art schrieb (und um wenigstens einen deutschsprachigen Forscher auf Englisch zu zitieren): »Young people are able to accept tradition only from a person or persons of the older generation whom they respect and love. It is as simple as that!« (Lorenz, 1970, S.371).

Es hat lange gedauert, bis solch eindrucksvolle Ergebnisse vorlagen. Es wird wohl leider nicht sehr schnell gehen, bis sie zum Nutzen aller benachteiligten Kinder umgesetzt werden.

Emmy Werner beschließt folglich ihren Beitrag »Looking for Trouble in Paradise: Some Lessons Learned from the Kauai Longitudinal Study« mit dem folgenden Aphorismus des dänischen Physikers Piet Hein, mit dem er seine Mitbürger während der deutschen Besatzung im Zweiten Weltkrieg aufheitern wollte:

Put up in a place
Where it is easy to see
The cryptic admonishment
T. T. T.
When you feel how depressingly
Slowly you climb,
it's well to remember that
Things Take Time.

Literatur

Block, J. (1971): *Lives through time.* Berkeley (Bancroft Books).

Bowlby, J. (1995): Bindung, Kommunikation und therapeutischer Prozeß. In: Bowlby, J. (Hrsg.) *Elternbindung und Persönlichkeitsentwicklung.* Heidelberg (Dexter Verlag), S. 129–163.

Brooks-Gunn, J. und G. J. Duncan (1997): The effects of poverty on children. *The Future of Children,* 55–71.

Clausen, J. A. (1993): *American lives: Looking back at the children of the great depression.* New York (Free Press).

Elder, G. H., jr. (1974/1999): *Children of the great depression.* Boulder, CO (Westview Press).

Lavater, J. C. (1968): *Physiognomische Fragmente zur Beförderung der Menschenkenntnis und Menschenliebe,* Bd. II. Zürich (Orell Füssli). Faksimile-Druck der Ausgabe von 1775–1778.

Lorenz, K. (1970): The enmity between generations and its probable ethological causes. *The Psychoanalytic Review,* 57, 333–377.

Magnusson, D. (1988): *Individual development from an interactional perspective:* A longitudinal study. Hillsdale, NJ (Lawrence Erlbaum).

Robins, L. N. und M. Rutter (Hrsg.) (1990): *Straight and devious pathways from childhood to adulthood.* New York (Cambridge University Press).

Röper, G., C. von Hagen und G. Noam (Hrsg.) (2001): *Entwicklung und Risiko. Perspektiven einer Klinischen Entwicklungspsychologie.* Stuttgart (Kohlhammer).

Trevarthen, C. (1987 a): Brain development. In: Gregory, R. L. (Hrsg.) *The Oxford Companion to the Mind.* Oxford (Oxford University Press), S. 101–110.

Trevarthen, C. (1987 b): Mind in infancy. In: Gregory, R. L. (Hrsg.) *The Oxford Companion to the Mind.* Oxford (Oxford University Press), S. 362–368.

Vaillant, G. E. (2001): Nutzen und Vorteile einer Hierarchie von Abwehrmechanismen. In: Röper, G., C. von Hagen und G. Noam (Hrsg.) *Entwicklung und Risiko. Perspektiven einer klinischen Entwicklungspsychologie.* Stuttgart (Kohlhammer), S. 68–86.

Werner, E. E. (1995): *Pioneer children on the journey west.* Boulder, CO (Westview Press).

Werner, E. E. (2000): Protective Factors and Individual Resilience. In: Shonkoff, J. P. und S. J. Meisels (Hrsg.) *Handbook of Early Childhood Intervention.* Cambridge (Cambridge University Press), S. 115–132.

Werner, E. E. (2001): *Unschuldige Zeugen. Der zweite Weltkrieg in den Augen von Kindern.* Hamburg (Europa Verlag).

Werner, E. E. (im Druck): Looking for Trouble in Paradise: Some Lessons Learned from the Kauai Longitudinal Study. In: Dies. (Hrsg.) *Landmark Longitudinal Studies of the 20th Century.* New York (Russell Sagi Foundation).

Werner, E. E. und R. S. Smith (Hrsg.) (2001): *Journeys from Childhood to Midlife. Risk, Resilience, and Recovery.* New York (Cornell University).

Zero to Three (1999): Dolly Madison Award for Lifetime Achievement. National Center for Infants, Toddlers, and Families, 4. Dezember 1999.

Theodor Hellbrügge

RISIKO- UND SCHUTZFAKTOREN IN DER KINDLICHEN ENTWICKLUNG

Mit einer Hommage an den Kinderforscher René Spitz

Risiko- und Schutzfaktoren in der kindlichen Entwicklung pflegt die Kinderheilkunde – auch international – an den aussagekräftigsten und stärksten Parametern zu messen, die das Leben überhaupt bietet: an Sterblichkeit und Krankheitshäufigkeit, wobei das Krankheitsgeschehen maßgeblich auch in die Daten der Sterblichkeit eingeht. Es war das extrem häufige Sterben der Säuglinge gegen Ende des 19. Jahrhunderts, welches das deutsche und das französische Militär irritierte. Sie mobilisierten die Politik aus Furcht, nicht mehr genügend Rekruten zur Verfügung zu haben. So wurde sowohl in Frankreich als auch in Deutschland unter dem Einfluß höchster politischer Kreise die Kinderheilkunde als eigene medizinische Disziplin ins Leben gerufen mit dem besonderen Ziel, die extrem hohe Säuglingssterblichkeit von über 25 Prozent systematisch zu senken und mehr Kinder am Leben zu erhalten. Ausdruck dieser Bemühungen war in Deutschland die Gründung des Kaiserin-Auguste-Viktoria-Hauses in Berlin als »Anstalt zur Bekämpfung der Säuglingssterblichkeit im Deutschen Reiche« im Jahr 1908.

Historische Lehren für die Sozialpädiatrie

Die damaligen Programme dieser Stiftung geben uns noch heute gültige Hinweise auf Schutzfaktoren. Als der entscheidende Schutzfaktor wurde die Fürsorge für Mutter und Kind als ein einheitliches Konzept angesehen. Schwerpunkte der praktischen Hilfe lagen in den damals gegründeten Mütterberatungsstellen und – wegen der extrem hohen Sterblichkeit in den Krippen und Säuglingsheimen – in der systematischen Bekämpfung der Hauptursachen des Kindersterbens durch Sanierung der Säuglingsheime und Kinderasyle, der Kinderheilstätten, aber auch der Kinderkrankenhäuser, bis hin zu Programmen für das Findelwesen, das Ziehkinderwesen und die systematische Aufklärung der Öffentlichkeit.

Die Kinderheilkunde hat seitdem Glanzleistungen vollbracht. Die allgemeine Säuglingssterblichkeit von über 25 Prozent konnte auf Werte reduziert werden, von denen niemand nur zu träumen wagte. Die klassischen Kinderkrankheiten wie Keuchhusten, Masern, Diphtherie, Scharlach oder Kinderlähmung sind praktisch verschwunden. Das gleiche gilt für die Pocken, die zu Beginn des 20. Jahrhunderts einen nicht unerheblichen Anteil an den Todesfällen hatten. So konnten bedeutende Risikofaktoren für das kindliche Leben durch systematische wissenschaftliche und praktische Bemühungen, die wir derzeit unter dem Begriff »Sozialpädiatrie« zusammenfassen, weitgehend ausgeschaltet werden.

Maßgeblich beteiligt an diesen Errungenschaften waren die Impfungen. Niemand hat sich vorstellen können, daß durch sie z. B. die Pocken oder die Diphtherie oder die Kinderlähmung völlig ausgelöscht würden. Auch die verbesserte Ernährung – wissenschaftlich genau erforscht – beseitigte den Hauptanteil der Sterblichkeit, nämlich die Ernährungsstörungen. Es darf festgestellt werden: Die von der Kinderheilkunde entwickelten Schutzfaktoren haben die Risiken für Krankheitshäufigkeit und Sterblichkeit entscheidend beseitigt.

Trotzdem scheint es notwendig, auf Risikofaktoren hinzuweisen, die das kindliche Leben derzeit immer noch oder vielleicht neuerlich in seiner Existenz bedrohen. Wie schon hervorgehoben, sind sowohl Mortalität als auch Morbidität die stärksten Argumente für Risikofaktoren überhaupt. Diese Risikofaktoren stellen aber zunächst immer nur eine Bedrohung dar, deren Folgen allerdings ernst genommen werden müssen.

Risiken und Schutzaufgaben heute

Heute ist das vorgeburtliche Sterben so groß, daß wir nach den amtlichen und revidierten Statistiken annehmen müssen, daß in unserem Lande zwischen 150000 und 300000 Kinder pro Jahr bereits vor der Geburt getötet werden, und zwar als Ausdruck unserer grundsätzlichen Kinderfeindlichkeit. Statt die Entwicklung eines Kindes im Mutterleib als ein freudiges Ereignis zu begrüßen – früher sagte man, die Frau »ist in guter Hoffnung« –, bringen wir unsere Mütter frühzeitig in materielle und auch psychische Not. Welches Ausmaß dieser Risikofaktor bereits erreicht hat, läßt sich dadurch verdeutlichen, daß beinahe ein Drittel aller gezeugten Kinder in unserem Lande schon vor der Geburt abgetötet wird.

Ein weiterer Risikofaktor, der letztlich wohl auf Unkenntnis beruht, liegt in der Überalterung der Erstgebärenden. Jede Erstschwangerschaft nach dem 30. Lebensjahr muß als ein Risikofaktor für das werdende Kind angesehen werden. Ab diesem Alter der Mutter steigt die Mißbildungsquote bereits signifikant an. Diese Erkenntnis, obwohl offiziell kaum bekannt und auch kaum ausgesprochen, hat zu einem weiteren Risikofaktor geführt, nämlich die fast routinemäßig bei älteren Schwangeren angewandte Amniozentese. Wie hoch das Risiko dieses ärztlichen Eingriffs für das Leben und die Gesundheit des Kindes ist, läßt sich verständlicherweise nur schwer objektivieren. Ich kenne aber eine Reihe von Frauen, die monatelang nach einer Amniozentese in der Klinik stationär liegen mußten, um eine vorzeitige Geburt zu vermeiden.

Ein bedeutender Risikofaktor für die Gesundheit und das Leben unserer Kinder ist der Verlust der Familie. Die Säuglingssterblichkeit beispielsweise bei den vaterlos aufwachsenden Kindern ist nicht nur in sämtlichen Statistiken der Welt, sondern auch in unserem Lande signifikant höher als die der Säuglingssterblichkeit in vollständigen Familien. Man erkennt also, mit welcher Leichtfertigkeit alleinerziehende Mütter und Väter als »Familie« deklariert werden.

Um das Ausmaß dieses Familienverlustes darzulegen, seien die Daten des Statistischen Bundesamtes für 1998 zitiert: 192416 Ehescheidungen bei noch 417420 Eheschließungen. Aber 156735 Kinder aus den geschiedenen Ehen – 2,3 Millionen Alleinerziehende (meist Mütter) mit 3,3 Millionen Kindern unter 18 Jahren gegenüber 10,1 Millionen verheirateten Müttern mit 17,5 Millionen Kindern unter 18 Jahren. Jede fünfte Mutter ist heute alleinerziehend. Jedes sechste Kind ist ein alleinerzogenes Kind und überwiegend ein Einzelkind.

Hauptgefahr: Verlust der Mutter-Kind-Bindung

Über die Risikofaktoren der Scheidungswaisen, auch über die alleingelassenen Mütter und Väter müßte man fast ein eigenes Symposium veranstalten. Aber eins ist aus kinderärztlicher Sicht als Schutzfaktor dringend der Öffentlichkeit ans Herz zu legen: Die mütterliche Anwesenheit ist viel länger notwendig, als das politische Schlagwort von der »Vereinbarkeit von Familie und Beruf« glauben macht. Auch die väterliche Anwesenheit und Beteiligung an der Erziehung ist unabdingbar. Immer von neuem werden Versuche unternommen, die außerfamiliäre Betreuung von Kleinkindern auf den ganzen Tag auszuweiten.

Aber auch die Kinder der belasteten und gefährdeten Teilfamilien sind unsere Zukunft. Sie brauchen unsere besondere Hilfe – nach allem, was wir wissen, aber nicht gerade durch mehr Tagesstätten, sondern durch mehr zeitliche Verfügbarkeit der Elternteile oder zumindest des verbliebenen Elternteils (Pechstein, 1990). Unter dem erwähnten Schlagwort »Vereinbarkeit von Familie und Beruf« werden nicht wenige junge Mütter geradezu gedrängt, ihre Säuglinge nicht in der Familie zu halten, sondern in Fremdpflege zu geben.

Ein weiterer Risikofaktor, der aber immer schon vorhanden war, ist das perinatale Sterben. Es konnte in den letzten Jahren entscheidend reduziert werden. Aber nach wie vor ist festzuhalten, daß die Geburt das gefährlichste Ereignis im Leben eines Menschen ist. Hierzu hat der große Münchner Pädiater Meinhard von Pfaundler durch seine einzigartigen »Studien über Frühtod, Geschlechtsverhältnis und Selektion« deutlich gemacht, daß das perinatale Sterben schon vor der Geburt und eine Weile nach der Geburt eintritt.

Weitere Risikofaktoren beobachtet der Kinderarzt in der Tendenz, auch junge Säuglinge bereits in Kollektiverziehung abzuschieben. Die Gefährdungen durch Kollektivpflege betreffen aber nicht zuletzt auch die Infektionen. Neue schwedische und US-amerikanische Studien bei Kindern in Daycare-Einrichtungen haben ergeben, daß die Infektionsgefährdung in der Kollektiverziehung nicht auszurotten ist. Durch Längsschnittuntersuchungen tschechischer Autoren (Dunovsky, 1990) haben wir erkennen müssen, daß Infektionen im Säuglingsalter, später im Jugendalter, zu pathologischen Lungenfunktionen, zum Beispiel Asthma bronchiale führen.

René Spitz – Leben und Forschungen

René Arpad Spitz stammte aus einer österreichisch-ungarischen jüdischen Mittelstandsfamilie; er wurde 1887 in Wien geboren. Die Familie zog nach Budapest, und Spitz studierte dort, in Lausanne und Berlin Medizin und begann 1910 als einer der ersten mit einer Analyse bei Freud.

Nach einer neurologisch-internistischen klinischen Ausbildung setzte er seine psychoanalytische Weiterbildung im Kreis ungarischer Freunde fort. Auf Freuds Rat ging er an das Psychoanalytische Institut nach Berlin und 1931 nach Prag, um die psychoanalytische Bewegung zu fördern.

Unter dem Druck der politischen Ereignisse floh Spitz 1933 nach Paris, aber 1935 konnte er mit Charlotte Bühler in Wien am Psychologischen Institut der Universität gemeinsam mit der Analytikerin Käthe Wolf seine ersten Untersuchungen mit Direktbeobachtungen an Säuglingen durchführen. In

Paris erschien seine Arbeit über Familienneurose und neurotische Familien. Dabei war er (nach Biermann, 1997) zu der Überzeugung gelangt, daß es Aufgabe der Eltern und anderer Erzieher sei, stets zuerst die Bedürfnisse eines Kindes zu berücksichtigen und nicht eine Anpassung des Kindes an die Forderungen der Eltern und der Gesellschaft zu erreichen und zu suchen. Ferenczy und Spitz bezeichnete man später als die Väter der Familientherapie.

1938 wanderte Spitz unter dem Eindruck des Hitler-Überfalls auf Österreich in die USA aus. In New York begann er sogleich, seine Untersuchungen im Mount-Sinai-Hospital fortzusetzen. Aufbauend auf den Untersuchungen mit Charlotte Bühler, die ebenfalls inzwischen in die USA emigriert war, beschäftigte er sich vor allem mit der seelischen Not elternloser Heimkinder. Hinzu kamen Studien über die Kinder inhaftierter junger Mütter, die ihre Kinder im Gefängnis bei sich behalten konnten. Spitz berichtete hierüber in seinem Buch »Die Entstehung der ersten Objektbeziehungen« (Spitz, 1957). Insbesondere die Trennungsängste der Kinder wurden zum Anlaß für viele psychohygienische Reformen in Kinderkrankenhäusern, die dann – von John Bowlby und James Robertson in ihren Filmen noch verstärkt – auch Eingang in Deutschland fanden.

Gemeinsam mit Edith Jacobson, ebenfalls einer Schülerin von Sigmund Freud, lernte Spitz an der New Yorker Frauenklinik das Rooming-In für Mütter und ihre Neugeborenen kennen. Es bestätigte seine These über die Bedeutung der frühen Mutter-Kind-Beziehung für die ganze weitere Entwicklung des Menschen. Dies faßte Spitz in seinem Buch »Vom Säugling zum Kleinkind – Naturgeschichte der Mutter-Kind-Beziehungen im ersten Lebensjahr« (1967) zusammen.

Spitz' Wiederentdeckung des Deprivationssyndroms

Spitz' Beziehungen zu München sind eng mit dem Namen Dr. med. Lotte Köhler verbunden. Ihr Verdienst ist es, René Spitz in den Jahren 1965, 1966 und 1967 nach München eingeladen und eine eigene René-Spitz-Gesellschaft gegründet zu haben. An der Universität München standen sich René Spitz und Konrad Lorenz 1972 im freundschaftlichen Disput gegenüber. Bei einem Interview in Wien äußerte der Nobelpreisträger Lorenz über Spitz: »René hätte den Nobelpreis verdient, denn indem er den Hospitalismus entdeckte und Möglichkeiten zu seiner Verhinderung und Behandlung beschrieb, hat er Hunderten von Babys das Leben gerettet.«

Ich selbst erlebte René Spitz in München, als er am Max-Planck-Institut für

Psychiatrie seine Filme zeigte. Erst durch diese Filme wurde mir bewußt, was ich nach dem Kriege in der Mütterberatung in München-Thalkirchen bei Kindern beobachtet hatte, die in der SS-Organisation »Lebensborn« gezüchtet und in staatlich besonders geförderten Heimen aufgezogen worden waren.

Diese Kinder zeigten sich mir im Alter von etwa zwei Jahren in einem bemerkenswerten Zustand. Sie waren auffallend hübsch, blond, blauäugig und entsprechend den klassischen Kriterien von Medizin und Kinderheilkunde völlig gesund. Sie hatten ein normales Gewicht, einen normalen Kopfumfang, einen normalen Blutdruck, einen normalen Puls und keine Anämie. Trotzdem stellten sie sich in einem erbärmlichen Zustand dar. Sie konnten mit zwei Jahren noch kaum ein Wort sprechen, hatten keinen Blickkontakt und schrien vor Angst, wenn man sich ihnen näherte. Wenn sie untereinander Kontakt aufnahmen, geschah dies immer in Form von Aggression. Sie schlugen einander ohne einen Grund mit oder ohne Gegenstand an den Kopf und nahmen es gelassen hin, wenn das angegriffene Kind schrie.

Dieses Verhalten entdeckte ich in dem Film von Jeannette Aubry »Monique« später wieder. In diesem Film werden Kinder mit schwerem Deprivationssyndrom in einem heilpädagogischen Heim in Paris gezeigt.

Besondere Bedeutung für Europa gewann ab 1965 der tschechoslowakische Film »Kinder ohne Liebe« von Goldberger, Matějcěk und Damborská mit seiner vergleichenden Darstellung deprivierter Kinder und gesunder Familienkinder.

Das typische Verhalten der Kinder beim Deprivationssyndrom hat Spitz wohl als erster in seinen Filmen, aber auch in seinen Büchern dargestellt. Dieses Verhalten hat Pechstein später in seiner Monographie »Umweltabhängigkeit der frühkindlichen zentralnervösen Entwicklung« anhand einer Querschnittsstudie von Kindern in deutschen Säuglingsheimen eingehend beschrieben (1974). Diese Studien wurden zum Anlaß, das Konzept der Entwicklungs-Rehabilitation als neue Hilfe für mehrfach und verschiedenartig behinderte Kinder zu kreieren und im Kinderzentrum München als gemeinsame Hilfe von Kinderärzten, Kinderpsychologen, Heilpädagogen und verschiedenen Therapeuten zu realisieren.

Das Deprivationssyndrom, das Spitz unter dem Titel »anaclitic depression« als Folge einer unzureichenden mütterlichen Stimulation definierte, war bis dahin in keinem kinderärztlichen Lehrbuch beschrieben und wurde erst durch seine Arbeiten (Spitz, 1946) und andere Autoren wie Bowlby oder Anna Freud in ihrer Bedeutung voll erkannt.

Folgen früher Mutter-Kind-Trennung

Es ist das Verdienst der tiefenpsychologischen Forschung im Kindesalter, auf die frühe Mutter-Kind-Beziehung systematisch hingewiesen zu haben, und es waren die Filme von René Spitz, auf die später noch eingegangen wird, die ebenso wie die Filme von James Robertson in London über das Verhalten von Kindern, die in eine Klinik gegeben wurden, die Einstellung der Kinderheilkunde in unserem Lande z. B. zur Mitaufnahme von Eltern entscheidend verändert haben.

Gerade in München ist daran zu erinnern, daß diese Filme das öffentliche Bewußtsein so stark beeinflußten, daß gerade die Mitaufnahme von Müttern oder das Öffnen der Kinderklinik für die Eltern zu einer Selbstverständlichkeit wurden. Ich erinnere mich noch gut an den heftigen Widerstand aller kinderärztlichen städtischen Chefärzte gegen diese Tendenz, und es war letztlich allein der politische Beschluß des Münchner Stadtrats, der die Chefärzte zwang, die Kinderkliniken für Eltern zu öffnen.

Erst durch die Filme von René Spitz erhielten wir die Anregung, ältere kinderärztliche Arbeiten auch auf die Existenz ähnlicher Beobachtungen zu überprüfen, und wir entdeckten zum Beispiel in dem Kapitel »Über die Physiologie des Neugeborenen« in Doederleins Handbuch der Geburtshilfe aus dem Jahre 1915 die Beobachtung von Meinhard von Pfaundler, der das Verhalten von Säuglingen beschrieb, die in ein Spital aufgenommen wurden.

Pfaundlers Entdeckung des Mutterverlust-Syndroms

Seine Beschreibung habe ich in meinem Beitrag »Problematik der Säuglings- und Kleinkinderfürsorge in Anstalten, Hospitalismus und Deprivation« im Handbuch der Kinderheilkunde (1966) festgehalten. Dazu brauchte ich nur die drei Phasen des Verhaltens der Säuglinge, so wie Pfaundler sie beschrieben hat, wiederzugeben:

1. Phase: Unruhe

Säuglinge, die in das Spital eingeliefert werden, verhalten sich hier am Anfang so, wie es die Physiologie ihrer Entwicklungsperiode oder die Pathologie des betreffenden Leidens annehmen läßt. Geht dieses mit Beschwerden einher, so sind die Kinder unruhig, erfordert es Karenz oder Einschränkung der Nahrung, so sieht man sie gleich Hungernden sich benehmen.

Treten fremde Menschen an ihr Lager und manipulieren sie an ihnen, wie es die ärztlichen Untersuchungen erfordern, so werden sie ängstlich oder unwillig. In einer großen Zahl von Fällen gelingt es, der Störung Herr zu werden, und man erwartet nun, daß eine Rekonvaleszenz eintrete und die Kinder nach überstandener Krankheit wieder aufblühen.

2. Phase: Resignation

Doch darauf wartet man oft vergebens. Die Säuglinge werden zwar ruhiger, doch nicht aus besserem Behagen, sondern weil sie die Fruchtlosigkeit ihrer Äußerungen erkannt und angefangen haben, auf äußere Einflüsse aller Art weniger zu reagieren. Man findet diese Kinder öfters wach als schlafend.

Tritt man an das Bett heran, so wenden sich die Augen wohl noch dem Beschauer zu, doch weder mit dem latenten Lächeln des gesunden noch mit der ängstlichen oder schmerzhaft gespannten Miene des kranken Kindes, sondern mit einem indifferenten, resignierten, wie in Ernst und Trauer erstarrten Blick, Rumpf und Glieder liegen ziemlich regungslos auf der Unterlage. Auch wenn man das Kind aufdeckt oder entkleidet, gewahrt man keine lebhaften und kraftvollen Bewegungen der Glieder, sondern träge und unsichere.

3. Phase: Verfall

Man steht einem körperlichen Verfall gegenüber, der sich in außergewöhnlicher und stabiler Blässe, Schlaffheit und Welkheit der Haut und des Unterhautfettes, in Elastizitätsverlust bei scheinbar oft vermehrtem Muskeltonus ausdrückt. Dieser Verfall ist nicht etwa als Zeichen eines chronischen dyspeptischen Zustandes, eines Milch- oder Mehlnährschadens oder einer Organaffektion bestimmter Art anzusehen. Man erkennt ihn oft, bevor die Gewichtskurve ihn anzeigt.

Von diesem Stadium an macht sich die schwerste Form des Hospitalismus bemerkbar, nämlich die völlige Widerstandslosigkeit gegen infektiöse Schäden. Das Kind erkrankt dann an irgendwelchen enteralen oder parenteralen Infekten und deren Mischformen wie Enteritiden, Kolitiden, Cystopyelitiden, grippösen Bronchopneumonien, Pyodermien. Unter solchen Diagnosen verbirgt sich der wahre Hergang der Sache in Publikationen, statistischen Jahresberichten und dergleichen.

In dem Zustand dieses Hospitalismus steht der Körper außerhalb aller in alter und neuer Zeit aufgestellten Gesetze für das Verhalten seiner Funktionen; ein Gesetz allein behält seine Gültigkeit in der tiefgreifenden Deroute, das Gesetz des unaufhaltsamen Verfalls.

Spitz' empirische Analysen

Außer bei Pfaundler fand sich keine einzige Stelle in der pädiatrischen Literatur, die sich mit dem Deprivationssyndrom beschäftigte. Spitz regte mit seinen Forschungen an, neben den somatischen und physiologischen Parametern erstmals auch das Verhalten von Säuglingen und Kleinkindern näher zu analysieren.

In seinem Buch »Angeboren oder erworben?« (2000) hat seine Tochter Eva Maria Spitz-Blum im Vorwort auf diesen für die moderne Kinderforschung entscheidenden Beitrag ihres Vaters hingewiesen:

> Sein besonderes Interesse galt der Entwicklung des Ichs im Kontext der Beziehung zwischen dem Säugling und seiner Bezugsperson. Deshalb bediente er sich der empirischen Methoden, um normale und abweichende Interaktionen zwischen Müttern und ihren Babys zu erforschen. Ein solches Vorgehen war in der Psychoanalyse beispiellos und stieß im Kollegenkreis, vor allem bei frankophonen Psychoanalytikern, auf Widerstand. Diese Kollegen vertraten die Ansicht, daß lediglich die narrative Rekonstruktion des infantilen Erlebens, d. h. die auf der Erinnerung erwachsener Patienten beruhende Rekonstruktion »echte Psychoanalyse« sei. Die direkte Beobachtung war ihrer Meinung nach eine Angelegenheit fremder Disziplinen, etwa der Psychologie oder der Naturwissenschaften. (Spitz, 2000, S. 9)

Aus diesen Bemerkungen wird seine Stellung als Forscher verständlich. Er kam aus der Psychoanalyse, wurde aber zum Kinderverhaltensforscher. Diese für die Kinderheilkunde inzwischen bedeutsame Forschungsrichtung erfuhr in München ihre Höhepunkte in den Arbeiten des Ehepaares Hanus und Mechthild Papoušek, z. B. durch die Einführung der videogestützten Mikroanalyse der Interaktion zwischen Mutter und Kind.

Interaktionsforschung im frühen Kindesalter

Mit diesen Methoden konnten die Papoušeks auch Einblicke in das Entstehen der Muttersprache vermitteln. Alle Säuglinge auf der Welt senden ihre Signale in der Babysprache aus. Alle Mütter auf der ganzen Welt antworten in charakteristischer Weise auf diese Signale. Sie bringen intuitiv ihr Gesicht in das Gesichtsfeld des Säuglings, und zwar in der optimalen Entfernung von rund 20 bis 25 Zentimetern. Sie verändern ihren Gesichtsausdruck zu einer Grußform, heben ihre Stimme um eine Oktave und beantworten das Signal in gleicher Weise. Dabei kommt dem Säugling die angeborene Faszination für ein menschliches Gesicht zu Hilfe. Die für die Genese des Deprivationssyndroms wohl wichtigste Erkenntnis aus Papoušeks Studien ist das Phänomen, daß der Säugling eine Antwort auf seine Signale innerhalb von 0,2 Sekunden erwartet, andernfalls ist er frustriert. Hier gewinnen wir ein Verständnis dafür, warum bei jeder Kollektivpflege – nach Papoušek (1994) ist dies schon bei Zwillingen festzustellen – die Sprachentwicklung verzögert ist.

Diese Studien haben uns klargemacht, daß bereits der junge Säugling zwar eine hohe Eigenkompetenz besitzt, sich aber in einer bisher nicht geahnten Abhängigkeit auch von der sozialen Zuwendung, insbesondere seiner Mutter, befindet. Näheres z. B. über die lebensentscheidende frühe Sprachanbahnung findet sich bei Mechthild Papoušeks »Vom ersten Schrei zum ersten Wort« (1994).

Sprachentwicklung und frühe Mutter-Kind-Interaktion

Neurobiologische Forschungen, z. B. von Klinke am Physiologischen Institut in Frankfurt, deckten die Bedeutung der frühen Mutter-Kind-Interaktion für die Sprachentwicklung auf. Durch diese Untersuchungen werden unsere langjährigen Beobachtungen bestätigt, nach denen bei gehörlosen Kindern im Alter von sechs Monaten das »Sprechalter« stagniert und das Verstummen der Kinder einsetzt. Die entsprechenden neurologischen Elemente für die Sprache sterben nach Klinkes Untersuchungen ab, wenn sie nicht aktiviert werden. Umgekehrt konnten wir erleben, daß mit der Früherkennung von Hörstörungen bei der Geburt (Giebel, 1997) die betroffenen Kinder eine normale Sprache entwickeln, wenn die Mütter die ersten Lebenswochen und -monate dazu benutzten, über sämtliche Sinnesorgane, insbesondere das Hörorgan, Sprache zu vermitteln.

Diese gehörlosen Jugendlichen sind deswegen in der Lage, auch Pädagogik und Medizin zu studieren. Sie unterhalten sich mühelos mit jedermann, weil sie gelernt haben, auch kleinste mimische Veränderungen vom Gesicht ihres Partners abzulesen (Hellbrügge, 2001). Wenn man dies bedenkt und überlegt, welch einzigartige Bedeutung die Sprachvermittlung für die Entwicklung des Sprechens hat, dann muß man es als Kuriosum empfinden, daß die Öffentlichkeit jederzeit bereit ist, bis zu 2000 Euro monatlich für einen Krippenplatz auszugeben, aber nicht bereit ist, die gleiche Summe den Müttern für ihre einzigartige Lebens- und Kulturleistung zur Verfügung zu stellen.

Frühe Entwicklungsrehabilitation als Schutzfaktor

Am Institut für Soziale Pädiatrie und Jugendmedizin, das ich gegründet habe, entwickelten wir in den sechziger und siebziger Jahren in umfangreichen Studien (Pechstein, 1974) das Konzept der Entwicklungsrehabilitation. Wenn schon völlig gesunde Kinder in Kollektivpflege (und diese beginnt sicher bereits bei der Pflege von Drillingen) in ihrer Sozial- und Sprachentwicklung zurückblieben, was mußte dann erst aus vorgeschädigten Kindern werden, die zum Teil um ihrer Schädigungen oder Behinderung willen in Kollektiverziehung gehalten werden! Welche Chancen böten sich umgekehrt für diese Kinder, wenn wir diese Erkenntnisse im Rahmen der Frühdiagnostik, Frühtherapie und frühen sozialen Eingliederung nutzten, damit die Kinder nicht behindert werden. Die Idee der Entwicklungsrehabilitation ist seitdem in über 100 sozialpädiatrischen Zentren in Deutschland und noch mehr Aktivitäten auf der ganzen Welt realisiert worden.

Die Auswirkungen emotionaler Verunsicherung auf die Hirnentwicklung wurden in den Forschungsergebnissen von Hüther (s. dessen Beitrag in diesem Band) näher beschrieben. Aus der Sicht der modernen Neurobiologie erfahren klinische Beobachtungen wie die von Pfaundler oder Spitz ihre neurobiologische Bestätigung. Mangelnde emotionale Bindung hinterläßt nachweisbare Veränderungen in modernen neuroradiologischen Untersuchungen des Gehirns.

Weitere Erforschung des Deprivationssyndroms

Überzeugende Ergebnisse über das Deprivationssyndrom verdanken wir jahrzehntelangen Forschungen der Prager Pädiatrie und Kinderpsychologie (Langmeier und Matějcěk, 1977; Matějcěk und Dytrych, 1994). Das Buch »Psychische Deprivation im Kindesalter – Kinder ohne Liebe« (Langmeier und Matějcěk, 1977) enthält auch eine Fülle von internationalen Daten (s. auch den Beitrag von Matějcěk in diesem Band auf Seite 72ff.). Es ist erfreulich, daß Matějcěk über diese langjährigen, über mehrere Generationen ausgedehnten Studien berichtet. Auch René Spitz hatte schon das Schicksal von Säuglingen und Kleinkindern aus den Heimen weiterverfolgt.

Zur Entstehung des Deprivationssyndroms haben nach dem Zweiten Weltkrieg Dorothée Burlingham und Anna Freud ihre Beobachtungen in dem Büchlein »Kriegskinder« (1949) festgehalten. Es handelte sich um Kleinkinder, die während des Krieges von ihrer Mutter getrennt und aus London evakuiert waren, um der lebensbedrohlichen Bombardierung der Stadt durch die deutsche Luftwaffe zu entkommen. Die pathologischen Verhaltensweisen, die sie bei den evakuierten Kindern feststellten, versuchten die Autorinnen damit zu erklären, daß das Kind seine Existenz nicht nur als ein Teil des mütterlichen Körpers beginne, sondern auch mehrere Jahren lang dem Gefühl der Mutter nach ein Teil ihrer eigenen Person bleibe. Der »Egoismus der Mutter« schließe normalerweise die Person des Kindes ein. Ein dem Kind zugefügter Schaden werde darum von der Mutter nicht anders empfunden, als ob es ihr selbst geschehen wäre.

> Burlingham und A. Freud (1949) schreiben hierzu, daß jedes menschliche Individuum sich selbst nicht objektiv beurteile, sondern dazu neige, seine eigene Person und ihre Wichtigkeit, seinen eigenen Körper etc. subjektiv zu überschätzen; die Selbstüberschätzung einer Mutter erstrecke sich typischerweise auch auf ihr Kind. Kinder brauchen daher weder schön noch klug zu sein, um in den Augen ihrer Mütter alle Vorzüge zu haben.
> Dieses Gefühl der primären Einheit zwischen Mutter und Kind mit der daraus erwachsenden Überschätzung der Person des Kindes setzt eine Mutter instand, die Mühe und Arbeit der Kinderpflege auf sich zu nehmen, ohne sich ausgenützt zu fühlen. Wir wissen, daß Kinderlärm und die ganze durch Kinder erzeugte Unruhe normalerweise für den Erwachsenen eine schwer auszuhaltende Störung bedeutet; für die eigenen Mütter der Kinder oder für Personen, die »kinderlieb« seien, sei die Atmosphäre der Kinderstube eine positiv betonte.

Darüber hinaus wiesen Burlingham und A. Freud (1949) darauf hin, daß die Person der Mutter auch aus der Sicht des Kindes eine Sonderstellung einnimmt. Ihnen waren die schweren Heimweh-Reaktionen z.B. von älteren Säuglingen und Kleinkindern in Heimen kaum verständlich, wenn man berücksichtigt, daß viele der in Betracht kommenden Mütter weit davon entfernt waren, ideale Mütter zu sein.

> Nach Burlingham und A. Freud (1949) seien die Majorität der Mütter unserer Kinder gute Arbeiterinnen, intelligent, fürsorglich und liebevoll zu ihren Kindern und bereit, jedes nötige Opfer für sie zu bringen. Andere hätten keine dieser Qualitäten. Manche seien arbeitsscheu und nachlässig, verbittert, hart und unfähig, Zärtlichkeiten zu zeigen; andere seien überstreng und unnachsichtig, schlechte Erzieher für ihre Kinder. Die Erfahrung zeige, daß kleine

Kinder sich auch an Mütter klammerten, von denen sie schlecht, ja sogar grausam behandelt würden.

Die Mutterbindung der frühen Kinderjahre scheine in ihrer Stärke nicht abhängig von den persönlichen Eigenschaften der Mutter und sei sicher ganz unabhängig von ihrer Eignung zur Erzieherin. Diese Behauptung beruht nicht auf einer konventionellen Überzeugung von der Unverletzlichkeit und Unantastbarkeit der Mutter-Kind-Beziehung, sondern auf ins Einzelne gehenden Untersuchungen über das frühkindliche Affektleben, für das die Person der Mutter als erster und wichtigster Vertreter der Außenwelt von entscheidender Bedeutung sei.

Verlaufs- und Folgeuntersuchungen

Die Bedeutung des Risikos einer Kollektiverziehung für die kindliche Entwicklung läßt sich aber am besten an dem späteren Schicksal der betroffenen Säuglinge und Kleinkinder beobachten. Unter dem Eindruck des Verhaltens dieser Kinder hat schon Spitz das weitere Schicksal der Säuglinge und Kleinkinder verfolgt. So fand er bei 123 Kindern, die im Alter von sechs bis acht Monaten von ihren Müttern getrennt wurden, nur in 19 Fällen schwere Reaktionen. Die soziale Deprivation trifft also nicht alle Kinder gleich schwer, das heißt, das Zurückbleiben der Sozial- und Sprachentwicklung ist nicht immer obligat, aber eine Häufigkeit von 10 Prozent ist doch so erschreckend hoch, daß man die Gefährdung der Kinder mehr als ernst nehmen muß. Ähnliches beobachteten auch Robertson und Bowlby (1952) an 54 Kindern im Alter von vier Monaten bis vier Jahren. Bis auf drei Kinder zeigten sie pathologische Reaktionen, und jede war in ihrer Intensität und ihrer Dauer unterschiedlich.

Bei unseren eigenen Untersuchungen über die Sprachentwicklung gehörloser Kinder stellten wir immer wieder fest, daß diese bei den Kindern im sechsten Lebensmonat stehenblieb. Klinke deckte dann auf, daß die nicht aktivierten neurologischen Sprachelemente absterben. Das bedeutet, daß nur in der frühen Kindheit eine optimale Chance gegeben ist, gehörlose Kinder zum normalen Sprechen zu bringen. Daß hierbei Emotionen eine große Rolle spielen, haben die Forschungen von Hüther am Max-Planck-Institut in Göttingen gezeigt. Danach haben emotionale Verunsicherungen erhebliche Auswirkungen auf die Hirnentwicklung (Gebauer und Hüther, 2001).

Aus dieser Beobachtung entsteht die entscheidende Frage zur Prognose des Deprivationssyndroms. Es ist in diesem Rahmen nicht möglich, auf die gesamte Literatur über die Prognose des frühkindlichen Deprivationssyndroms hinzuweisen. Meist handelt es sich bei den Kindern aber um solche aus der sozialen Unterschicht, so daß ihr Deprivationssyndrom auch diesem Umstand hinzugerechnet werden könnte.

Aus diesem Grund möchten wir zu dieser Frage auf unsere eigenen Nachuntersuchungen von Jugendlichen hinweisen. Es handelt sich um Jugendliche, die aus genetisch geprüften Schichten stammten. Sie waren Kinder der SS-Organisation »Lebensborn«, deren Eltern nach gesundheitlichen und erbgesundheitlichen Kriterien ausgewählt wurden, weil sie später einmal die NS-Führerschicht in Europa werden sollten. Bei unseren Nachuntersuchungen konnten wir in Arolsen noch die Erbgesundheitszeugnisse der Großeltern in den Archiven finden. Außer in Deutschland wurden während des Krieges auch Kinder in Norwegen unter »arischen« Gesichtspunkten von blond/blauäugigen Männern und Frauen gezeugt und ebenfalls in staatlich besonders geförderten Heimen aufgezogen.

Von unseren Lebensborn-Kindern in München, bei denen wir das Deprivationssyndrom in den Jahren nach dem Krieg zufällig entdeckt hatten, konnten wir gemeinsam mit Brendel 69 Jugendliche im Alter von 17–23 Jahren nachuntersuchen, wobei katamnestische Erhebungen sowie eingehende psychologische und tiefenpsychologische Untersuchungsmethoden angewandt wurden.

Aus den Krankengeschichten und den Fürsorgeberichten ging ebenso wie aus den biographischen Anamnesen hervor, daß ein großer Teil in den ersten Lebenswochen und -monaten ausgezeichnet gediehen war, solange sie von ihren Müttern betreut wurden. Nach wenigen Wochen und Monaten hatten die Mütter die Kinder abgegeben, und es kam bei den Säuglingen trotz ihrer ausgesuchten Herkunft und trotz aller pflegerischen Bemühungen zu einem mehr oder minder ausgeprägten Deprivationssyndrom. Diese Kinder wurden später in Heimen, bei Pflegeeltern und Adoptiveltern aufgezogen.

Im Adoleszentenalter zeigte sich bei den Betroffenen gegenüber einer gleichaltrigen Vergleichsgruppe eine Häufung von neurotischer Verwahrlosung wie Streunen, Wegbleiben von Schule und Arbeit, Eigentumsdelikte, sexuelle Verwahrlosung, kriminelle Gefährdung etc. Die Heimkinder lagen im Adoleszentenalter in ihrem Intelligenzniveau niedriger und hatten Störungen im Leistungsbereich (Hellbrügge, 1966).

Es muß hier noch einmal betont werden, daß es sich bei diesen Jugendlichen um gesundheitlich, genetisch und sozial ausgesuchte Kinder handelte, die außerdem noch in staatlich besonders geförderten Heimen aufgezogen wurden. Wenn schon bei diesen Kindern eine solche Fehlentwicklung festzustellen ist, was geschieht dann mit Kindern, die keiner auserlesenen Bevölkerungsschicht entstammen, wenn sie frei von familiärer Bindung aufwachsen müssen?

Die Bedeutung der Filme von René Spitz

Wegen der überragenden Bedeutung der Filme von René Spitz nicht nur für die Erforschung des Deprivationssyndroms, sondern auch für die gesamte Kinderforschung seien die wichtigsten Filme von Spitz im Anhang aufgeführt mit dem Wunsch, daß sie damit erneut Eingang in die Kinderforschung finden mögen. Diese und weitere Filme verdienen es, im Rahmen dieser Publikationen besonders erwähnt zu werden, weil sie die Basis der modernen Kinderforschung darstellen und weil die Reaktionen der Kinder durch das Medium Film – ebenso über Videofilme – besser dargestellt werden können als in jeder Textbeschreibung.

Insgesamt hat Spitz elf Filme veröffentlicht, die bei Archive of History of American Psychology an der University of Achron, USA erhältlich sind. Darüber hinaus hat er 41 weitere unveröffentlichte Filme zu Forschungszwecken zur Verfügung gestellt.

Diese Filme zeigen, wie Spitz mit den Säuglingen umging, und geben einen Einblick, welche Experimente er anstellte, um das Verhalten der Säuglinge zu erklären: Der Film »Mutterliebe – das größte Bedürfnis des Kleinkindes« zeigt Störungen bei vier Kleinkindern bei der Trennung von der Mutter während des ersten Lebensjahres. Sie zeigen Weinerlichkeit, Kontaktverweigerung, pathognomische Stellung, teilweise Gewichtsverlust und Schlaflosigkeit, starren Gesichtsausdruck, motorische Verlangsamung bis zur Lethargie, zunächst Stagnieren, später Absinken des Entwicklungsquotienten. Dies nannte Spitz »anaklitische Depression«.

In dem Film »Angst – ihre Phänomenologie im ersten Lebensjahr« zeigen Szenen die Symptome und Ausdrucksformen der kindlichen Angst während der ersten 12 Lebensmonate bei Heimkindern.

In anderen Szenen aus dem Film »Trauer – eine Gefahr für Kleinkinder« haben Spitz und Katherine Wolf die Verhaltensänderungen von Kleinkindern nach Trennung von der Mutter vorgeführt. Bei mehr als dreimonatiger Trennung werden passive apathische Haltung habituell und überdauernde Persönlichkeitsveränderungen wahrscheinlich. Die Szenen zeigen die verlangsamte Entwicklung und psychische Störungen am Beispiel von sechs Kleinkindern im Alter von 8 und 15 Monaten, die seit dem vierten Lebensmonat in einem Heim aufwuchsen.

Und schließlich ist noch der Film »Persönlichkeitsbildung – die Rolle der Mutter-Kind-Beziehung im Säuglingsalter« zu erwähnen. Er beschreibt den Einfluß pränataler Faktoren (biologischer, psychologischer und ökonomischer) auf die Haltung der Mutter gegenüber dem Kind. Anhand von fünf Fallbeispielen werden Schwangerschaftsumstände und das Verhalten der Mutter beim Säugling sowie die Auswirkungen von Persönlichkeitsmerkmalen und bewußten oder unbewußten Wünschen der Mutter auf die Entwicklung des Säuglings dargestellt. Dieser Film wurde von René Spitz gemeinsam mit Katherine Wolf 1953 in New York gedreht.

Besonders hervorgehoben sei der Film, den René Spitz mit Katherine Wolf 1948 fertig gestellt hat: »Somatic consequences of emotional starvation in infants«. Diesen Film habe ich jahrzehntelang in den Vorlesungen herangezogen, um die Symptome des Deprivationssyndroms darzustellen. Lediglich die Szenen mit den schwer atrophischen Kindern, die Spitz psychologisch zu erklären versuchte, mußte ich zusätzlich kommentieren, weil es sich hierbei auch um eine Störung handelt, die maßgeblich durch die Infektionen mit bedingt ist. Sie entsprechen der Phase 3 der Beschreibung des Deprivationssyndroms von Pfaundler.

Neben den Filmen von René Spitz sei noch auf zwei weitere Filme hingewiesen, die für das Deprivationssyndrom Geschichte gemacht haben.

Filme im Kampf gegen frühe Kollektiverziehung

Der Film »Kinder ohne Liebe«

Der Film entstand als Reaktion tschechischer Kinderärzte und Kinderpsychologen in Prag darauf, daß die Kommunisten nach dem Kriege eine obligate Kollektiverziehung einführen wollten. Eine Gruppe um Matějcěk sowie Langmeier und die Kinderärztin Marie Damborská hatte in diesem Film Szenen über die Situation der Säuglinge in Tagesstätten, aber auch in Wochenheimen und in Dauerheimen so deutlich gemacht, daß der Film im Fernsehen geradezu den Aufschrei der Öffentlichkeit auslöste. Das Regime sah sich daraufhin gezwungen, die Säuglingsheime weitgehend zu schließen, ebenso die Wochenkrippen und statt der Tageskrippen den Müttern ein entsprechendes Erziehungsgeld zu geben.

Dieser Film führte zu einer engen Verbindung zwischen der Kinderforschung in Prag und der Kinderforschung in München, wie ich sie an der Forschungsstelle für Sozialpädiatrie und Jugendmedizin der Universität vor 40 Jahren begründete. Daraus wurde eine wissenschaftliche Freundschaft, die bis heute anhält.

Dieser Film wurde in der Tschechoslowakei nach Möglichkeit unterdrückt. Er wäre verlorengegangen, wenn sich nicht ein Exemplar während der Dubček-Ära in München befunden hätte. Aus dem Münchner Exemplar hat dann der Filmproduzent Goldberger eine neue tschechische und eine deutsche Fassung hergestellt, die durch die Aktion Sonnenschein, jetzt Internationale Aktion Sonnenschein, finanziert wurde. So ist der Film gegen eine Spende an die Internationale Aktion Sonnenschein auch heute noch erhältlich.

Er besitzt eine neue Aktualität dadurch, daß aus den Kreisen des Europarates eine Delegation nach Prag reiste, um dort mitzuteilen, daß die Tschechoslowakei bezüglich der außerfamiliären Tagesstätten für Säuglinge und Kleinkinder in Europa aus dem Rahmen falle und deshalb hier Abhilfe geschaffen werden müsse. Daß dies Verwunderung bei den tschechischen Kinderforschern auslöste, liegt auf der Hand. Eine ähnliche Situation findet man übrigens zur Zeit in der Bundesrepublik, als an Tagesstätten dargestellt wurde, daß ausgerechnet Baden-Württemberg und Bayern, daneben auch Hessen in ihrem Angebot an Tagesstätten für Säuglinge und Kleinkinder weit zurückliegen.

Der Film »Frustration im frühen Kindesalter«

Schließlich sei noch ein Film hervorgehoben: »Frustration im frühen Kindesalter«. Er wurde von der Schweizer Kinderärztin Marie Meierhofer mit Professor Wilhelm Keller gedreht und ist im Meierhofer-Institut in Zürich erhältlich und wird von einem Buch gleichen Titels begleitet, in dem die Ergebnisse von Entwicklungsstudien in Säuglings- und Kleinkinderheimen niedergelegt sind (1974). Der Film ist eine ideale Ergänzung zu dem Film von René Spitz »Somatic consequences of emotional starvation in infants« zur Demonstration des Deprivationssyndroms, weil dieser ältere Film Heime in Südamerika betrifft und in Schwarzweiß gedreht wurde. Der Film von Meierhofer und Keller zeigt dagegen ein Säuglingsheim aus dem Schweizer Milieu, so daß hier schon vom Äußeren her optimale Bedingungen erkennbar sind.

Das Resümee: Neue Beachtung kindlicher Risiko- und familiärer Schutzfaktoren

Zieht man ein Resümee über Risiken und Schutzfaktoren in der kindlichen Entwicklung, dann darf festgestellt werden, daß unsere Kinder im Hinblick auf Leib und Leben niemals besser gestellt waren als in unserer Zeit. Ihre Gefährdung heute betrifft vor allem soziale Faktoren mit schweren psychischen Folgen, die allerdings auch zum Tod führen können. Das Deprivationssyndrom, das entsteht, wenn Säuglinge und Kleinkinder in der frühen Kindheit nicht genügend Bindung durch eine konstante mütterliche Hauptbezugsperson erfahren, ist eine in unserer Zeit hochaktuelle Gefahr und verdient größte Beachtung. Andernfalls wird unsere Gesellschaft an Sozialhilfe und Strafvollzug finanziell ausgleichen müssen, was sie an der Mütterarbeit (die sie nicht achtet und nicht bezahlt) zu sparen glaubt.

Filme

Aubry, J.: *Monique.* Centre Internationale de l'Enfants, Paris.

Goldberger, K., Matějcěk, Z. und Damborská, M.: *Kinder ohne Liebe.* Tschechoslowakei.

Meierhofer, M. (1974): *Frustration im frühen Kindesalter. Dokumentarfilm über die Entwicklung von Säuglingen und Kleinkindern in Heimen.* VHS-PAL, ca. 40 min., stumm, mit Untertiteln, deutsch und englisch. Meierhofer-Institut Zürich.

Spitz, R. A. (1951): *Motherlove – The Baby's Greatest Need (Mutterliebe – Das größte Bedürfnis des Kleinkindes).* Film 16 mm, 217 m, SW, 20 min, stumm. (New York University, Film Library), Film W 1315 des IWF Göttingen.

Spitz, R. A. (1953): *Anxiety – Its Phenomenology in the First Year of Life (Angst – Ihre Phänomenologie im ersten Lebensjahr).* Film 16 mm, 182 m, SW, 17 min, stumm. (New York University, Film Library), Film W 1316 des IWF Göttingen.

Spitz, R. A. und K. M. Wolf (1947): *Grief, a Peril in Infancy (Trauer – Eine Gefahr für Kleinkinder).* 16 mm, 267 m, SW, 24 1/2 min, stumm. (New York University, Film Library), Film W 667 des IWF Göttingen.

Spitz, R. A. und K. M. Wolf (1948): *Somatic Consequences of Emotional Starvation in Infants (Somatische Folgen emotionaler Deprivation bei Säuglingen).* Film, 16 mm, 288 m, SW, 26 min, stumm. (New York University, Film Library), Film W 624 des IWF.

Spitz, R. A. und K. M. Wolf (1953): *Shaping the Personality – The Role of Mother-Child Relations in Infancy (Persönlichkeitsbildung – Die Rolle der Mutter-Kind-Beziehung im Säuglingsalter).* Film 16 mm, 206 m, SW, 19 min, stumm. (New York University, Film Library), Film W 1317 des IWF Göttingen.

Literatur

Biermann, G. (1997): René A. Spitz (1887–1974). In: Erler, H., E. L. Ehrlich und L. Heid (Hrsg.) *Meinetwegen ist die Welt erschaffen – das intellektuelle Vermächtnis des deutschsprachigen Judentums.* Frankfurt/New York (Campus Verlag).

Burlingham, D. und A. Freud (1949): *Kriegskinder.* London (Imago).

Dunovsky, J. (1990): Morbidität beim Kind. *Der Kinderarzt,* 21, 1180–1187.

Gebauer, K. und G. Hüther (Hrsg.) (2001): *Kinder brauchen Wurzeln – Neue Perspektiven für eine gelingende Entwicklung.* Düsseldorf/Zürich (Walter).

Giebel, A. (1997): *Audiologische Basisdiagnostik mit otoakustischen Emissionen in Sozialpädiatrie.* München (Verlag Neuer Merkur).

Hellbrügge, T. (1966): Zur Problematik der Säuglings- und Kleinkinderfürsorge in Anstalten, Hospitalismus und Deprivation. In: Ders. (Hrsg.) *Handbuch der Kinderheilkunde.* Berlin/Heidelberg/New York (Springer), S. 386–404.

Hellbrügge, T. (2001): Spracherwerb und Mutterliebe – Lebensbestimmende Chancen für gehörlose Kinder in der frühesten Kindheit. *Einsichten – Forschung an der Ludwig-Maximilians-Universität München,* 2, 14–16.

Langmeier, J. und Z. Matějcěk (Hrsg.) (1977): *Psychische Deprivation im Kindesalter – Kinder ohne Liebe.* München/Wien/Baltimore (Urban und Schwarzenberg).

Matějcěk, Z. und Z. Dytrych (1994): Kinder aus unerwünschter Schwangerschaft. *Documenta Paediatrica,* 21.

Meierhofer, M. und W. Keller (1974): *Frustration im frühen Kindesalter.* 3. Aufl. Bern/Stuttgart/Wien (Verlag Hans Huber).

Papoušek, M. (1994): *Vom ersten Schrei zum ersten Wort: Anfänge der Sprachentwicklung in der vorsprachlichen Kommunikation.* Bern (Huber).

Pechstein, J. (1974): *Umweltabhängigkeit der frühkindlichen zentralnervösen Entwicklung.* Stuttgart (Thieme).

Pechstein, J. (1990): *Elternnähe oder Krippen.* Neuwied (Strüder-Verlag).

Robertson, J. und J. Bowlby (1952): Responses of young children to separation from their mothers. *Courrier Centre International Enfance,* 2, 131–142.

Spitz, R. A. (1946): Anaclitic depression: an inquiry into the genesis of psychiatric conditions in early childhood. *The Psychoanalytic Study of the Child,* 1, 47–53.

Spitz, R. A. (1957): *Die Entstehung der ersten Objektbeziehungen.* Stuttgart (Klett-Cotta). Original in französisch erschienen (1954): *Genèse des premières relations objectales.* Revue Française de Psychanalyse. Paris (Presses Universitaires de France).

Spitz, R. A. (1967): *Vom Säugling zum Kleinkind. Naturgeschichte der Mutter-Kind-Beziehung im ersten Lebensjahr.* Stuttgart (Klett). Engl. (1965): *The first year of life. A psychoanalytic study of normal and deviant development of object relations.* New York (International Universities Press).

Spitz, R. A. (2000): *Angeboren oder erworben?* Weinheim/Basel (Beltz).

Manfred Laucht

VULNERABILITÄT UND RESILIENZ IN DER ENTWICKLUNG VON KINDERN

Ergebnisse der Mannheimer Längsschnittstudie[1]

Einleitung

Wir erleben heute, wie sich die Lebenssituation junger Menschen in unserer Gesellschaft tiefgreifend verändert. Herausforderungen und Chancen, aber auch Risiken und Gefährdungen für die Entwicklung von Kindern und Jugendlichen haben sich innerhalb nur einer Generation vervielfacht. Kennzeichen dieses Wandels haben die Experten des 10. Kinder- und Jugendberichts an die Bundesregierung im Jahr 1998 wie folgt beschrieben: 1. Eine steigende Zahl von Kindern in Deutschland lebt in (relativer) Armut. Dabei bedeutet das Aufwachsen in einem Milieu materieller Unterversorgung heutzutage weniger, unmittelbare materielle Not zu erleiden als vielmehr verstärkt gesundheitlichen Belastungen und psychosozialen Benachteiligungen ausgesetzt zu sein wie psychische Erkrankung eines Elternteils, konflikthafte Familienbeziehungen oder ein negatives Wohnumfeld. 2. Auf der anderen Seite geht der steigende Wohlstand der Mehrheit der Bevölkerung mit einer zunehmenden Verunsicherung der Eltern einher. Mit dem Überangebot an Möglichkeiten und Chancen wachsen die Ängste der Eltern, ihr Kind falsch zu erziehen oder der Rolle als Mutter oder Vater nicht gerecht zu werden. 3. Mit Sorge registriert die Öffentlichkeit derzeit die zunehmende Gewaltbereitschaft unter Jüngeren (ablesbar am Anstieg der Kinder- und Jugendkriminalität), aber auch innerhalb der Familien (steigende Zahlen von Kindesmißhandlungen).

---

[1] Die Mannheimer Risikokinderstudie wurde von der Deutschen Forschungsgemeinschaft im Rahmen des Sonderforschungsbereichs 258 »Indikatoren und Risikomodelle für Entstehung und Verlauf psychischer Störungen« der Universität Heidelberg sowie im Rahmen der Einzelförderung finanziell unterstützt. Wir danken den teilnehmenden Familien für ihr großes Engagement und ihre langjährige Treue zu unserer Arbeit.

Weitere Kennzeichen der Lebenssituation von Kindern und Jugendlichen, die in dem Bericht aufgeführt werden, sind 4. die Auflösung traditioneller familiärer Strukturen und Bindungen (die sich in steigenden Scheidungsraten und der wachsenden Zahl alleinerziehender Eltern niederschlägt), 5. die zunehmenden Leistungsansprüche an Kinder und Jugendliche im schulischen wie im privaten Bereich (erkennbar beispielsweise an der großen Zahl von Kindern, die Nachhilfeunterricht erhalten) und 6. der immer früher einsetzende Einfluß jugendlicher Subkulturen und die damit verknüpften frühen Erfahrungen beispielsweise im Bereich von Drogen. Und nicht zuletzt verlangt auch der medizinische Fortschritt seinen Preis: Die Erfolge der Neonatalmedizin in der jüngeren Vergangenheit haben dazu geführt, daß immer mehr unreife und in ihrer Entwicklung gefährdete Säuglinge lebend geboren und aufgezogen werden.

Risikoforschung

In einer Zeit, in der sich die Lebenssituation vieler Kinder in so markanter Weise verändert, haben Maßnahmen, die auf die Vorbeugung, Früherkennung und frühzeitige Behandlung psychischer Probleme und Gefährdungen von Kindern und Jugendlichen ausgerichtet sind, eine wichtige gesundheitspolitische Funktion. Entscheidende Impulse erhält die Planung von Präventionsprogrammen durch die Erkenntnisse der modernen Risikoforschung. Diese beschäftigt sich mit der Frage, ob und wie belastende Lebensumstände und -erfahrungen die Entwicklung von Kindern und Jugendlichen langfristig beeinträchtigen können. Dabei verfolgt sie das Ziel, Gruppen von Kindern zu identifizieren, deren Entwicklung gefährdet ist *(Risikokinder),* und Lebensbedingungen zu ermitteln, die mit einer Gefährdung der kindlichen Entwicklung einhergehen *(Risikofaktoren).* Letztere werden als Bedingungen definiert, welche die *Wahrscheinlichkeit* des Auftretens einer Entwicklungsstörung erhöhen (Garmezy, 1983). Da Risikofaktoren lediglich Wahrscheinlichkeitsbeziehungen in Gruppen von Personen abbilden, ist ein beobachteter Zusammenhang nicht ohne weiteres als kausal zu interpretieren und muß folglich für den Einzelfall nicht zutreffen.

In den letzten Jahren wurden zahlreiche Faktoren ermittelt, die an der Entstehung und Aufrechterhaltung von Entwicklungs- und Verhaltensstörungen bei Kindern und Jugendlichen beteiligt sind. Grob in zwei Gruppen unterteilt (Pellegrini, 1990), lassen sie sich kennzeichnen als: 1. Risikofaktoren, die sich auf biologische oder psychische Merkmale des *Individuums* beziehen (auch als *Vulnerabilität* bezeichnet) wie z.B. genetische Dispositionen, geringes Geburtsgewicht oder schwieriges Temperament, und 2. *Risikofaktoren*, die psychosoziale Merkmale der Umwelt des Individuums (sog. *Stressoren*) betreffen. Dazu zählen u.a. disharmonische Familienverhältnisse, Alkoholmißbrauch eines Elternteils oder geringes Einkommen der Familie (Rutter, 1988).

Mannheimer Risikokinderstudie

Vor mehr als 15 Jahren hat eine Forschergruppe am Mannheimer Zentralinstitut für Seelische Gesundheit damit begonnen, sich intensiver mit sogenannten Risikokindern zu beschäftigen – mit Kindern also, die in ihrer Entwicklung durch frühe Belastungen wie eine komplikationsreiche Geburt oder die psychische Erkrankung von Mutter oder Vater besonders gefährdet sind. Die damals mit Hilfe der Deutschen Forschungsgemeinschaft ins Leben gerufene Mannheimer Risikokinderstudie, eine prospektive Längsschnittstudie zur langfristigen Entwicklung von Risikokindern, geht einer Vielzahl von Fragestellungen nach: Welche Kinder sind besonders entwicklungsgefährdet? Welche Entwicklungsfunktionen werden gestört und in welchem Ausmaß? Wie und wann manifestieren sich Entwicklungsbeeinträchtigungen? Wie dauerhaft sind frühe Störungen und welche Folgen haben sie? Sind organische oder psychosoziale Risiken bedeutsamer für die Prognose und wie wirken sie zusammen? Wie interagieren frühe Risiken mit individuellen und familiären Merkmalen? Und: Welche Kinder sind vor den nachteiligen Folgen früher Risiken geschützt?

Zur Untersuchung dieser Fragen begleitet die Mannheimer Risikokinderstudie eine Kohorte von 362 Kindern (184 Mädchen und 178 Jungen der Geburtsjahrgänge 1986–88) und ihre Eltern in der Entwicklung seit der Geburt. Dazu haben wir in regelmäßigen Abständen Erhebungen durchgeführt, beginnend im frühen Säuglingsalter (mit 3 Monaten) über alle wichtigen Stadien der kindlichen Entwicklung bis zuletzt im Alter von 11 Jahren. Start der Datenerhebungen war im Jahr 1986, derzeit (im Jahr 2001) sind wir dabei, eine weitere Erhebung im frühen Jugendalter (mit 14–16 Jahren) durchzuführen (vgl. Abbildung 1). Die Stichprobe der Studie wurde so zusammengestellt, daß sie mit Risiken angereichert ist: zum einen durch Kinder mit organischen Risiken (leichte und schwere prä- und perinatale Komplikationen), zum andern durch Kinder mit psychosozialen Belastungen (ungünstige familiäre Lebensverhältnisse in leichter und schwerer Ausprägung). Durch das

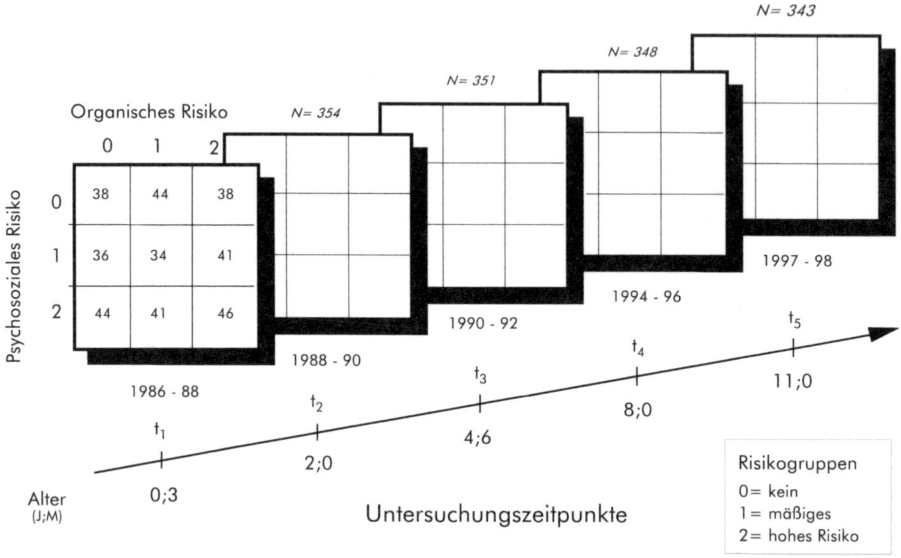

Abb. 1 Design der Mannheimer Risikokinderstudie (N = 362; 178 Jungen, 184 Mädchen)

Design der Studie (3×3 faktorielles Design) werden beide Risiken vollständig miteinander kombiniert, so daß eine breite Fächerung von Risikokonstellationen entsteht, die von einer Gruppe ohne jegliche Belastungen bis zu einer Gruppe mit hoher Belastung durch organische und psychosoziale Risiken reicht. Nähere Angaben zur Stichprobenauswahl und zum Design können verschiedenen Veröffentlichungen, darunter Laucht u. a. (2000), entnommen werden.

Langfristige Entwicklung von Risikokindern

Die Konsequenzen frühkindlicher Risikobelastungen sind bis ins Schulalter unvermindert nachweisbar; in einigen Fällen treten sie erst dann deutlich in Erscheinung. Die nachteiligen Folgen betreffen alle Funktionsbereiche des Kindes, von der motorischen bis hin zur sozial-emotionalen Entwicklung. Dabei sind organische und psychosoziale Risiken in ihren Auswirkungen annähernd gleich schwerwiegend, aber auch spezifisch.

Prä- und perinatale Komplikationen beeinträchtigen vor allem die motorische und die kognitive Entwicklung. In Abbildung 2 sind die Raten entwicklungs- und verhaltensauffälliger 11jähriger in den Gruppen mit unterschiedli-

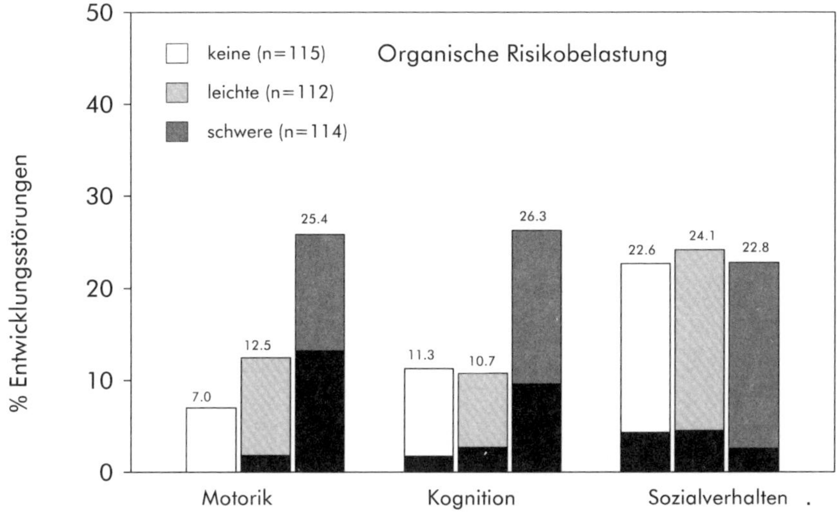

Anmerkungen: Meßwerte < 1 SD unter der Norm wurden als leichte und < -2 SD als schwere Entwicklungsstörungen definiert
■ jeweiliger Anteil der Kinder mit schweren Entwicklungsstörungen

Abb. 2 Entwicklungsbeeinträchtigungen bei organisch belasteten Kindern im Alter von 11 Jahren

cher Risikobelastung dargestellt. Was die motorische Entwicklung betrifft, ist eine signifikante Zunahme entwicklungsauffälliger Kinder (MQ < 85) mit steigender Belastung zu erkennen (OR = 4.56, p < .001, im Vergleich zwischen hoch belasteter und unbelasteter Gruppe). Die Auswirkungen organischer Risiken schlagen sich dabei vor allem in einer erhöhten Rate von Kindern mit ausgeprägten motorischen Defiziten (MQ < 70) als Folge schwerwiegender Komplikationen nieder. Ähnlich liegen die Verhältnisse im Bereich der kognitiven Entwicklung. Hier fällt die starke Zunahme kognitiv entwicklungsauffälliger Kinder (IQ < 85) unter den hoch belasteten Kindern ins Auge (OR = 2.80, p < .004). Erneut sind es die ausgeprägten Defizite (IQ < 70), die einen markanten Anstieg in dieser Gruppe zu verzeichnen haben. Keine negativen Folgen lassen sich dagegen bei dieser Betrachtung für die sozial-emotionale Entwicklung (Verhaltensprobleme) von 11jährigen Risikokindern nachweisen (OR = 1.01, ns).

Die reduzierten Entwicklungschancen von Risikokindern lassen sich bei den 11jährigen auch an ihrem *schulischen* Leistungsniveau (hier: Besuch weiterführender Schulen) ablesen (vgl. Abbildung 3). Erwartungsgemäß besuchen Kinder mit schweren organischen Belastungen signifikant häufiger eine

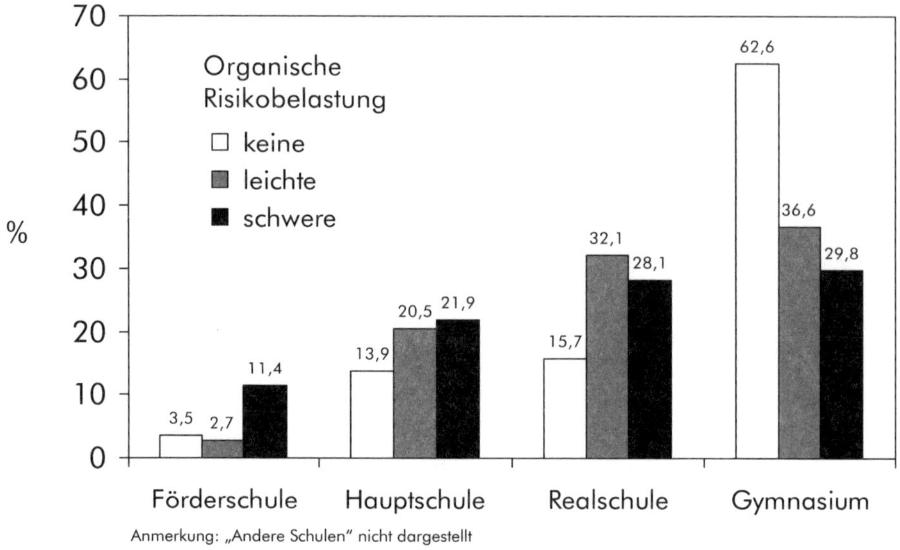

Abb. 3 Schulisches Leistungsniveau von Kindern mit organischer Risikobelastung im Alter von 11 Jahren

Förderschule (11,4% vs. 3,5%, $p < .05$). Die nachteiligen Folgen prä- und perinataler Komplikationen zeigen sich aber auch in einem deutlich geringeren Anteil an Gymnasialschülern, wobei Kinder mit schweren (29,8% vs. 62,6%, $p < .001$) und leichten Komplikationen (36,6% vs. 62,6%, $p < .001$) nahezu gleichermaßen betroffen sind. Ganz offensichtlich schlagen sich auch schon geringere Ausprägungsgrade perinataler Risiken in merklichen Beeinträchtigungen schulischer Bildungschancen nieder.

Die entwicklungshemmenden Einflüsse *widriger familiärer Lebensumstände* konzentrieren sich auf den Bereich der kognitiven und sozial-emotionalen Entwicklung. Abbildung 4 zeigt, wie sich das Ausmaß psychosozialer Belastungen auf die Raten entwicklungsauffälliger Kinder in den verschiedenen Funktionsbereichen auswirkt. Der Anteil *kognitiv* entwicklungsverzögerter 11jähriger steigt in der psychosozial hoch belasteten Gruppe auf 22,1 Prozent an und liegt damit signifikant höher als in der unbelasteten Gruppe ($OR = 2.69$, $p < .008$). Mit 36,1 Prozent ebenfalls signifikant erhöht ist die Rate *psychisch* Auffälliger unter den 11jährigen mit schwerer psychosozialer Risikobelastung ($OR = 4.37$, $p < .001$). In beiden Funktionsbereichen manifestieren sich die Entwicklungsfolgen hoher Belastungen auch in einer deutli-

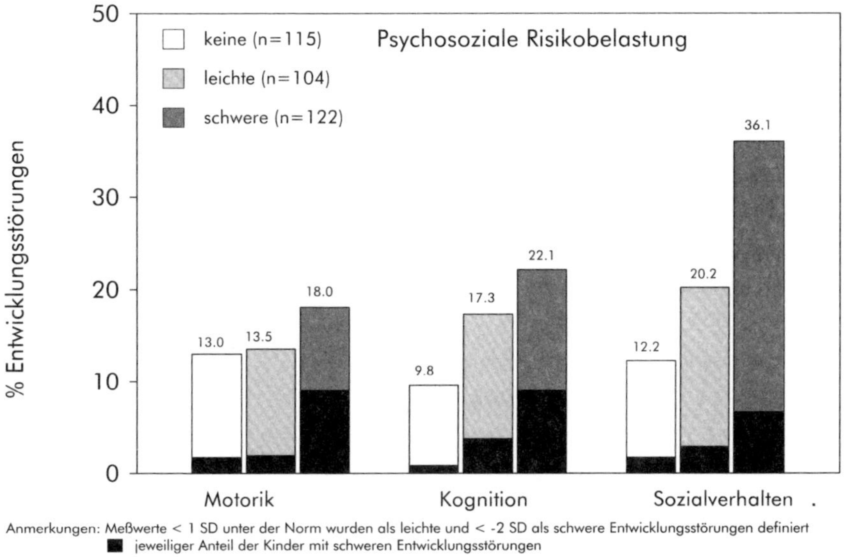

Abb. 4 Entwicklungsbeeinträchtigungen bei psychosozial belasteten Kindern im Alter von 11 Jahren

chen Zunahme schwerer Beeinträchtigungen (IQ < 70 bzw. ausgeprägte psychische Auffälligkeit). Keine Hinweise für einen Zusammenhang finden sich dagegen bezüglich der *motorischen* Entwicklung (OR = 1.12, ns).

Ähnlich wie organische Risiken schlagen sich psychosoziale Belastungen auch in einer Beeinträchtigung der *schulischen* Leistungsfähigkeit nieder (vgl. Abbildung 5). Die besuchte weiterführende Schulform zeigt einen deutlichen Zusammenhang mit der familiären Belastung: Kinder aus hoch belasteten Familienverhältnissen sind im Vergleich zu unbelasteten Kindern an Förderschulen (12,3 % vs. 0,9 %, p < .001) und Hauptschulen klar über- (28,7 % vs. 7,8 %, p < .001) und entsprechend an Realschulen und Gymnasien unterrepräsentiert. Kinder aus leicht belasteten Familien liegen mit ihrer Verteilung auf die Schultypen zwischen diesen beiden Gruppen.

Noch mehr in ihrer Entwicklung gefährdet sind Kinder, bei denen organische und psychosoziale Risikofaktoren *kumulieren*: sie weisen die bei weitem ungünstigste Entwicklungsprognose auf. Dabei entspricht der kumulative Effekt beider Risiken in der Mehrzahl der Fälle der *Addition* der Einzeleffekte. Bei einer genaueren Betrachtung ergeben sich jedoch in Einzelfällen auch Hinweise auf eine wechselseitige Verstärkung organischer und psychosozia-

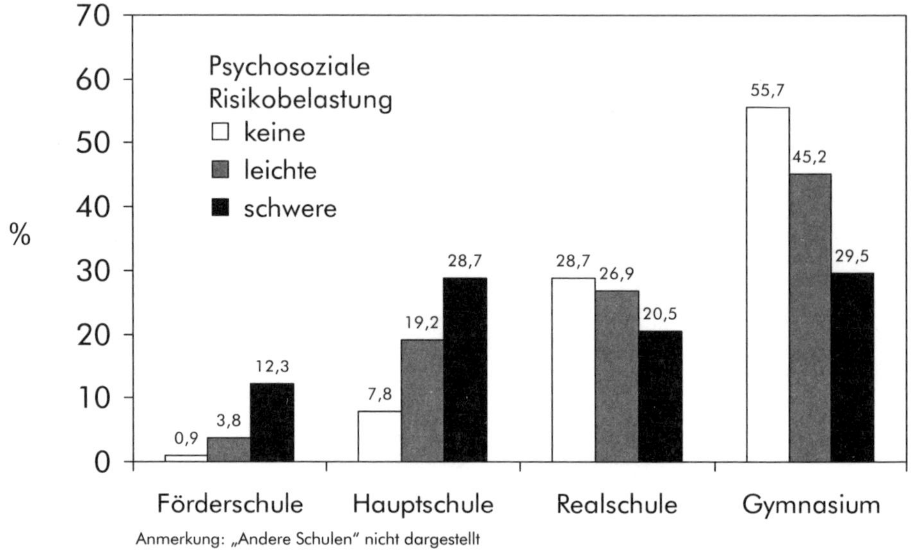

Abb. 5 Schulisches Leistungsniveau von Kindern mit psychosozialer Risikobelastung im Alter von 11 Jahren

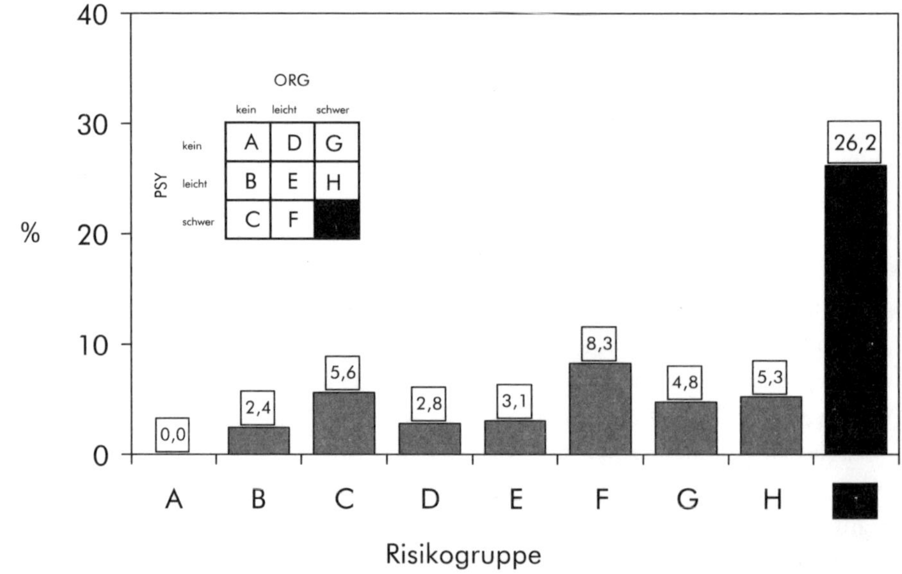

Abb. 6 Schwere Entwicklungsbeeinträchtigungen bei 11jährigen mit multipler Risikobelastung

ler Risiken, die eine Gruppe mit besonders hoher Entwicklungsgefährdung entstehen läßt. Ein Beispiel dafür zeigt Abbildung 6, in der die Verteilung der Kinder mit schweren Entwicklungsbeeinträchtigungen (IQ oder MQ < 70 oder neurologische Erkrankung) über die 9 Gruppen unseres Designs dargestellt ist. Die bei weitem höchste Rate solcher Kinder findet sich in der mit beiden Risiken hoch belasteten Gruppe: 11 der 23 Kinder mit einer schweren Entwicklungsstörung gehören dieser Gruppe an, während sich die restlichen 12 Kinder auf 8 Gruppen verteilen. Damit weist mehr als jedes vierte Kind dieser Gruppe (26,2 %) eine schwere Beeinträchtigung auf im Vergleich zu 0 bis 8,3 Prozent in den übrigen Gruppen.

Risikogruppen

In ihrer späteren Entwicklung besonders gefährdet sind Säuglinge mit sehr niedrigem Geburtsgewicht (< 1500 g, engl. abgekürzt: *VLBW*), die ungefähr 1 Prozent aller Geburten ausmachen. Durch die Fortschritte der Neonatalmedizin ist ihre Zahl in der jüngeren Vergangenheit erheblich angestiegen. Im Einklang mit der Literatur zeigen die Ergebnisse der Mannheimer Risikokinderstudie, daß sehr kleine Frühgeborene als Gruppe eine ungünstige Prognose haben (vgl. Breslau, 1995). So wiesen die in dieser Studie eingeschlossenen 38 VLBW-Kinder zu allen Erhebungszeitpunkten (mit 3 Monaten, 2, $4^1/_2$, 8 und 11 Jahren) eine durchschnittliche Reduzierung des kognitiven Leistungsniveaus auf, das in der frühen Kindheit ca. 10 IQ-Punkte hinter der Vergleichsgruppe von 115 zeitgerecht geborenen und organisch unbelasteten Säuglingen zurücklag und im Schulalter auf 20 IQ-Punkte unter die Leistung der Vergleichsgruppe absank (vgl. Abbildung 7).

Eine zahlenmäßig beachtliche Risikogruppe stellen Kinder postpartal depressiver Mütter dar (10 bis 15 % aller Frauen nach der Geburt eines Kindes). In Übereinstimmung mit der Literatur demonstrieren die Ergebnisse der Mannheimer Risikokinderstudie, daß eine depressive Verstimmung der Mutter in der frühen Entwicklungsperiode ihres Kindes mit mehreren negativen Folgen für die kindliche Entwicklung verbunden ist (Murray und Cooper, 1997). So erreichten die 22 Kinder, deren Mutter postpartal als depressiv eingeschätzt wurde, ein kognitives Leistungsniveau, das im Grundschulalter 10 IQ-Punkte unterhalb dem einer Kontrollgruppe von Kindern psychisch unauffälliger und psychosozial unbelasteter Mütter lag. Besonders ausgeprägt zeigten sich die Folgen der mütterlichen Depression in Beeinträchtigungen der *sozial-emotionalen* Entwicklung. Kinder depressiver Mütter wie-

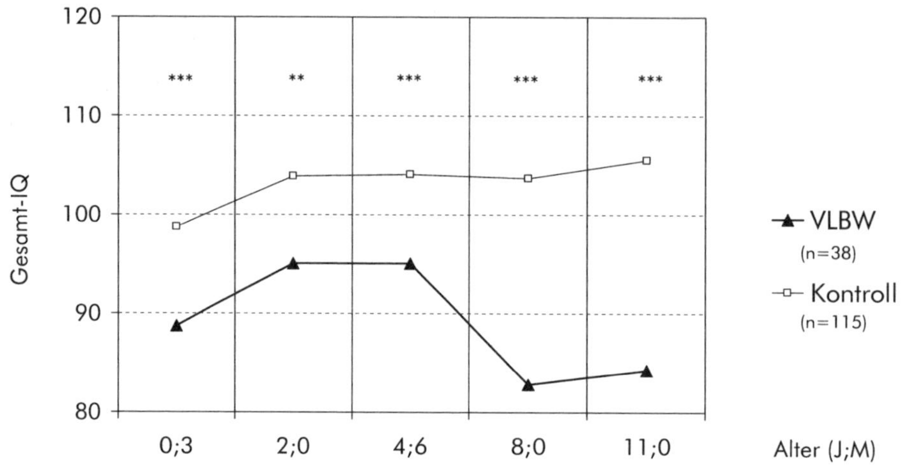

VLBW = Kinder mit sehr niedrigem Geburtsgewicht (< 1500 g), Kontroll = Kinder mit normalem Geburtsgewicht
* p < .05, ** p < .01, *** p < .001

Abb. 7 Kognitive Entwicklung sehr kleiner Frühgeborener mit einem Geburtsgewicht < 1500 g (VLBW) vom Säuglings- bis zum Schulalter

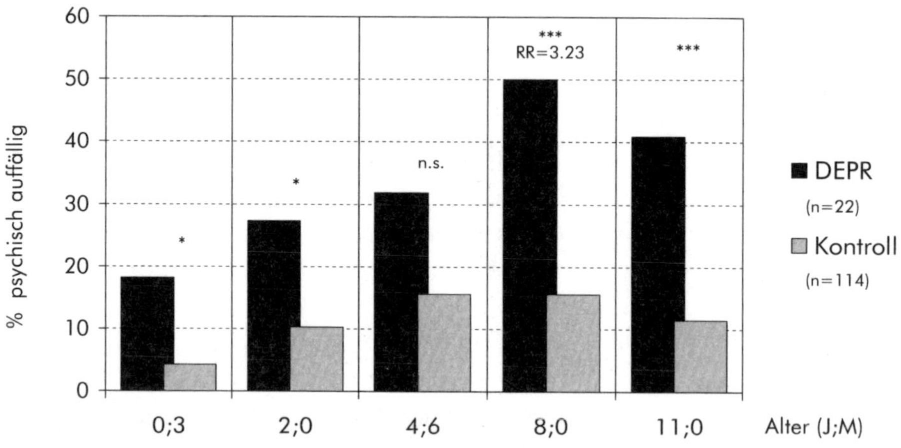

DEPR = Kinder postpartal depressiver Mütter, Kontroll = Kinder psychisch unauffälliger Mütter
RR = relatives Risiko, * p < .05, ** p < .01, *** p < .001

Abb. 8 Psychische Auffälligkeiten von Kindern postpartal depressiver Mütter vom Säuglings- bis zum Schulalter

sen zu allen Erhebungszeitpunkten eine deutlich höhere Rate psychischer Auffälligkeiten auf, die im Alter von 8 Jahren um mehr als das Dreifache gegenüber der Vergleichsgruppe erhöht war (vgl. Abbildung 8). Vor allem externale (d.h. hyperaktive, oppositionelle und aggressive) Auffälligkeiten kamen dabei vermehrt vor.

Heterogene Entwicklung von Risikokindern

Ein zentrales Ergebnis der Forschung an Risikokindern ist die außerordentliche *Heterogenität* ihrer Entwicklungswege. Längst nicht alle Kinder, die frühkindlichen Risiken ausgesetzt waren, leiden unter den nachteiligen Folgen früher Belastungen; viele von ihnen zeigen eine völlig normale, einige sogar eine besonders günstige Entwicklung. So konnten Werner und Smith (1982) unter den hoch belasteten Kinder ihrer Kauai-Studie zwar erwartungsgemäß mehr Lern- und Verhaltensprobleme feststellen, doch ein Drittel ihrer »Risikokinder« hatte sich bis zum Alter von 18 Jahren zu gesunden Jugendlichen entwickelt. Wie groß die Spannweite der Entwicklungsmöglichkeiten von Risikokindern ist, läßt sich an einem Beispiel aus der Mannheimer Risikokinderstudie demonstrieren (vgl. Abbildung 9). Die Intelligenzwerte der 8jährigen

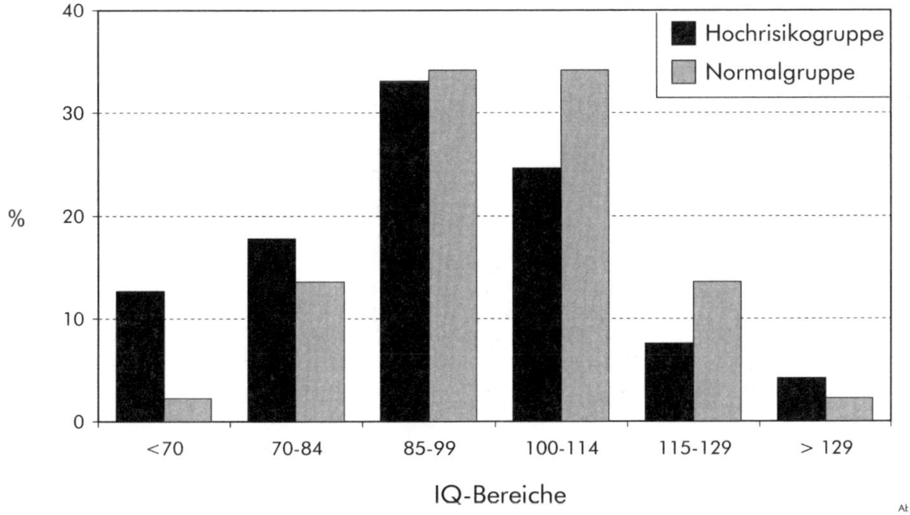

Abb. 9 Heterogenität der kognitiven Entwicklung nach schweren perinatalen Komplikationen

Kinder nach schweren perinatalen Komplikationen variierten über die gesamte Breite der IQ-Skala. Wie erwartet fanden wir mehr Kinder mit einer unterdurchschnittlichen Intelligenz in dieser Gruppe, die Mehrzahl erreichte jedoch Werte im Normalbereich, einige sogar im überdurchschnittlichen Bereich.

Protektive Faktoren und Resilienz

Die Beobachtung, daß sich in Risikogruppen regelmäßig Teilgruppen auffinden lassen, die auch ausgeprägt belastende Erfahrungen offenbar unbeschadet überstehen, hat die Aufmerksamkeit auf *Schutz-* oder *protektive Faktoren* gelenkt. Sie werden von Rutter (1985) als Faktoren definiert, die die potentiell schädlichen Auswirkungen von Belastungen verhindern oder ausgleichen können. Die erfolgreiche individuelle Überwindung und Bewältigung schwerwiegender Belastungen wurde in einer Reihe von Veröffentlichungen der siebziger und achtziger Jahre nahezu als Wunder beschrieben. So wurden Kinder psychotischer Eltern, die sich unter schwierigsten Bedingungen gesund entwickelt hatten, in einer im *American Journal of Psychiatry* erschienenen Arbeit von Kauffman u.a. (1979) als »Superkids« glorifiziert. Anhand einer retrospektiven Analyse von Daten einer Längsschnittstudie mit Erwachsenen unternahm Tress (1986) den Versuch, das »Rätsel der seelischen Gesundheit trotz traumatischer Kindheit« aufzulösen. Und in der wohl bekanntesten Veröffentlichung zu diesem Thema charakterisierten die beiden Protagonistinnen der berühmten hawaiianischen Längsschnittstudie, Emmy Werner und Ruth Smith, die erfolgreichen Risikokinder ihrer Kauai-Studie, die allen Belastungen getrotzt hatten, als »vulnerable, but invincible« (Werner und Smith, 1982). Ein zentrales Konzept, das durch diese Studie große Bedeutung erlangt hat, ist die *Resilienz*. Darunter versteht man die Fähigkeit, Entwicklungsrisiken zu mindern oder zu kompensieren, negative äußere Einflüsse zu überwinden und sich gesundheitsförderliche Kompetenzen anzueignen. Diese Fähigkeit zeichnete die 72 Kinder der Kauai-Studie aus, die sich trotz schwierigster Lebensumstände in ihrer frühen Kindheit zu gesunden Erwachsenen entwickelt hatten. Nach Werner und Smith läßt sich Resilienz im wesentlichen auf drei Faktoren zurückführen: 1. Eigenschaften des Kindes, die positive Reaktionen in seinem sozialen Umfeld auslösen, 2. emotionale Bindungen und Sozialisierungspraktiken der Familien, die Vertrauen, Selbständigkeit und Initiative des Kindes verstärken, und 3. externale Unterstützungssysteme, die die Kompetenzen des Kindes und die Entwicklung positiver Wertvorstellungen fördern.

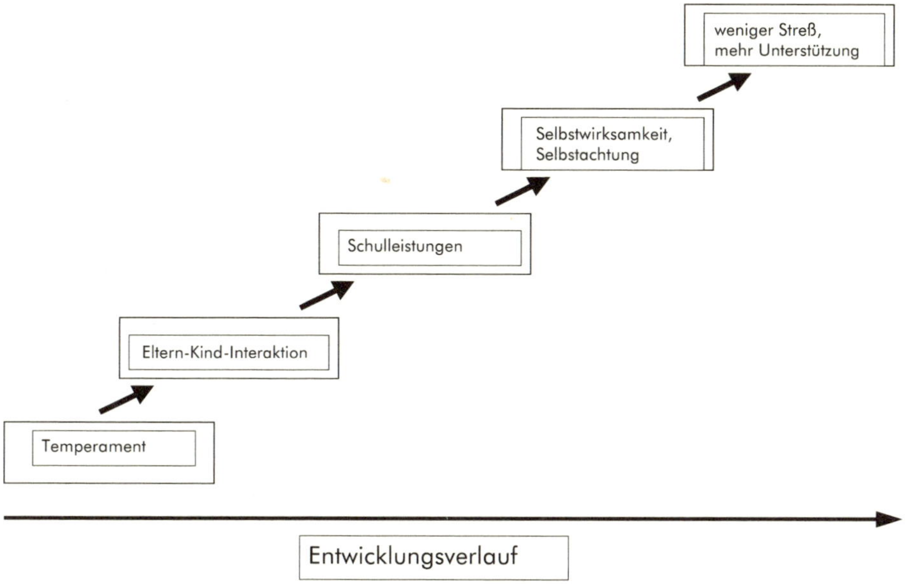

Abb. 10 Entwicklungsmodell zur Entstehung von Resilienz nach Werner (1993)

Werner (1993) nimmt an, daß Resilienz eine Fähigkeit darstellt, die im Entwicklungsprozeß erworben wird. Ausgehend von einer Analyse der Lebensläufe der »Unbesiegbaren« der Kauai-Studie hat sie ein Rahmenmodell für die Entstehung von Resilienz im Entwicklungsverlauf formuliert (vgl. Abbildung 10). An den Anfang der Entwicklungssequenz stellt Werner einen Säugling, der wenig schreit und aufgeschlossen und anpassungsfähig im Kontakt ist. Sein positives Temperament wirkt sich förderlich auf die Qualität der Eltern-Kind-Beziehung aus. Aus dem harmonischen Zusammenspiel von Eltern und Kind leiten sich schulische Erfolge und ein positives Selbstbild des Schulkindes ab, die ihrerseits mit weniger Streßerfahrungen, positiven Sozialbeziehungen und besseren Unterstützungssystemen im Jugendalter verbunden sind.

Zwei Faktoren kommt bei der Entwicklung von Resilienz eine wichtige Bedeutung zu: 1. *Erfahrungen gelungener Bewältigung:* Ein Kind, das sich einer Belastung gewachsen zeigt, kann aus dieser Erfahrung gestärkt hervorgehen und damit günstige Voraussetzungen schaffen, künftige Anforderungen erfolgreich zu bestehen; und 2. *positive Bindungsbeziehungen:* Die Qualität der emotionalen Bindung des Kindes an seine Bezugspersonen ist eng verknüpft mit seinem Selbstbild (Ainsworth u.a., 1978). Ein Kind, das in seiner Beziehung zu den Eltern Wertschätzung und Verläßlichkeit erfährt, wird sich selbst als wertvoll und kompetent erleben. Es wird in seiner weiteren Entwicklung besser in der Lage sein, positive Beziehungen zu Gleichaltrigen und Erwachsenen aufzubauen und somit auch mehr Unterstützung von anderen zu erhalten.

An verschiedenen Beispielen aus der Mannheimer Risikokinderstudie soll nun verdeutlicht werden, wie Schutzfaktoren im Verlauf der Entwicklung wirksam werden und zur Entstehung von Resilienz beitragen können. Das erste Beispiel (Abbildung 11) zeigt, wie ein *positives Temperament* (erfaßt als häufiges Lächeln des Säuglings im Kontakt mit seiner Mutter) ein Kind, das in einer psychosozial hoch belasteten Familie aufwächst, davor bewahren kann, verhaltensauffällig zu werden. Im Alter von 11 Jahren hat dieses Kind deutlich weniger Verhaltensprobleme als ein zweites Kind, das unter den gleichen Verhältnissen groß wird, aber ein eher negatives Temperament besitzt. Im zweiten Beispiel (Abbildung 12) wird erkennbar, wie ein *supportives*, ein Kind ermutigendes und förderndes *Interaktionsverhalten der Mutter* gegenüber ihrem Kleinkind dazu beitragen kann, daß dieses – trotz hoch belasteter und wenig anregender Familienverhältnisse – eine günstige kognitive Ent-

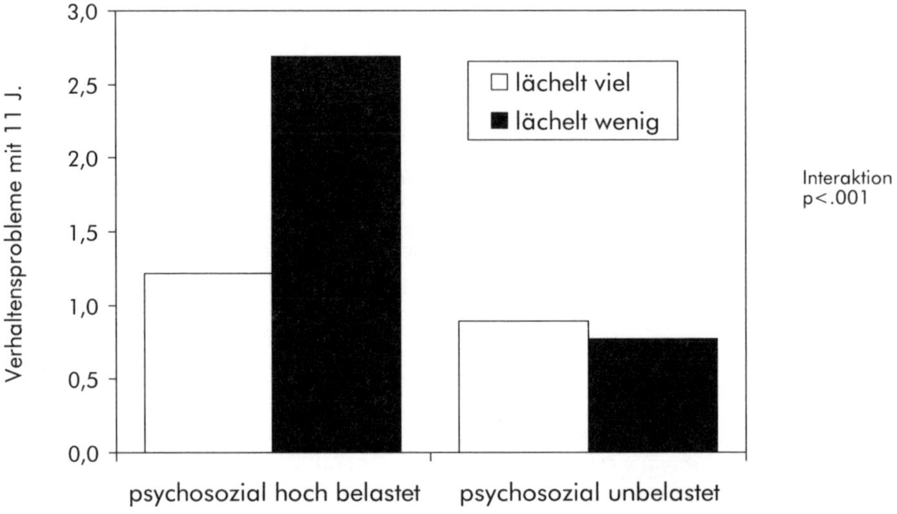

Abb. 11 Temperament als Schutzfaktor: Lächeln des Säuglings in der Interaktion mit der Mutter

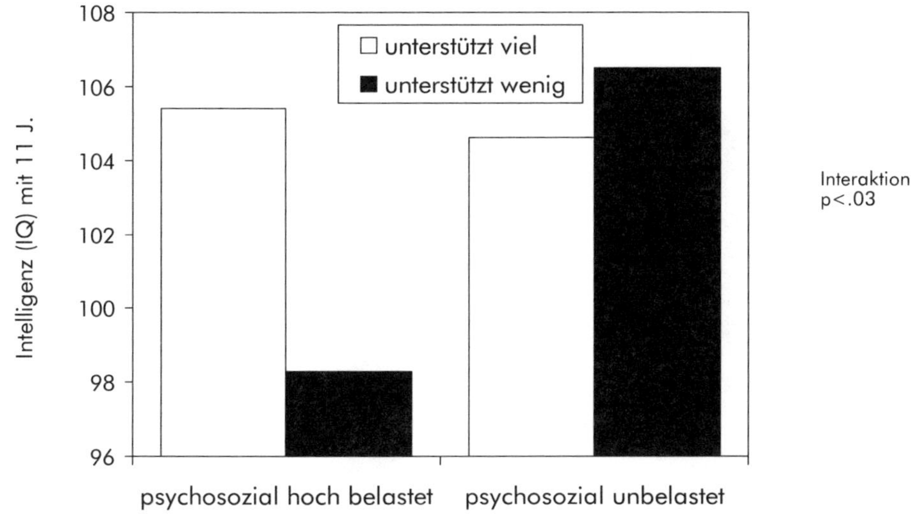

Abb. 12 Mutter-Kind-Interaktion als Schutzfaktor: Supportives Verhalten der Mutter in der Interaktion mit dem Kleinkind

wicklung mit 11 Jahren aufweist (fast genauso positiv wie die Kinder, deren familiäre Lebensbedingungen völlig unbelastet sind). Dieser Sachverhalt schlägt sich in beiden Fällen in einer signifikanten statistischen Interaktion nieder.

Frühe Mutter-Kind-Interaktion als Schutzfaktor

Mehrere Autoren sehen in der Qualität der frühen Mutter-Kind-Interaktion eine wichtige Grundlage, auf der sich der Erwerb kindlicher Fähigkeiten zur Anpassung an Belastungen vollzieht (Masten und Coatsworth, 1998). Angesichts begrenzter Bewältigungskompetenzen des Säuglings kann die im Umgang mit den ersten Bezugspersonen erfahrene emotionale Sicherheit und Verläßlichkeit wesentlich dazu beitragen, in welchem Ausmaß sich eine kindliche Widerstandsfähigkeit (Resilienz) oder aber Anfälligkeit (Vulnerabilität) gegenüber belastenden Erfahrungen entwickeln. Von noch größerer Bedeutung dürfte diese Funktion der frühen Eltern-Kind-Beziehung bei einem Kind sein, das durch biologische oder psychosoziale Risiken in seiner Entwicklung gefährdet ist.

Zwei Beispiele aus der Mannheimer Risikokinderstudie sollen diesen Sachverhalt veranschaulichen. In Abbildung 13 ist die sozial-emotionale Ent-

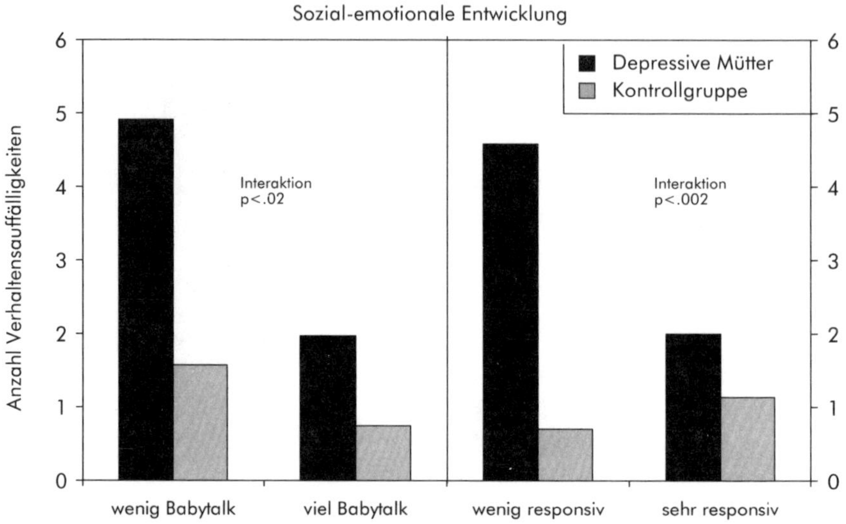

Abb. 13 Entwicklungsprognose von Kindern postpartal depressiver Mütter: Einfluß des mütterlichen Interaktionsverhaltens im Säuglingsalter

wicklung (Anzahl von Verhaltensauffälligkeiten) von Kindern postpartal depressiver Mütter im Vergleich zu Kindern psychisch gesunder Mütter dargestellt. Im Schulalter ergaben sich deutliche Unterschiede in Abhängigkeit vom mütterlichen Interaktionsverhalten im Umgang mit dem Säugling. So entwickelten sich Kinder depressiver Mütter offensichtlich günstiger (zeigten weniger Verhaltensauffälligkeiten), wenn es ihrer Mutter gelang, sich im Kontakt mit ihnen sozusagen »nicht-depressiv« zu verhalten (indem sie mehr Babysprache verwendete und sich responsiver verhielt). Deutlich mehr Verhaltensprobleme hatten dagegen die Kinder, deren depressive Mutter in der Interaktion eine verminderte Reaktivität und weniger einfühlsame vokale Aktivität zeigte (signifikante statistische Interaktionen).

Daß – ganz im Sinne von Werner – nicht nur das Verhalten der Mutter, sondern auch das Interaktionsverhalten des Kindes im Zusammenhang mit seiner späteren Entwicklung steht, zeigt Abbildung 14. So erzielten sehr kleine Frühgeborene (VLBW-Säuglinge), die im Kontakt mit ihrer Mutter häufiger lächelten und länger Blickkontakt aufnahmen, deutlich günstigere Entwicklungskennwerte im Schulalter (höhere nonverbale Intelligenz, weniger Verhaltensprobleme) als Frühgeborene, die sich in der Interaktion mit ihrer Mut-

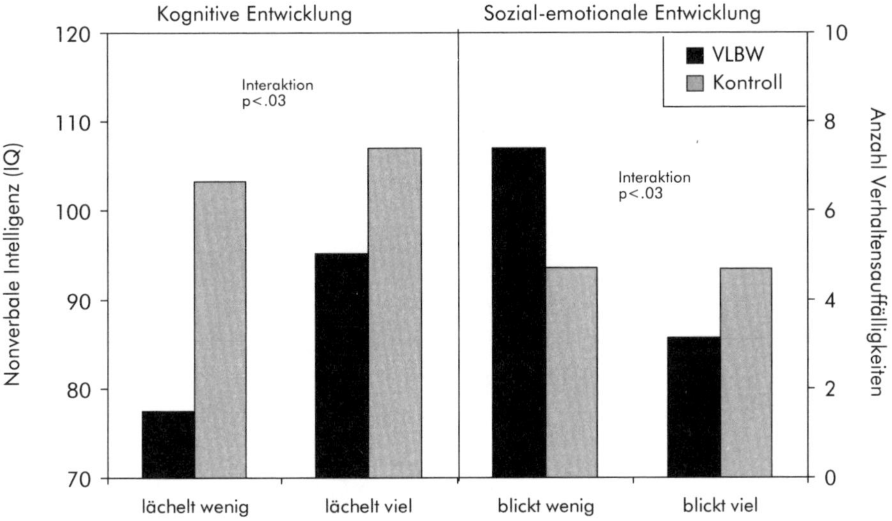

Abb. 14 Entwicklungsprognose von sehr kleinen Frühgeborenen (VLBW): Einfluß des kindlichen Interaktionsverhaltens im Säuglingsalter

ter weniger kompetent verhielten. Bei termingeborenen Säuglingen hatte dieses Verhalten dagegen keine prognostische Funktion (signifikante statistische Interaktion).

Zusammenfassung und Schlußfolgerungen

Die Risikoforschung hat zahlreiche Faktoren ermittelt, die Kinder in ihrer Entwicklung beeinträchtigen können. Entwicklungsrisiken gehen sowohl von bestimmten *Eigenschaften des Kindes* aus (wie z. B. ein schwieriges Temperament) als auch von *Merkmalen seiner Umgebung* (wie z. B. ein psychisch kranker Elternteil). Die schädlichen Folgen von Risikofaktoren betreffen alle Bereiche der kindlichen Entwicklung – von der Motorik bis hin zur Entwicklung von Verhalten und Emotionen. Dabei gibt es durchaus *spezifische* Zusammenhänge: So beeinträchtigen prä- und perinatale Komplikationen vor allem die motorische und kognitive Entwicklung, während sich die negativen Auswirkungen familiärer Risikofaktoren auf Störungen der kognitiven und sozial-emotionalen Entwicklung konzentrieren. Die entwicklungshemmenden Einflüsse früher Belastungen können nicht nur zu vorübergehenden Verzögerungen oder Störungen der Entwicklung führen, sondern münden in vielen

Fällen in eine dauerhafte Beeinträchtigung individueller Entwicklungschancen ein. Viele Risikofaktoren treten nicht isoliert auf, sondern häufen sich in bestimmten Familien und bei einzelnen Kindern. In diesem Fall *addieren* sich die negativen Effekte; in einigen Fällen kommt es auch dazu, daß sich Risiken wechselseitig verstärken und dies zu besonders ungünstigen Entwicklungsverläufen führt.

Ein zentrales Ergebnis der Risikoforschung ist die außerordentliche *Heterogenität* der Entwicklung von Risikokindern. Längst nicht alle Kinder, die Entwicklungsrisiken ausgesetzt sind, leiden unter den nachteiligen Folgen, viele von ihnen entwickeln sich völlig normal, einige sogar besonders günstig. Das Konzept der *Schutzfaktoren* rückt diese Kinder ins Zentrum der Aufmerksamkeit. Als Faktoren, die dazu beitragen, Entwicklungsrisiken abzupuffern, gelten bestimmte Merkmale des Kindes (wie etwa ein positives Selbstkonzept) und Merkmale seines sozialen Umfeldes (wie etwa ein unterstützendes Familienklima). Die Fähigkeit, Belastungen zu überwinden *(Resilienz),* bildet sich im Verlauf der kindlichen Entwicklung aus. Dabei ist die Qualität der frühen Eltern-Kind-Beziehung von großer Bedeutung. Sichere emotionale Bindungen gelten als wesentliche Grundlage, auf der sich die kindliche Fähigkeit zur Bewältigung von Belastungen entwickelt.

Die Ergebnisse der Risikoforschung unterstreichen nachdrücklich die Möglichkeiten, die sich durch Maßnahmen vorbeugender und frühzeitiger *Intervention* eröffnen. Eine wichtige Zielgruppe für solche Angebote sind Familien aus psychosozial benachteiligten Verhältnissen, weil sich in diesem Umfeld Entwicklungsprobleme und -gefährdungen häufen. Dabei besteht ein besonderer Bedarf an gezielter Unterstützung, die auf die Probleme und Ressourcen dieser Gruppe zugeschnitten ist und von diesen zumeist »schwer erreichbaren« Familien angenommen wird, z. B. durch regelmäßige Betreuung im häuslichen Milieu. Da sich ungünstige Entwicklungen bereits frühzeitig in Störungen der Eltern-Kind-Beziehung ankündigen können und Interventionen in diesem Kontext sowohl vergleichsweise »niederschwellig« und wenig »invasiv« als auch besonders erfolgversprechend sind, bietet sich vor allem die frühe Kindheit als Interventionszeitpunkt an.

Literatur

Ainsworth, M. D. S., M. Blehar, E. Waters und S. Wall (1978): *Patterns of attachment: A psychological study of the strange situation.* Hillsdale, NJ (Lawrence Erlbaum).

Breslau, N. (1995): Psychiatric sequelae of low birth weight. *Epidemiological Reviews,* 17, 96–106.

Garmezy, N. (1983): Stressors of childhood. In: Garmezy, N. und M. Rutter (Hrsg.) *Stress, coping, and development in children.* New York (McGraw Hill), S. 43–84.

Kauffman, C., H. Grunebaum, B. Cohler und E. Gamer (1979): Superkids: competent children of psychotic mothers. *American Journal of Psychiatry,* 136, 1398–1402.

Laucht, M., G. Esser und M. H. Schmidt (2000): Längsschnittforschung zur Entwicklungsepidemiologie psychischer Störungen: Zielsetzung, Konzeption und zentrale Ergebnisse der Mannheimer Risikokinderstudie. *Zeitschrift für Klinische Psychologie und Psychotherapie,* 29, 246–262.

Masten, A. S. und J. D. Coatsworth (1998): The development of competence in favorable and unfavorable environments: Lessons from successful children. *American Psychologist,* 56, 205–220.

Murray, L. und P. J. Cooper (Hrsg.) (1997): *Postpartum depression and child development.* New York (Guilford Press).

Pellegrini, D. S. (1990): Psychosocial risk and protective factors in childhood. *Developmental and Behavioral Pediatrics,* 11, 201–209.

Rutter, M. (1985): Resilience in the face of adversity: Protective factors and resistance to psychiatric disorders. *British Journal of Psychiatry,* 147, 598–611.

Rutter, M. (1988): *Studies of psychosocial risk: The power of longitudinal data.* Cambridge (Cambridge University Press).

Tress, W. (1986): *Das Rätsel der seelischen Gesundheit.* Göttingen (Verlag für medizinische Psychologie).

Werner, E. E. (1993): Risk, resilience, and recovery: Perspectives from the Kauai Longitudinal Study. *Development and Psychopathology,* 5, 503–515.

Werner, E. E. und R. S. Smith (Hrsg.) (1982): *Vulnerable but invincible: A study of resilient children.* New York (McGraw Hill).

Zdeněk Matějcěk

SCHUTZFAKTOREN IN DER PSYCHOSOZIALEN ENTWICKLUNG EHEMALIGER HEIM- UND PFLEGEKINDER

In meiner Berufslaufbahn als Kinderpsychologe konnte ich zusammen mit meinen Kollegen und Freunden drei außergewöhnliche Arbeitsgebiete erforschen. Zwanzig Jahre lang habe ich die außerhalb der eigenen Familie, d. h. in Kinderheimen aufwachsenden Kinder untersucht. Weitere dreißig Jahre habe ich mich dann einerseits mehr mit Kindern, die in eine neue Familie gekommen waren, d. h. mit Kindern aus den Pflegefamilien und aus Adoptionen, andererseits mit der Langzeitbeobachtung von Kindern, die zwar in den eigenen Familien, jedoch unter ungünstigen oder problematischen psychosozialen Bedingungen aufgewachsen waren, beschäftigt. Diese Kinder sind inzwischen seit langem erwachsen, haben ihre eigenen Kinder und können im Rückblick ihr bisheriges Leben reflektieren. Daß viele von ihnen durch die schwierigen Umstände ungünstig beeinflußt wurden, ist ziemlich naheliegend. Jedoch immer wieder wird man überrascht, daß es Kinder gibt, die, obwohl unter den gleich ungünstigen Bedingungen aufgewachsen, doch durch diese nicht negativ geprägt wurden! Sie erweisen sich als »widerstandsfähig« gegen ungünstige Bedingungen – sie sind »vulnerable but invincible«, wie es Emmy Werner (1982) formulierte. Welche Faktoren sind es, die eine protektive oder sogar ameliorative Funktion haben, so daß sie den einzelnen vor der Mißgunst des Schicksals schützen, negative Einflüsse kompensieren und zu positiven Resultaten dort führen können, wo wir es aufgrund der vorangegangenen Erfahrungen auf keinen Fall erwartet hätten? Heute gibt es für dieses Phänomen einen Fachausdruck: *Resilienz*.

Die Forschungsarbeiten auf dem Gebiete der psychischen Deprivation und Subdeprivation wurden durch Förderungen für das Psychiatrische Zentrum Prag (Grant IGA MZ CR Nr. 303–4, Grant IGA MZ CR Nr. NF/5579-3) unterstützt.

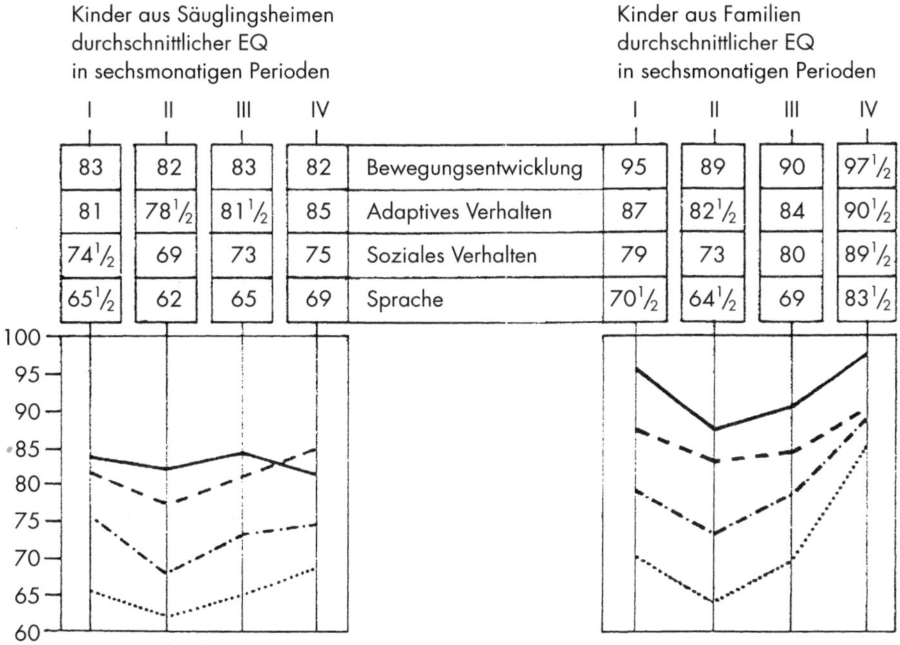

Abb. 1 Unterschiede im Entwicklungsquotienten (EQ) zwischen aus Säuglingsheimen und aus Familien in ein Kleinkinderheim aufgenommenen Kindern (Matějcěk, 1960)

Ich lade Sie zu einer Reise in eine relativ nahe Vergangenheit, in die fünfziger Jahre ein. Bei der Erforschung der psychischen Entwicklung von Säuglingen und Kleinkindern sind uns in einer Anstalt gewisse bemerkenswerte Entwicklungsunregelmäßigkeiten aufgefallen. Sie werden in der obigen Graphik dargestellt.

Jedes Kind aus diesem Heim wurde im Alter von 12 bis 36 Monaten von uns mit Hilfe der Entwicklungsskala von Gesell (Gesell und Amatruda, 1947) regelmäßig in Halbjahresintervallen untersucht. Im Laufe von 5 Jahren haben wir auf diese Weise 82 Kinder erfaßt. Diese Studie sollte das Verhältnis der einzelnen Entwicklungsbereiche zueinander in diesem Zeitintervall deutlich machen. Unsere Untersuchungen ergaben, daß die Verzögerung der motorischen Entwicklung nicht von größerer Bedeutung war, die der Entwicklung des adaptiven Verhaltens (also der Intelligenz) dagegen schon eher; noch schlimmer betroffen war das Sozialverhalten, und die Entwicklung der Sprache blieb sogar unter der Grenze der Mentalretardierung. Diese Retardierung tritt am deutlichsten gegen Ende des zweiten Lebensjahres zutage. Ein Jahr später wird dann schon eine aufsteigende Tendenz deutlich. Die Verzögerung zeigt sich einerseits also am deutlichsten auf den Gebieten, zu deren Entwicklung der emotionale Kontakt des Kindes zu den Erwachsenen am nötigsten ist – andererseits zu der Zeit, wenn die Bestrebung des Kindes nach solchem Kontakt explosiv steigt, also gerade am Ende des zweiten Lebensjahres.

Die ganze Gruppe haben wir in zwei Untergruppen unterteilt. In die erste kamen Kinder, die schon in ihrem ersten Lebensjahr im Säuglingsheim untergebracht waren, in die andere solche, die aus den eigenen Familien erst nach dem ersten Lebensjahr in ein Kinderheim kamen. Diese Familien wurden sämtlich als »schlecht«, nicht anregend, das Kind bedrohend beschrieben – die Eltern wollten oder konnten nicht für ihr Kind sorgen. Das war auch der Grund für die Unterbringung im Heim. Aus der Graphik ist zu entnehmen, daß die Reihenfolge der Entwicklungsbereiche, in denen die Kinder zurückblieben, in beiden Gruppen identisch war. Die anfänglichen Entwicklungswerte der Kinder, die aus ihren »schlechten« Familie kamen, waren jedoch deutlich höher als die Werte der Kinder aus Säuglingsheimen, sie haben sich während der ganzen Forschungszeit höher gehalten, und – was von unserem Standpunkt aus besonders wichtig ist – sie zeigten gegen Ende des dritten Lebensjahres eine deutlich aufsteigende Tendenz.

Unsere Frage lautet: Welche Faktoren, Kräfte oder was überhaupt schützte die Kinder in diesen »schlechten« Familien (im Vergleich mit der betont fachmännischen Pflege in den Säuglingsheimen) letztendlich doch ein wenig vor einer tiefen Entwicklungsverzögerung, und was ermöglichte später eine schnellere Wende zum Besseren? Schauen wir uns als erstes die Sprachentwicklung und das Sozialverhalten dieser Kinder an. Können wir tatsächlich annehmen, daß ein in der – wenn auch nicht funktionierenden – Familie erzogenes Kind eher irgendeine verborgene Quelle der Resilienz findet als ein von Anfang an im Heim aufwachsendes Kind? Damals hatten wir natürlich keine Antwort auf diese Frage.

Die weitere Entwicklung führte im Prinzip in zwei Richtungen. Die unmittelbare Reaktion war das gezielte »Heilprogramm«, das Marie Damborská (Damborská und Stepanova, 1984) in ihrem Säuglingsheim in Luhacovice ins Leben rief. Das Personal des Heims wurde speziell darauf geschult, sich bestimmte Verhaltensmuster (als »Rituale« bezeichnet) anzueignen, die für den

Umgang mit dem Säugling in der Familie typisch sind und einen mehr oder weniger intuitiven Charakter haben. Das heißt, daß Mütter (eventuell auch Väter) sie spontan, ohne rationale Kontrolle, aber doch so durchführen, daß das Kind auf eine spezifische Weise darauf antwortet. Die Idee war: Wenn man diese Rituale gut anschaut und sie gut nachahmen kann, dann kann man die Erziehung der Kinder im Säuglingsheim der familiären Erziehung näher bringen – und als Folge davon auch vergleichbare Resultate erzielen. Jedes Kind hatte in diesem Heim seine spezielle Kinderschwester, die sich um es besonders kümmerte. Bei aller Bemühung und der bestmöglichen Organisation hat sich jedoch gezeigt, daß ein Kind während seines ersten Lebensjahres durch die Hände von 17 Kinderschwestern geht und daß sich das Einhalten einer akzeptablen Einheitlichkeit in diesen »Ritualen« äußerst schwierig umsetzen ließ.

Warum es nicht gelang, deutet uns der andere Weg an. Dieser wurde jedoch erst später beschritten, und seine weltberühmten Protagonisten waren (unter anderen) das Ehepaar Papoušek (Papoušek und Papoušek, 1979; 1983) aus dem Kinderzentrum München. Es ist der Weg der detaillierten Erforschung des sogenannten intuitiven elterlichen Verhaltens. Erst die moderne Videotechnik konnte uns eine synchrone Aufnahme des intuitiven Verhaltens der Mutter und des Kindes zeigen, besonders wie das eine nach dem anderen folgt und ineinandergreift. Sie vermittelt uns, was eine gegenseitige Interaktion ist und was nicht, welche äußerst feine und dabei komplizierte Choreographie der Aktionen und Reaktionen hier in Sekundenbruchteilen entsteht. Und zu alldem hat dies alles bei jedem Mutter-Kind-Paar einen völlig einmaligen individuellen Charakter. Dabei geht es unter normalen Umständen nicht nur um die individuelle Interaktion Mutter–Kind, sondern in der Regel auch Vater–Kind, Großmutter–Kind, Geschwister–Kind usw. Und als ob alles nicht ausreichen würde, werden wir von Verhaltenspsychologen belehrt, daß alles seinen spezifischen Charakter *(species specific)* hat und in uns schon seit einigen hunderttausend Jahren einprogrammiert ist.

Wenn man das ganze Problem noch einmal überdenkt, kommt man am ehesten zu dem Schluß, daß eine solche intuitive Reaktion auf der Ebene des programmierten, gelernten Verhaltens jedes einzelnen Mitarbeiters im Heim gegenüber jedem einzelnen Kind faktisch unmöglich ist.

Daraus wird unser erster Leitsatz abgeleitet:

Der Faktor Nummer zwei (die Nummer eins stellen wir bis ans Ende dieses Beitrags zurück), der zur Resilienz beiträgt, ist die Erziehung des Kindes im

Kreis der Familie, in dem es »seine Leute« als eigen annehmen kann, die seine psychischen Bedürfnisse befriedigen und fähig sind, aufgrund ihrer spezifisch menschlichen Ausstattung mit ihm in eine schöpferische Interaktion zu treten. Das gelingt um so besser, je weniger das Familienmilieu des Kindes vom üblichen Standard in der jeweiligen Gesellschaft abweicht.

Deswegen muß man auch dort, wo die eigene Familie des Kindes ihre Funktion verliert und für das Kind ein anderes Erziehungsmilieu gesichert werden muß, in erster Linie über eine Ersatzpflegefamilie nachdenken. Die Heimpflege kommt erst in zweiter Linie in Betracht.

Im zweiten Abschnitt unserer Überlegungen verbleiben wir noch in der Vergangenheit. Die Erforschung der psychischen Entwicklung der Kinder in unseren Einrichtungen der sogenannten kollektiven Erziehung in den fünfziger und sechziger Jahren hat die ursprüngliche Hypothese von John Bowlby (1946) und anderer Forscher über die relativ einheitlichen Folgen der frühen psychischen Deprivation nicht bestätigt. In den Kinderheimen der damaligen Zeit lebten die Kinder in einem weitgehend uniformen Anstaltsmilieu. Wenn also ihre Entwicklung und die Grundcharakteristiken ihres Verhaltens deutliche Unterschiede aufwiesen, so schlugen sich diese Unterschiede offensichtlich viel mehr bei den individuellen Persönlichkeitszügen der erforschten Kinder als in jener uniformen Umgebung nieder. Man konnte mehrere Typen der Persönlichkeitsentwicklung bei den Heimkindern untersuchen, wobei der als »relativ gut angepaßt« bezeichnete Typ am häufigsten vorkam und ungefähr die Hälfte der Heimkinder ausmachte. In ihrem Heimmilieu verhielten sich die Kinder ziemlich unauffällig, verursachten keine größeren Erziehungsschwierigkeiten. Dem recht reizarmen Angebot konnten sie relativ viel abgewinnen, und ihrer gefühlsarmen Umgebung paßten sie sich an, indem sie ihre Ansprüche dementsprechend zurückschraubten. Probleme stellten sich allerdings später ein, als sie zum Zeitpunkt ihres Erwachsenwerdens dieses geschützte Milieu verließen und in das sogenannte normale Leben eintreten sollten.

Aufgrund unserer langjährigen Erfahrungen mit diesen Kindern und der Erkenntnisse über weiterverfolgte »erfolgreiche« Fälle haben wir versucht, einige »rettende« Entwicklungsstadien und einige darin enthaltene protektive Faktoren noch jenseits der Grenze der frühen Kindheit zu identifizieren, die dazu beitragen können, die psychische Deprivation aufzuhalten und sie rückgängig zu machen (Langmeier und Matějček, 1977). Eine kurze Aufzählung dieser Faktoren ergibt etwa folgendes Bild:

- *Nutzung der intellektuellen Fähigkeiten des Kindes in der Schularbeit.* Es betrifft am häufigsten die Kinder um 10–11 Jahre, die nach einem anfänglich eher bescheidenen Start in der Schule die Schularbeit plötzlich interessant finden und Freude daran haben. Es geschieht wahrscheinlich im Zusammenhang mit dem Einsetzen des abstrakten Denkens (der formalen Operationen nach Piaget) und des logischen Gedächtnisses. Manchmal wird es ebenfalls auch durch die Persönlichkeit des Lehrers beeinflußt. Die Intelligenz des Kindes muß dabei keineswegs herausragend sein – seine Bemühungen um Erfolg dominieren deutlich.
- *Nutzung anderer individueller Fähigkeiten und Fertigkeiten des Kindes in der Gesellschaft anderer Kinder.* Diese Situation ähnelt der unter dem ersten Punkt beschriebenen. Bei den Kindern im mittleren Schulalter kulminiert unter normalen Umständen die Bemühung um die Eingliederung in die Gesellschaft der Gleichaltrigen. Die Verbindlichkeit der Gruppennormen überragt mitunter die Verbindlichkeit der familiären Regeln. Die Demütigung durch andere wird schmerzhaft erlebt, der Erfolg bei ihnen erhöht den Selbstwert des Kindes stark. Er erleichtert die Akzeptanz durch die Kindergruppe, was ein Sprungbrett für einen späteren gesellschaftlichen Aufstieg bedeutet. Es handelt sich vor allem um den Sport, die manuellen Fertigkeiten, die Technik, heute auch das Beherrschen des Computers, um Musik und Gesang, das Interesse für die Natur und entsprechende Kenntnisse auf diesem Gebiet, die schauspielerische Begabung und andere künstlerische Fähigkeiten.
- *Nutzung der körperlichen Tüchtigkeit, der Körperkraft und der Geschicklichkeit.* Wiederum ein ähnliches Prinzip wie bei den beiden oben genannten Punkten: Es geht darum, was den anderen imponiert und dem Subjekt eine innere Befriedigung und eine akzeptable gesellschaftliche Stellung bringt. Das soziale Prestige der körperlichen Tüchtigkeit und Kraft steigt deutlich im mittleren und höheren Schulalter. Bei den Jungen werden sie zu einem bedeutenden Teil ihrer sexuellen Identität, ihrer Männlichkeit. Ähnliches passiert bei den Mädchen in bezug auf ihr Äußeres, ihre Bewegungseleganz und andere Merkmale der »Weiblichkeit«.
- *Sexuelle Reifung, erotische Erlebnisse, Verliebtsein.* Auch auf dieser Ebene kann sich der heranwachsende Junge oder das Mädchen stabilisieren. Die Realität entspricht leider bei weitem nicht der Roman- oder Märchenvorstellung von der absoluten Besserungsmacht der Partnerliebe. Unsere Studien bestätigen trotzdem, daß ein befriedigendes Erleb-

nis in dieser Entwicklungsphase bei manchen Jugendlichen mit einer markanten Deprivationsgeschichte auf eine positive Ausrichtung ihrer gesamten weiteren Entwicklung hinwirken kann.

- *Ehe, eheliches Zusammenleben, Einfluß des Ehepartners.* Eine regelrechte »Vergötterung« der eigenen Ehe und der eigenen Familie ist typisch für manche Personen (in unseren Fällen vor allem Frauen), die bis zu ihrer Adoleszenz in verschiedenen Heimen lebten. Diese Einstellung ist zwar kompensatorisch übertrieben, gesellschaftlich in der Regel jedoch gut akzeptabel. Als typisch erscheint, daß diese Frauen sehr schnell (fast zu schnell) versuchen, ihre Schwiegereltern und den ganzen Familienhintergrund als »ihren eigenen« anzunehmen, und daß diese Männer die Familie ihrer Ehefrau ebenso als »ihre eigene« Familie übernehmen. So verzichtet etwa der Mann auf seinen eigenen Familiennamen und nimmt den seiner Ehefrau, also auch ihrer Eltern an.
- *Elternschaft, Erlebnis der Schwangerschaft, »Erwachen« der Elternrolle einer jungen Mutter oder eines jungen Vaters, Geburt des eigenen Kindes und Kontakt mit ihm.* Im Prinzip geht es um das Erreichen einer höheren gesellschaftlichen Ebene und die Erhöhung des eigenen Selbstwerts beim Eintritt in die Elternrolle. Zugleich wird dadurch auch das Bedürfnis nach Lebenssicherheit bei der Teilung der Sorge um das Kind mit seinem reifen und sozial kompetenten, in diesem Fall dem Ehepartner und eventuell seiner ursprünglichen Familie, befriedigt. Die Bestätigung dieses Prinzips kann man wenigstens teilweise auch in Harlows Versuchen mit deprivierten Affenweibchen Rhesus macacus finden (Harlow und Harlow, 1966).

Der dritte Teil meiner Überlegungen führt jetzt in die Gegenwart. In einer Langzeitstudie erforschen wir drei Gruppen von Personen, die in ihrer Kindheit unter ungünstigen oder zumindest problematischen Bedingungen aufgewachsen sind. Bei der letzten Untersuchung hatten sie inzwischen das Alter zwischen 30 und 45 Jahren erreicht. Es handelt sich um:

- 60 Heimkinder, die seit frühester Kindheit in Kinderheimen aufgewachsen sind und aus diesen Heimen direkt »ins Leben« entlassen wurden,
- 159 SOS-Kinderdorfkinder, die im Vorschul- und manchmal auch im Schulalter aus den Kinderheimen oder ihren nicht-funktionellen Familien in die SOS-Kinderdörfer gekommen sind, und um
- 108 Pflegefamilienkinder, die in individuellen Pflegefamilien erzogen wurden.

Tabelle 1 Übersicht über das Erreichen der höchsten Werte für die psychosoziale Adaptation bei den unterschiedlichen Herkunftsgruppen zum Zeitpunkt der letzten Nachuntersuchung

	Probanden aus Heimen	**Probanden aus SOS-Dörfern**	**Probanden aus Pflegefamilien**
Anzahl der Probanden zum Zeitpunkt des Forschungsbeginns	60	159	108
Anzahl der Probanden zum Zeitpunkt der letzten Nachuntersuchung	45	116	93
davon Männer/Frauen	20/25	55/61	48/45
Durchschnittsalter in Jahren bei der letzten Nachuntersuchung	46	33	31
Anzahl und Prozent der Probanden aus der nachuntersuchten Gesamtgruppe mit Höchstwerten (6–8 Punkten) in der Werteskala der psychosozialen Anpassung	15 (33,3%)	75 (64,6%)	61 (65,6%)
Anteil Männer	4 (26,7%)	31 (41,3%)	27 (44,3%)
Anteil Frauen	11 (73,3%)	44 (58,7%)	34 (55,7%)

Die Tabelle 1 zeigt, ein wie hoher Prozentanteil der Personen in der jeweiligen Gruppe die höchsten Werte (6–8 Punkte) für die psychosoziale Adaptation erreicht hat. Diese Werte wurden für alle Personen errechnet – sie umfassen 8 Bereiche der sozialen Kompetenz (z.B. er/sie hat sich nie scheiden lassen, er/sie wurde nie strafrechtlich verurteilt, er/sie hat keine gesundheitlichen Probleme, er/sie hat eine eigene Wohnung usw.). Jede positive Antwort bedeutet einen Punkt. Mit den Personen mit dem höchsten Wert der psychosozialen Anpassung haben wir eine spezielle Untersuchung durchgeführt, die im Jahr 2002 zu Ende ging. Sie wurde mit Hilfe von Fragebögen, die per Post zugesandt wurden, und mit Hilfe von strukturierten Gesprächen bei Besuchen in den Familien der untersuchten Personen durch unsere Mitarbeiter durchgeführt. Bei ausgewählten Personen wurde auch die Methode »der Rekonstruktion der Lebensgeschichte«, in der die Probanden mit Hilfe von einleitenden Fragen auf ihr bisheriges Leben zurückblickten, angewandt. Die Bandaufnahmen wurden dann individuell analysiert.

Wie und in welche Richtung können nun die in unserer Studie neu gewonnenen Befunde die älteren Ergebnisse ergänzen? Welche Umstände in ihrem Leben haben unsere inzwischen erwachsenen Probanden (als relativ erfolgreich adaptiert) selbst als »schützend« oder »hilfreich« empfunden? Und welchem dieser Faktoren können wir als Außenstehende auf die Spur kommen?

Während das Leben des Kindes in der eigenen Familie, in der es positiv aufgenommen wird, in seinen ersten Lebensjahren der resiliente Faktor zu sein scheint, *stellt auch im Erwachsenenalter wiederum die eigene Familie, nun aber die von den Kindern selbst gegründete, den Faktor der Lebenssicherheit dar.* Der Ehemann/die Ehefrau, die Kinder, das Zuhause, der gemeinsame Haushalt, die emotionalen Beziehungen, die sexuelle Zufriedenheit und alles, was mit dem Familienleben zusammenhängt – dies alles dominiert ganz eindeutig in den Antworten auf den Fragebögen ebenso wie in den Lebensgeschichten. Daß die Ehe »eine heilige Sache« ist, meinen z. B. 86 Prozent der Männer und 78 Prozent der Frauen aus SOS-Kinderdörfern. Die Konzentration auf die Familic ist relativ häufig durch eine wesentliche Einschränkung (bis zur Ausschließlichkeit) der außerfamiliären, d. h. freundschaftlichen, kameradschaftlichen und ähnlichen Beziehungen gekennzeichnet.

In den Fällen, in denen der Mann oder die Frau keine eigene Familie gegründet hatten oder in ihrer Ehe gescheitert waren, beobachtete man bei den Kindern aus SOS-Kinderdörfern fast immer eine überdauernde, starke Beziehung zur Pflegemutter und bei Kindern aus der individuellen Pflegefamilie zu den Pflegeeltern. 93 Prozent der Männer und 81 Prozent der Frauen aus SOS-Kinderdörfern stellen ihre Pflegemutter als die wichtigste Beziehungsperson ihrer Kindheit an die erste Stelle. Kinder aus Kinderheimen haben keine solche Person, und soweit sie nicht fest in ihrer Ehe verankert waren, suchten sie ihre Stütze in den Beziehungen zu Freunden oder Kollegen.

Ein weiterer, für die erfolgreichen Absolventen der Pflegefürsorge *charakteristischer Resilienzfaktor sind die Beziehungen zu Geschwistern, leiblichen wie auch Adopivgeschwistern.* (Bei den Heimkindern hatte sich, obwohl sie die ganze Zeit in der Gesellschaft anderer Kinder gelebt hatten, keine Beziehung gebildet, die einer geschwisterlichen Beziehung ähnlich wäre.) In die SOS-Kinderdörfer kommen häufig Geschwistergruppen aus derselben Familie – wo sie natürlich auch auf andere angenommene Kinder treffen. In die individuelle Familienpflege kommt das Kind in der Regel allein (maximal aber zwei leibliche Geschwister) – außerdem befinden sich dort in der Regel auch die eigenen Kinder der Pflegeeltern. Unsere Untersuchungen zeigten, daß *die geschwisterlichen Beziehungen schon bald die Grenze der Blutsverwandtschaft überschreiten und alle Kinder in der Familie einbeziehen.* Es ist kennzeichnend, daß sich bald auch das sogenannte Geschwistertabu einstellt, so daß Kinder aus derselben Familie, obwohl nicht blutsverwandt, sexuell nicht aufeinander anziehend wirken. Es gibt Ausnahmen – jedoch relativ selten.

Die Geschwister halten untereinander Kontakt, sind über die anderen informiert, treffen sich bei Familienfeiern und Jubiläen, bei Beerdigungen, aber auch ganz spontan und ohne besonderen Anlaß. Sie finden eine Stütze in der Geschwistergemeinschaft. In den Fragebögen werden Geschwister in der Regel auf dem zweiten Platz, gleich nach den Pflegeeltern, aufgeführt. Auch wenn sie schon lange selbständig sind und vielleicht weit voneinander entfernt wohnen, kommt es relativ häufig vor, daß einer von ihnen eine dominante Stellung hat und damit den Ton bei gemeinsamen Entscheidungen angibt. Das haben wir z. B. auch bei unserer Forschung zu spüren bekommen. Wenn uns nämlich diese Geschwisterautorität zurückhaltend oder gar ablehnend gegenüberstand, übernahmen auch alle anderen diese Einstellung.

Weitere Lebensstützen scheinen bei unseren Probanden schon von geringerer Bedeutung zu sein. Ich komme daher gleich zum letzten Punkt meines Beitrags.

Alle unsere Befragungen sowie die klinischen Erfahrungen legen nahe, daß *der wichtigste Resilienzfaktor, nämlich die schon angedeutete Nummer Eins auf der Entwicklungslaufbahn des Kindes, dieses Kind selbst ist: Seine Persönlichkeit, sein Charakter, wie es sich verhält, was es tut und was nicht, wie es selbst in Interaktion mit seinem sozialen Umfeld tritt. Das Kind greift immer in seine Umgebung ein, verlangt etwas, lehnt etwas ab, löst in den anderen etwas aus, unterdrückt etwas.* Gleichzeitig sei betont, daß dies zwar ein zweifellos entscheidender Faktor ist, der aber immer etwas rätselhaft bleibt.

Wir haben eine Langzeitstudie mit einer anderen Gruppe von 440 Kindern durchgeführt, in der wir versuchten, aufgrund der im Alter von 9 Jahren gewonnenen Daten, einschließlich Bewertungsskalen, die durch ihre Eltern und Lehrer ausgefüllt wurden, Prädiktoren des sozialen Erfolgs dieser Personen im Erwachsenenalter, in diesem Fall in ihrem 4. Lebensjahrzehnt, zu gewinnen (Kubicka u. a., 1998). Es zeigte sich, daß es solche Prädiktoren gibt und daß sie auch in unseren Daten dem entsprechen, was heute in der internationalen Literatur unter dem Begriff »big five« bekannt ist (McCrae, 1992) – nämlich *Intelligenz, Gewissenhaftigkeit, Extroversion, positive Emotionalität, Freundschaftlichkeit.*

Dies alles reicht offensichtlich aber nicht aus. Es bringt noch nicht ausreichend den gesamten Reichtum der Persönlichkeitszüge zum Ausdruck, die hier im Zusammenspiel sind, um gemeinsam ein günstiges Ergebnis zu erbringen. Beispielsweise findet man bei unseren Personen bei der Rekonstruktion der Lebensläufe immer wieder eine bestimmte Fähigkeit, sich nicht durch ein (heute modisches) assertives Verhalten durchzusetzen, *sondern die Aufmerksamkeit und ein positives Interesse der Umgebung auf sich zu ziehen. Sie bekommen Sympathie und Hilfe.* Aus den Werteskalen wird deutlich, daß sich immer ausreichend Menschen finden, auf die sie sich bei Schwierigkeiten verlassen können, die erste (sowie auch die zweite und dritte) Hilfe suchen diese Menschen viel eher in sich selbst als in ihrer Umgebung. Sie werden nicht durch einen Mißerfolg entmutigt. Sie können sich wieder auffangen. Sie können geben und nehmen. Und das Wichtigste, sie können sich verlieben und auf eine emotionale Annäherung emotional reagieren, auch wenn ihr Weg dazu nicht ohne Probleme ist.

Es hat sich etwa gezeigt, daß ein recht hoher Prozentanteil dieser Personen ihr jetziges materielles Vermögen (was eine der Fragen auf unserem Fragebogens war) für überdurchschnittlich im Vergleich zu ihren Altersgenossen einschätzte. Weil diese Leute nichts geerbt, aus der Pflegefamilie auch nichts mitgebracht hatten und ihr Beruf nicht außergewöhnlich war, heißt dies, daß dieses Vermögen in erster Linie durch die Mitgift des Ehepartners zustande gekommen war. Dies besagt, daß diese Personen (Männer wie Frauen) eine bestimmte Fähigkeit aufwiesen, in der Konkurrenz auf dem Bekanntschaften- und Heiratsmarkt gut zu bestehen. Sie wurden gewählt und wählten selbst gut.

Solche Eigenschaften werden leider nicht durch ausgeklügelte Analysen der erhobenen Befunde entdeckt – und unsere qualitative Vorgehensweise, inklusive der Rekonstruktion der Lebensgeschichten, kann darüber nur Weniges andeuten. Das, was wir über den resilienten Charakter des Menschen nicht wissen, ist wahrscheinlich sehr viel mehr als das, was wir schon zu kennen meinen. Ich glaube, es ist auch gut so. Einerseits ist es für uns ein weiterer Ansporn für unsere Arbeit, andererseits gehört auch ein bißchen Geheimnis zum Leben. Wovon sollten die Schriftsteller leben, wenn die Psychologen schon alles wüßten! Übrigens, auch die Psychologen erhalten hier eine Lektion, hübsch bescheiden zu bleiben und ihr Forscherselbstbewußtsein recht nahe am Boden zu halten.

Literatur

Bowlby, J. (1946): *Forty-four Juvenile Thieves. Their Characters and Home Life*. London (Tyndall and Cox).

Damborská, M. und P. Stepanova (1984): Versuch, mütterlichen Zutritt zum Säugling im Säuglingsheim durch »Rituale« zu realisieren. *Cs. pediat.*, 39, 107–111. (Tschechisch).

Gesell, A. und C. S. Amatruda (1947): *Developmental Diagnosis*. New York (Harper).

Harlow, H. F. und M. K. Harlow (1966): Learning to love. *Amer. Scient.*, 54, 244–272.

Kubicka, L., Z. Dytrych, Z. Matějcěk und Z. Roth (1998): Prädiktion psychosozialer Eigenschaften im Erwachsenenalter auf Grund von IQ und Persönlichkeitszügen festgestellt im Kindesalter. *Psychiatrie*, 2, 216–222. (Tschechisch).

Langmeíer, J. und Z. Matějcěk (Hrsg.) (1977): *Psychische Deprivation im Kindesalter – Kinder ohne Liebe*. München/Wien/Baltimore (Urban und Schwarzenberg).

McCrae, R. R. (1992): The Five-Factor Model. Issues and Applications. *J. Personality,* 60, Sonderheft.

Papoušek, H. und M. Papoušek (1979): Early ontogeny of human social interactions: Its biological roots and social dimensions. In: Foppa, K., W. Lepenies und D. Ploog (Hrsg.) *Human Ethology: Claims and Limits of a New Discipline*. Cambridge (Cambridge University Press), S. 456–489.

Papoušek, H. und M. Papoušek (1983): Biological basis on social interactions. *J. Chil. Psychol. Psychiat.*, 24, 117–129.

Werner, E. E. und R. S. Smith (Hrsg.) (1982): *Vulnerable but Invincible: A Study of Resilient Children.* New York (McGraw Hill).

Günther Opp und Ellen Wenzel

SCHULE: SCHUTZ- ODER RISIKOFAKTOR KINDLICHER ENTWICKLUNG

Die Schule ist für viele ein klarer Fall: ein Problemfall. Lustlose Schüler, entnervte Eltern, überforderte Lehrer schieben sich gegenseitig die Verantwortung zu. Aber es kann auch anders sein. Es gibt viele Schulen, in welche die Schüler gerne gehen, in die Eltern ihre Kinder vertrauensvoll schicken und in denen die Lehrer das Gefühl haben, einer Arbeit nachzugehen, die sie mit persönlicher Befriedigung erfüllt. Es gibt also keinen Grund, die Schule aufzugeben. Aber es gibt viele Gründe, warum auch Schulen, die von allen als unbefriedigend empfunden werden, sich auf den Weg der Veränderung machen müssen. Dazu brauchen sie vielfältige Unterstützung von außen. Vor allem brauchen sie Wissen über sich selbst, darüber, was die Effekte ihrer Praxis sind und wie das, was in der Schule geschieht, von den Schülerinnen und Schülern erlebt, erfahren und bewertet wird.

Möglichkeiten, wie sich Schulen Wissen über sich selbst verschaffen können, werden in diesem Beitrag diskutiert.

Schulen vor neuen Herausforderungen

Das Aufwachsen von Kindern und Jugendlichen in modernen Gesellschaften wird von Keupp (1996) unter den Begriffen

- Fragmentierung von Erfahrungen
- Pluralisierung von Lebenslagen und Milieus und
- Individualisierung

diskutiert. Damit werden zentrale Aspekte gesellschaftlicher Umbrüche gekennzeichnet, durch die kindliche und jugendliche Lebenswelten grundlegend verändert werden. Auf der Risikoseite moderner Lebenswelten sind diese Entwicklungen mit Armut, elterlicher Arbeitslosigkeit, familiären Trennungserfahrungen, Wohnungsnot, ungünstigen Ernährungsgewohnheiten und niedrigem gesellschaftlichen Status konfrontiert. Daneben gibt es aber auch noch die »Schlaraffenlandkinder« (Wyrwa, 1998), denen es an nichts fehlt, außer an Eltern, die bereit sind, sich mit ihnen auseinanderzusetzen.

Auf der Gewinnseite stehen gesellschaftliche Modernisierungsprozesse, gewachsene kindliche Partizipationschancen *(Verhandlungshaushalt),* umfassende Freizeit-, Erfahrungs- und Lernangebote und gestiegenes elterliches Engagement in vielen Familien. Der Verhandlungshaushalt kann andererseits relativ leicht in »Erziehungsohnmacht« umschlagen (Krüger, 1996, S. 256). All dies ist höchst ungleich verteilt, und tendenziell scheinen sowohl die Risiken als auch die Chancen zu kumulieren.

Gleichzeitig erleben wir im Rahmen einer allgemeinen Bildungsexpansion (Klemm, 1996) auch signifikant angestiegene elterliche Bildungsambitionen (Krüger, 1996). Die Konsequenzen von Schulerfolgen und -mißerfolgen sind längst in familiäre Intimräume eingebrochen und überlagern die elterliche Zuwendung. Während schulische Laufbahnen und höhere schulische Abschlüsse berufliche Karrieren nicht mehr garantieren können, bleiben sie doch die Voraussetzung, um an den Prozessen gesellschaftlicher Reichtumsverteilung zu partizipieren. Und nicht zuletzt dürfte Schulerfolg für die Kinder und Jugendlichen von größerer Bedeutung sein, als die Erwachsenen oft erkennen. Schulische Leistungserfolge haben nicht zuletzt hohen Wert für die Ausprägung von Selbstwirksamkeitsüberzeugungen und für die allgemeine Befindlichkeit der Schüler. Vermutlich verbinden sie sich auch mit Statusvorteilen in der Peergruppe. Offensichtlich ist die Schule selbst ein Risikofaktor für die kindliche Entwicklung.

Über Schule als Risikofaktor wird in der aktuellen Bildungsdiskussion heftig diskutiert. Die von Hurrelmann u.a. (1988) seit längerem vertretene These, daß sich die negativen Folgewirkungen gestiegener Leistungsanforderungen in der Schule und elterlicher Bildungsambitionen im gesundheitlichen Status von Kindern ausdrückt, ist plausibel (Settertobulte und Palentien, 1996; Altgeld und Hofrichter, 2000). Im Prinzip handelt es sich dabei um Schulqualitäten, die sich, so lautet die These, in den »modernen Kinderkrankheiten« widerspiegeln. Das sind psychosomatische Auffälligkeiten wie Kopfschmerzen, emotionale Verstimmungen (Depressionen), Prüfungs- und Versagensängste, Eßstörungen, allergische Erkrankungen. Dabei geht es häufig um komorbide Störungsbilder, in denen sich die einzelnen Auffälligkeiten gegenseitig bedingen und verstärken können.

Die Schule als Schutz- oder Risikofaktor kindlicher Entwicklung

Auf der Ebene direkter Schulqualität sind es strukturelle Bedingungsfaktoren wie Schüler-Lehrerrelation, Schulausstattung, soziales Umfeld, Partizipationschancen, interne und externe Kooperationsstrukturen und die didaktische Kompetenz der Lehrkräfte, die gleichermaßen zu Risiko- wie auch Schutzfaktoren kindlicher Entwicklung werden können. Im Kern geht es dabei also um Faktoren, die in der Schulforschungsliteratur als strukturelle Qualitätsfaktoren von Schule bestimmt wurden (Fend, 1998; Grundmann u. a., 1998; Kempfert und Rolff, 1999).

Das interessanteste Ergebnis der internationalen Schulforschung ist die vielfach belegte Erkenntnis, daß diese strukturellen Indikatoren von Schulqualität durch inhaltliche schulische Prozesse und ihre konzeptionelle Rahmung nicht nur ausgeglichen, sondern im negativen wie im positiven Sinne überlagert werden können (Rutter u. a., 1980; Fend, 1998; Melzer und Stenke, 1996). Dabei geht es immer um die konkrete Einzelschule und die Art und Weise ihrer Operationalisierung der schulischen Aufgaben, also auch um die Qualität des Arbeitsplatzes des Lehrers (Rosenholtz, 1991). In der einfachsten Umschreibung dieses Ergebnisses der Schulforschung geht es um den Umgangston der Lehrer und Schüler *zwischen Tür und Angel*. Rutter u. a. (1980) bezeichneten dies als *Schulethos*, »... einer Grundstruktur bestimmter Wertorientierungen, Einstellungen und Verhaltensmuster, die für die Schule insgesamt charakteristisch sind« (S. 211). Ein gutes Schulethos drückt sich unter anderem im Respekt vor den Kindern aus, in der kollegial geteilten Überzeugung, einer wichtigen Aufgabe nachzugehen, im Bewußtsein, positiven Einfluß auf die kindliche Entwicklung nehmen zu können, und durch das Engagement in unterrichtlichen Vermittlungsprozessen. Dieses Bewußtsein der Verantwortung gegenüber den Kindern unterlegt die professionellen Handlungsstrategien mit den alltäglichen schulischen Problemen und den besonderen Belastungssituationen zum Beispiel bei Überbürdung und Unterrichtsstörungen. Schulethos bedeutet hier auch, daß die Schule nicht in Routine erstickt, sondern daß Störungen und Erziehungsprobleme als Herausforderungen für professionelle Weiterentwicklung verstanden werden (Rosenholtz, 1991).

In der Zusammenfassung der Ergebnisse der Schulforschung kann einerseits festgestellt werden, daß eine bewußte und pädagogisch fundierte Praxis nicht nur die Risikoseite von Schule weitgehend neutralisieren kann. Andererseits bestätigen sich die Hinweise der Resilienzforschung, daß Schule allein durch ihren zeitlichen Anteil am Leben des Kindes wesentlichen Einfluß auf die kindliche Biographie hat und bei guter Schulqualität die Widerstandskraft der Kinder gegenüber ihren adversiven Lebenswelten stützen kann.

Dabei hat gute Schulqualität offensichtlich sozialisatorische Effekte, die über die Unterrichtssituation weit hinausgehen. Durch die Schule wird eine Peersituation geschaffen, der sich die Kindern nicht entziehen können. Die Schule ist das wichtigste außerfamiliäre Lernfeld der Kinder, das mit zunehmendem Alter immer mehr an Bedeutung gewinnt. Genau darin liegt eine resilienzfördernde Chance von Schule:

> Wer somit gute und vielfältige soziale Beziehungen in der Welt der Gleichaltrigen hat, dürfte bessere Chancen für seine kognitive Entwicklung und damit für seine schulischen Leistungen haben als schlecht integrierte Kinder. Indem die Schule einen Rahmen stiftet, in welchem sich die Beziehungen der Kinder entwickeln können, trägt sie so auch auf diesem Wege zur kognitiven Entwicklung der Kinder und Jugendlichen bei (Oswald und Krappmann, 1991, S. 210).

In der Schule geht es nicht nur um die Entwicklung kognitiver Fähigkeiten. Vielmehr handelt es sich dort um das soziale Handlungsfeld, in dem die Kinder ihre Freundschaften rekrutieren, Bindungsverhalten und Beziehungskompetenzen innerhalb der Peergruppe entwickeln. Dabei geht es um grundlegende Kompetenzen, die im weiteren Lebensverlauf insbesondere in der Jugendphase nur noch variiert werden. Die Beziehungsfähigkeit *(people skills),* die sich im sozialen Handlungsfeld Schule entwickelt, erlaubt den Kindern, auch im späteren Leben unterstützende und tragfähige Beziehungen einzugehen. Dies hat sich als wichtige Grundlage von Resilienz erwiesen.

Schulqualität als schützender Faktor

Schule wird dann zum Schutzfaktor kindlicher Entwicklung, wenn sie Rahmenbedingungen schafft, die Kindern dabei helfen, diese Beziehungskompetenzen, aber auch noch andere Fähigkeiten zu entwickeln und auszuprobieren, wenn positive Verhaltensmodelle verfügbar sind, die übernommen werden können. Dazu muß Schule ein soziales Lernfeld werden, dessen Qualitätsaspekte nun bestimmt werden sollen.

Festgemacht an Schülermerkmalen (vgl. Abb. 1a) geht es dabei um die subjektiven Einschätzungen der Schülerinnen und Schülern von

- schulischen Problemlagen
- schulischem Selbstbild
- schulischen Belastungen
- Schulfreude und Schulmotivation
- Selbstwirksamkeit
- Schulangst
- Lebensoptimismus/Zukunftserwartungen
- Umgang mit Belastungssituationen *(coping)*.

Schulklima:	• Interaktion und Verhältnisse – auf Schulebene – auf Klassenebene • Gewaltfaktoren
Professionelles Lehrerhandeln:	• Methodenkompetenz • Förderkompetenz • Integrationskompetenz • Fürsorglichkeit der Lehrer • persönliche Lehrer-Schüler-Beziehungen
Schülerpartizipation:	• Mitwirkungsmöglichkeit – auf Schulebene – auf Klassenebene – im Förderbereich
Schulökologie:	• räumliche Gestaltung • Reichhaltigkeit des Schullebens
Kooperation:	• Kontakte zum Elternhaus • Kontakte zum Heim

Abb. 1a Faktoren der Schulkultur

- Interaktion/Außenseiterposition in der Klasse
- Belastung
- Problembewußtsein
- Herausforderungs-, Bedrohungs-, Verlusteinschätzung
- Copingstrategien
- soziale Beziehungen
- Optimismus/Zukunftsperspektiven
- Selbstwirksamkeit
  - schulbezogen
  - im Umgang mit sozialen Herausforderungen

Abb. 1b Faktorendarstellung der Schülermerkmale

Die Ergebnisse der Schulforschung zeigen, daß diese Schülereinschätzungen hoch korrelieren mit schulischen Partizipationsstrukturen, dem Klima einer Schule und dem professionellen Lehrerhandeln (Freitag, 1998; Grundmann u. a., 2000; Satow, 2000; Melzer, 2001).

Anders formuliert, besteht ein Zusammenhang zwischen der alltäglichen Lebensqualität an einer Schule (Schulkultur) und schulrelevanten Dimensionen subjektiver Selbsteinschätzung der Schüler und den schulischen Lern- und Leistungsergebnissen, die sie erzielten. Schulqualität ist dann nicht allein durch Schulleistungsergebnisse (Output), nach welchem Muster auch immer sie erhoben werden, erfaßbar. Sie wäre auch an den Einschätzungen der Schüler bezüglich ihrer alltäglichen Schulerfahrungen ablesbar. Daß Schüler an einer Schule, an der sie sich wohlfühlen, besser lernen als an Schulen, die sie unwillig besuchen, ist dabei keine neue Einsicht. Bedeutsam ist dies aber insofern, als die Schülereinschätzungen von Schulerfahrungen Dimensionen von Schulqualität angeben, die anders als outputorientierte Schulleistungsvergleiche bereits die Notwendigkeiten und Möglichkeiten schulischer Veränderungsprozesse markieren. Im Kern verstehen wir dies als *Schulkultur.*

Erhebungsinstrument

Wenn wir den Gedanken, daß das Wohlbefinden mit der subjektiven Selbsteinschätzung der Schüler und ihren Schulleistungen zusammenhängt, ernst nehmen, dann besteht die logische Schlußfolgerung darin, daß wir Schulqualität über die Befragung von Kindern und Jugendlichen an ihren Schulen erfassen sollten. Die wesentlichen Informationen über die Qualität ihrer Schule können uns nur die Schüler selbst geben, und deshalb sollte die öffentlich stark angefragte Evaluation von Schulen an dieser Stelle ansetzen.

Wir tun dies mit einem Fragebogen, den wir für Kinder und Jugendliche entwickelt haben, die Schulen zur Erziehungshilfe besuchen. Der Fragebogen wurde auf der Basis einer Literaturanalyse entwickelt. Momentan führen wir eine Totalerhebung an allen Schulen zur Erziehungshilfe Sachsen-Anhalts (n = 12) in den Klassenstufen 3 bis 7 durch. Diese Schulform ist mit gesteigerten Erziehungsproblemen konfrontiert und muß ihren Arbeitsfokus in besonderer Weise auf die Entwicklung schulklimatischer Qualitäten ausrichten, die wir untersuchen.

Zu den inhaltlichen Dimensionen, die erfaßt werden sollen, zählen die oben diskutierten Faktoren Schulklima, professionelles Lehrerhandeln, Schülerpartizipation, Schulökologie und Kooperation. Wir summieren diese Qualitätsdimensionen unter dem Begriff der Schulkultur (Abb. 1a), den wir mit fünf Faktoren unterlegen:

- Schulklima
- Professionelles Lehrerhandeln
- Schülerpartizipation
- Schulökologie
- Kooperation

Die Items sind als Fragen formuliert (vgl. Abb. 2), auf welche die Schüler in einem dreifachskalierten Schema antworten können. Der Fragebogen wurde so konstruiert, daß die Individualmerkmale der Schüler zu den Faktoren der Schulkultur in Beziehung gesetzt werden können. Dahinter steht die Vorstellung, daß Qualität im Bereich der schulischen Erziehungshilfe nicht primär am Leistungsvermögen der Schüler festgemacht werden kann (Schuleffizienz). Vielmehr besteht der besondere Bildungsauftrag dieser Schule darin, eine Situation zu schaffen, in der Kinder und Jugendliche angesichts der lebensweltlichen Risiken, denen sie ausgesetzt sind, eben diese Kompetenzen entwickeln können, die es ihnen ermöglichen sollen, ihr Leben erfolgreich zu meistern. Wir vermuten, daß das Maß der individuellen Kompetenzen, welche die Kinder und Jugendlichen entwickelt haben, mit Hilfe individueller Schülermerkmale erfaßt werden kann.

Perspektiven

Schulqualität im hier diskutierten Verständnis läßt sich nicht nur an Schulleistungen messen. Sie besteht vor allem in einer Stärkung der erziehlichen Dimensionen von Schule, durch welche die Schulen modernen pädagogischen Anforderungen und Herausforderungen besser entsprechen können. Die Ergebnisse der hier vorgestellten Erhebungen sollen nicht für Zwecke eines Schulrankings verwendet werden. Vielmehr geht es darum, der Einzelschule Perspektiven für eigene schulische Weiterentwicklung zu geben *(lernende Schule)*. Dies impliziert ein Professionsverständnis, wonach die Professionellen an Schulen sich mit den Erfolgen und Mißerfolgen ihrer eigenen Praxis in reflexiven und kollegialen Prozessen auseinandersetzen müssen. Das müssen sie tun, um nicht zu einem zusätzlichen Risiko kindlicher Entwicklung zu werden.

Methodenkompetenz:
- Arbeitest Du im Unterricht selbstständig (Tagesplan, Freiarbeit)?
- Mußt Du Deinem Lehrer im Unterricht lange zuhören?
- Arbeitest Du mit Arbeitsblättern?
- Findest Du den Unterricht bei Deinem Klassenlehrer interessant?

Förder- und Integrationskompetenz:
- Macht ihr in einer Unterrichtsstunde zusätzliche Pausen?
- Sind die Aufgaben im Unterricht für Dich zu schwierig?
- Kann Dein Klassenlehrer gut erklären?
- Gibt es für Dich einen Förderplan?
- Weißt Du, welche Ziele Du erreichen sollst?
- Hilft Dein Klassenlehrer den schwächeren Schülern?
- Läßt Dir Dein Klassenlehrer genügend Zeit bei den Aufgaben?
- Hilft Dir Dein Klassenlehrer, wenn Du etwas nicht verstanden hast?

Fürsorglichkeit der Lehrer:
- Achtet Dein Klassenlehrer darauf, wie Du Dich fühlst?
- Helfen Dir Deine Lehrer, wenn Du in Schwierigkeiten bist?
- Nehmen Deine Lehrer Rücksicht darauf, wenn es Dir nicht gut geht?
- Nehmen sich Deine Lehrer Zeit für Dich?

Persönliche Lehrer-Schüler-Beziehung:
- Redet dein Klassenlehrer mit Dir über Dinge, die nichts mit der Schule zu tun haben?
- Mag Dein Klassenlehrer andere Kinder mehr als Dich?
- Hättest Du lieber einen anderen Klassenlehrer?
- Sind Deine Lehrer freundlich zu Dir?
- Was denkst Du, was Dein Klassenlehrer von Dir weiß?
  Denkst Du, Dein Klassenlehrer weiß:
  - wie viele Geschwister Du hast?
  - welche Musik Du gerne hörst?
  - welche Hobbys Du hast?
  - was Deine Eltern arbeiten?
  - wo Du wohnst?
  - wie Du zu Hause lebst?
  - was Du am Nachmittag tust?

Abb. 2a Operationalisierung der Schulkultur am Beispiel »Professionelles Lehrerhandeln«

Glaubst Du, daß Dein Leben sich gut entwickeln wird?
- Sieht Deine Zukunft gut aus?
- Kommt immer wieder etwas, worauf Du Dich freuen kannst?
- Macht Dir Dein Leben Spaß?

Abb. 2b Operationalisierung von Schülermerkmalen am Beispiel »Optimismus/Zukunftsperspektiven«

Für das weitere Forschungsvorgehen bedeutet dies, daß die Erhebungsergebnisse an die Schulen zurückgespiegelt werden, wenn die Schulen dies wünschen. Im Prinzip zeigen diese Ergebnisse den Schulen, wie sie von ihren Schülern erlebt werden und wie sich die Schüler in ihrer Schule selbst erleben. Man könnte dies andererseits aber auch als ein Leistungs- und Problemprofil der Einzelschule verstehen. Mit diesem Wissen könnten die Einzelschulen die Perspektiven ihrer konzeptionellen und professionellen Weiterentwicklung bestimmen. Dazu soll der Fragebogen auf signifikante Items reduziert werden, die dann als vereinfachtes Evaluationsinstrument von Schulen eingesetzt und nach Möglichkeit selbständig ausgewertet werden sollen.

Im Rahmen dieses Forschungsprojekts sollen beispielhaft an einer Schule im Bezugsfeld eines konkreten inhaltlichen Faktors von Schulkultur konzeptionelle Anregungen für Schulentwicklung gegeben, in ihrer innerschulischen Umsetzung begleitet und dokumentiert werden. Dieser Prozeß erstreckt sich über ein Schuljahr und wird in seinen Effekten durch erneute Evaluation mit dem Fragebogen überprüft.

Fazit

Natürlich kann die Schule die Folgen gesellschaftlicher Ungleichheit und ihrer eigenen Selektionspraxis nicht auflösen. Sicher ist, daß Schulen die vielfältigen sozialen Belastungen, unter denen immer mehr Kinder und Jugendliche leiden, nicht neutralisieren können. Möglicherweise verschärfen sie sogar die Folgen sozialer Ungleichheit.

Angesichts der zunehmenden Lernaufgaben und der ansteigenden Individualisierungsansprüche, mit denen sich Kinder und Jugendliche in modernen Gesellschaften konfrontiert sehen, wachsen unseren Schulen Erziehungsaufgaben zu, denen sie auf die Schüler bezogen in individuell unterschiedlichem Maße entsprechen müssen, wenn sie ihre Unterrichtsfunktion aufrechterhalten wollen. Das impliziert eine pädagogische Anreicherung von Schulkultur, die schützende Wirkungen auf die kindliche Entwicklung haben kann. Es geht um die Sicherstellung von Erfolgserlebnissen als Grundlage guter Entwicklung und um Wohlbefinden, um das kindliche Bedürfnis nach Erwartbarkeit, Struktur, der Sicherheit des Ortes und der Kontinuität sozialer Beziehungen. Für viele Kinder kann die Schule eine positive Gegenerfahrung zu ihren hoch belasteten Lebenswelten und »... zu einem Zufluchtsort vor einer konfusen Familiensituation« (Werner, 1990, S. 109) werden.

Literatur

Altgeld, T. und P. Hofrichter (Hrsg.) (2000): *Reiches Land – kranke Kinder?* Frankfurt/Main (Mabuse).

Fend, H. (1998): *Qualität im Bildungswesen.* Weinheim/München (Juventa).

Freitag, M. (1998): *Was ist eine gesunde Schule? Einflüsse des Schulklimas auf Lehrer- und Schülergesundheit.* Weinheim/München (Juventa).

Grundmann, G., C. Kötters und H.-H. Krüger (1998): Partizipationsmöglichkeiten an Schulen in Sachsen-Anhalt. *Diskurse zu Schule und Bildung – Werkstatthefte des ZSL,* 11.

Grundmann, G., C. Kötters und H.-H. Krüger (2000): *Schulklima und Schulentwicklung in Sachsen-Anhalt.* Magdeburg (Kultusministerium Sachsen-Anhalt).

Hurrelmann, K., B. Holler und E. Nordlohne (1988): Die psychosozialen »Kosten« verunsicherter Statuserwartungen im Jugendalter. *Zeitschrift für Pädagogik,* 6, 25–44.

Kempfert, G. und H.-G. Rolff (1999): *Pädagogische Qualitätsentwicklung. Ein Arbeitsbuch für Schule und Unterricht.* Weinheim/Basel (Beltz).

Keupp, H. (1996): Aufwachsen in der Postmoderne: Riskanter werdende Chancen für Kinder und Jugendliche. In: Opp, G. und F. Peterander (Hrsg.) *Focus Heilpädagogik.* München (Reinhardt), S. 130–139.

Klemm, K. (1996): Bildungsexpansion und kein Ende? In: Helsper, W., H.-H. Krüger und H. Wenzel (Hrsg.) *Schule und Gesellschaft im Umbruch,* Bd. 1. Weinheim (Deutscher Studienverlag), S. 427–442.

Krüger, H.-H. (1996): Strukturwandel des Aufwachsens – Neue Anforderungen für die Schule der Zukunft. In: Helsper, W., H.-H. Krüger und H. Wenzel (Hrsg.) *Schule und Gesellschaft im Umbruch,* Bd. 1. Weinheim (Deutscher Studienverlag), S. 253–275.

Melzer, W. (2001): Gewalt und Schulkultur. *Lernchancen,* 20, 5–13.

Melzer, W. und D. Stenke (1996): Schulentwicklung und Schulforschung in den ostdeutschen Bundesländern. In: Rolff, H.-G., K.-O. Bauer, K. Klemm und H. Pfeiffer (Hrsg.) *Jahrbuch der Schulentwicklung,* Bd. 9. Weinheim/München (Juventa), S. 307–338.

Oswald, H. und L. Krappmann (1991): Der Beitrag der Gleichaltrigen zur sozialen Entwicklung von Kindern in der Grundschule. In: Pekrun, R. und H. Fend (Hrsg.) *Schule und Persönlichkeitsentwicklung: Ein Resümee der Längsschnittforschung.* Stuttgart (Enke), S. 201–216.

Rosenholtz, S. J. (1991): *Teacher's Workplace.* New York (Teachers College Press).

Rutter, M., B. Maughan, P. Mortimer und J. Ouston (Hrsg.) (1980): *Fünfzehntausend Stunden. Schulen und ihre Wirkung auf die Kinder.* Weinheim/Basel (Beltz).

Satow, L. (2000): *Klassenklima und Selbstwirksamkeitsentwicklung.* Unveröffentlichte Dissertation. Freie Universität, Berlin.

Settertobulte, W. und C. Palentien (1996): Gesundheitserziehung in der Familie. In: Mansel, J. (Hrsg.) *Glückliche Kindheit – Schwierige Zeit?* Opladen (Leske und Budrich), S. 104 ff.

Werner, E. E. (1990): Protective Factors and Individual Resilience. In: Meisels, S. J. und J. P. Shonkoff (Hrsg.) *Handbook of Early Childhood Intervention.* Cambridge (Cambridge University Press), S. 99–116.

Wyrwa, H. (1998): *Die Schlaraffenlandkinder.* Weinheim (Beltz-Quadriga).

Gerald Hüther

DIE AUSWIRKUNGEN TRAUMATISCHER ERFAHRUNGEN IM KINDESALTER AUF DIE HIRNENTWICKLUNG

Das allgemeine Entwicklungsprinzip

Die Hirnentwicklung als ein sich selbst organisierender Prozeß

Auf den ersten Blick scheint es so, als verliefe die Hirnentwicklung weitgehend autonom und durch ein inneres Programm gesteuert. Dieses Programm scheint sehr genau festzulegen, wie lange und in welchen Bereichen Nervenzellen proliferiert werden, wohin sie anschließend wandern, in welche Richtungen ihre Fortsätze auswachsen, wie sie sich verzweigen und mit welchen anderen Nervenzellen sie synaptische Verschaltungen und funktionelle Netzwerke ausbilden. Auf der Verhaltensebene tritt dieser sequentielle Reifungsprozeß als charakteristische Abfolge der funktionellen Reifung und des Erwerbs einzelner Fähigkeiten und Fertigkeiten im Verlauf der kindlichen Entwicklung zutage. Den diese Entwicklung steuernden göttlichen Plan sucht man jedoch ebenso vergeblich wie ein hierfür verantwortliches genetisches Programm.

Wir haben es hierbei mit einem beeindruckenden Beispiel der Selbstorganisation eines lebenden Teilsystems zu tun, und dieser Prozeß ist mit den klassischen mechanistischen Vorstellungen der Entfaltung oder Expression eines a priori vorhandenen (auch genetischen) Programms prinzipiell nicht beschreibbar. Keine der Milliarden Nervenzellen »weiß« zu irgendeinem Zeitpunkt ihrer Reifung, was sie zu tun, wohin sie sich zu entwickeln hat. Jede verfügt lediglich über ein charakteristisches, genetisch determiniertes Spektrum an Optionen. Welche dieser Potenzen sie zu einem bestimmten Zeitpunkt nutzt, hängt erstens davon ab, wie stark die betreffende Zelle im Verlauf ihrer bisherigen Entwicklung bereits gezwungen war, bestimmte Optionen (meist auf Kosten anderer, ursprünglich ebenfalls noch vorhandener Potenzen) zu nutzen, d. h. sich zu spezialisieren. Zweitens sind es immer charakteristische

Veränderungen ihrer bisherigen äußeren Entwicklungsbedingungen, d.h. spezifische neuartige Anforderungen, die eine sich entwickelnde Nervenzelle zwingen, bestimmte, noch vorhandene Potenzen zur Bewältigung dieser Anforderungen abzurufen und auszuschöpfen.

Es geht also, um es bildlich auszudrücken, einer sich entwickelnden Nervenzelle im Gehirn nicht anders als einem Kind, das in ein sich ständig fortentwickelndes gesellschaftliches Beziehungssystem hineinwächst. Menschliche Gemeinschaften besitzen ebensowenig wie alle anderen, offenen, lernfähigen Systeme (auch Ökosysteme) eben auch kein Programm, sondern entwickeln sich im Zuge eines sich selbst organisierenden Prozesses auf der Grundlage bestimmter vorhandener (historisch gewachsener, präformierter) Potenzen und unter dem Zwang aktuell vorherrschender (meist von den betreffenden Systemen erzeugter) Gegebenheiten und neu auftretender (meist aus der Auseinandersetzung des Systems mit Störungen aus seiner Außenwelt herrührender) Anforderungen.

Auch die Entwicklung des kindlichen Gehirns folgt diesem grundsätzlichen Entwicklungsprinzip aller lebenden Systeme: Neue Interaktionen (hier: neuronale Verbindungen und synaptische Verschaltungen) können nur im Rahmen und auf der Grundlage bereits etablierter Interaktionsmuster ausgebildet und stabilisiert werden. Dabei müssen sie den bereits entwickelten Interaktionsmöglichkeiten zwischen den verschiedenen Subsystemen folgen. Wie alle lebenden Systeme entwickelt sich auch das Gehirn nur dann weiter, wenn neuartige Bedingungen auftreten, die die Stabilität der bereits etablierten Interaktionen in Frage stellen. Solche Bedingungen werden primär von dem sich entwickelnden System selbst verursacht (im sich entwickelnden Gehirn etwa durch Proliferation von neuralen Zellen, Auswachsen von Fortsätzen, Sekretion von wachstumshemmenden und -stimulierenden Faktoren etc.). Solange das der Fall ist, verläuft die (Hirn-)Entwicklung weitgehend autonom, selbstorganisiert und eigendynamisch innerhalb der jeweils herrschenden äußeren (intrauterinen) Bedingungen. In dem Maße, wie Proliferation und Wachstum erlöschen, verliert das sich entwickelnde Gehirn eine wesentliche Triebfeder seiner Eigendynamik. In dem Maße, wie das sich entwickelnde Gehirn zunehmend Verbindungen zur Außenwelt erlangt, werden die bereits etablierten Verschaltungen und Erregungsmuster über die entsprechenden sensorischen Eingänge zunehmend von außen beeinflußbar. Mehr noch, da nun die durch sensorische Eingänge getriggerten Erregungsmuster dazu führen, daß bestimmte neuronale Verschaltungsmuster stabilisiert werden können, hängt die Stabilität dieser Verschaltungen von den jeweiligen sie stabilisierenden Eingängen und Erregungsmustern ab. Von diesem Zeitpunkt an verläuft die Hirnentwicklung nicht mehr autonom gegenüber sensorischen Inputs, sondern sie wird durch die sensorischen Eingänge aus der Außenwelt bestimmt und bleibt von ihnen abhängig.

Bleibt der entsprechende Input über längere Zeit aus, so können die von ihm stabilisierten neuronalen Verschaltungen nicht erhalten werden. Ist er zu stark oder erreicht er das sich entwickelnde Gehirn bereits, wenn seine bis dahin etablierten neuronalen Verschaltungsmuster noch relativ instabil sind, so gewinnt er eine dominante Bedeutung für den weiteren Aufbau neuronaler Verbindungen und stört so die gleichmäßige, balancierte Herausbildung komplexer neuronaler Verschaltungsmuster. Mit der fortschreitenden Ausbildung assoziativer neuronaler Verschaltungen wird die Aufrechterhaltung der zunächst noch sehr direkt von sensorischen Eingängen abhängigen Erregungsmuster zunehmend unabhängig von der aktuellen Wahrnehmung. In immer stärkerem Maße werden die vom assoziativen Cortex generierten Erregungsmuster zu inneren Abbildern der äußeren Welt und stabilisieren auf diese Weise die zu einem bestimmten Zeitpunkt bereits entwickelten neuronalen Verschaltungsmuster (Hüther, 1998).

Der Normalfall

Der Einfluß individueller Erfahrungen auf die Hirnentwicklung

Auf der Grundlage dieser Überlegungen wird es möglich, die so schwer zu beschreibende Abhängigkeit der Hirnentwicklung von den jeweils vorgefundenen äußeren Entwicklungsbedingungen genauer zu fassen: Die Herausbildung und Stabilisierung neuronaler Verschaltungen im sich entwickelnden Gehirn wird immer dann nachhaltig beeinflußt, wenn es zu anhaltenden Veränderungen von bisher konstanten physikalischen, nutritiven oder metabolischen Variablen während der Hirnentwicklung kommt, wenn anhaltende Veränderungen des bisherigen, relativ konstanten sensorischen Inputs auftreten oder wenn bisher entwickelte Vorstellungen, Grundhaltungen und Erwartungen mit den realen Wahrnehmungen nicht vereinbar sind. Jede deutliche Abweichung der aktuellen von den bisherigen Entwicklungsbedingungen, seien sie nutritiver, sensorischer oder assoziativer Art, führt zu einer akuten Störung bereits etablierter Regelkreise und neuronaler Verschaltungsmuster, die ihrerseits eine Sequenz von gegenregulatorischen Mechanismen innerhalb des Gehirns auslöst. Diese Antwort des Gehirns auf alle Änderungen äußerer oder innerer Bedingungen (des homöostatischen Gleichgewichts nach Walter Cannon, des »milieu internal« nach Claude Bernard oder der Balance zwischen Lust und Unlust nach Freud), die die Stabilität seiner bisher ausgebildeten neuronalen Verschaltungen und Interaktionen gefährden, wird als »Streßreaktion« bezeichnet.

Im Zuge dieser Reaktion kommt es zu einer vermehrten Ausschüttung bestimmter Neurotransmitter und Neuromodulatoren (Neuropeptide wie CRF und Vasopressin, biogene Amine, insbesondere Katecholamine und Serotonin) und zur Aktivierung des peripheren sympathischen adrenomedullären Systems (SAM) sowie des hypothalamo-hypophyseo-adrenocorticalen Systems (HPA) und damit zu globalen Veränderungen von nutritiven, metabolischen und hormonellen Einflüssen auf das Gehirn. All diese Veränderungen haben primär eine schadensbegrenzende Funktion im Sinne einer Notfallreaktion. Hinter dieser vordergründigen Funktion der Streßreaktion verbirgt sich jedoch eine zweite Funktion, die besonders dann zutage tritt, wenn der Auslöser der Streßreaktion nicht oder nur unzureichend beseitigt oder unterdrückt werden kann und die für das noch sehr plastische sich entwickelnde Gehirn von besonderer Bedeutung ist: Einige der im Zuge der Streßreaktion stattfindenden Aktivierungsprozesse, wie die vermehrte Ausschüttung von Noradrenalin in den Projektionsgebieten der noradrenergen Neurone des Locus coeruleus und des Hirnstammes oder die Stimulation von Glucocorticoidrezeptoren insbesondere limbischer und corticaler Neurone, beeinflussen die Funktion von Neuronen und Gliazellen wesentlich tiefgreifender und nachhaltiger, als es für eine akute Schadensbegrenzungsreaktion erforderlich wäre. Durch ihre Wirkungen auf die Genexpression neuraler Zellen, auf die Produktion und Abgabe von Wachstumsfaktoren, auf das Auswachsen von dendritischen und axonalen Fortsätzen, auf die Ausbildung dendritischer Spines und synaptischer Kontakte werden sie zu Triggern und permissiven Faktoren, die den strukturellen Aus- und Umbau von neuronalen und synaptischen Verschaltungen selbst noch im erwachsenen Gehirn begünstigen.

Mit anderen Worten heißt das: Immer dann, wenn es zu wiederholten oder permanenten Störungen bereits etablierter Regelkreise und neuronaler Verschaltungen im Gehirn kommt, die zur wiederholten oder langanhaltenden Aktivierung einer Streßreaktion führen, wirken die im Zuge dieser Antwort ausgelösten Veränderungen als Trigger für die adaptive Modifikation oder Reorganisation der bereits etablierten Regelkreise und neuronalen Verschaltungen. Die Streßantwort wird damit zu einem Instrument im Dienste der

Optimierung zentralnervöser Verarbeitungsmechanismen an die jeweils vorgefundenen Bedingungen (Hüther, 1996). Welche dieser Mechanismen im Zuge einer Streßbelastung aktiviert und welche langfristigen Veränderungen dadurch ausgelöst werden, hängt von der Art der Belastung ab, der sich eine bestimmte Person ausgesetzt sieht, also von der individuellen Bewertung der Kontrollierbarkeit des Stressors.

Zu einer kontrollierbaren Streßreaktion kommt es immer dann, wenn die bisher angelegten Verschaltungen zwar prinzipiell zur Beseitigung der Störung geeignet, aber einfach noch nicht effizient genug sind, um diese vollständig und gewissermaßen routinemäßig zu beantworten. Eine derartige Streßbelastung ist besser mit dem Begriff »Herausforderung« zu beschreiben. Sie beginnt, wie jede Reaktion auf einen psychischen Stressor, mit einer unspezifischen Aktivierung kortikaler und limbischer Hirnstrukturen, die zur Stimulation des zentralen und peripheren noradrenergen Systems führt *(arousal)*. Sobald im Zuge dieser unspezifischen Aktivierung eine Möglichkeit zur Lösung der betreffenden Anforderung gefunden wird, kommt es mit der Aktivierung der an dieser Verhaltensreaktion beteiligten neuronalen Verschaltungen zum Erlöschen der initialen unspezifischen Aktivierung. Vor allem die verstärkte Ausschüttung von Noradrenalin in den initial aktivierten cortikalen und limbischen Hirnregionen führt zu einer ganzen Reihe von funktionellen und metabolischen Veränderungen in Nerven- und Gliazellen, die direkt oder indirekt dazu beitragen, daß es zu einer Stabilisierung und einer Verbesserung der Effizienz der in die Antwort involvierten neuronalen Verschaltungen kommt (Boyeson und Krobert, 1992; Cole und Robbins, 1992; Stone u.a., 1992). Wiederholt auftretende, kontrollierbare psychosoziale Belastungen (Herausforderungen) können so zu einer sukzessiven Stabilisierung, Faszilitation und verbesserten Effizienz der in die Antwort involvierten neuronalen Netzwerke und Verbindungen führen. Erfolgreich bewältigte Belastungen und Anforderungen fördern somit die Bahnung und strukturelle Veränderung entsprechender neuronaler Verschaltungen. Dieser zentralnervöse Anpassungsprozeß ist in gewisser Weise vergleichbar mit peripheren Anpassungen an physische Stressoren, etwa der durch Kältebelastung induzierten Verdichtung des Haarkleides. Sehr komplexe, verschiedenartige und vielseitige kontrollierbare Belastungen sind offenbar notwendig, um die individuellen genetischen Möglichkeiten zur Strukturierung eines entsprechend komplexen Gehirns nutzen zu können. Psychisches Korrelat dieser Bahnungsprozesse ist eine mehr oder weniger tief eingeprägte, strukturell im ZNS verankerte Erfahrung und entsprechend modifizierte Erwartungen.

Wenn eine Belastung auftritt, für die eine Person keine Möglichkeit einer Lösung durch ihr eigenes Handeln sieht, an der sie mit all ihren bisher erworbenen Reaktionen und Strategien scheitert, so kommt es zu einer sogenannten »unkontrollierbaren Streßreaktion«. Sie ist durch eine langanhaltende Aktivierung cortikaler und limbischer Strukturen sowie des zentralen und peripheren noradrenergen Systems gekennzeichnet, die sich wechselseitig so weit aufschaukelt, daß es schließlich auch zur Aktivierung des HPA-Systems mit einer massiven und lang anhaltenden Stimulation der Cortisolausschüttung durch die Nebennierenrinde kommt. Solche unkontrollierbaren Belastungen haben andere, weiterreichende Konsequenzen auf die im Gehirn angelegten Verschaltungen als die soeben beschriebenen kontrollierbaren Streßreaktionen. Beobachtungen an Versuchstieren deuten darauf hin, daß vor allem die aus unkontrollierbaren Belastungen resultierenden massiven und langanhaltenden Erhöhungen der Glucocorticoid-Spiegel zur Destabilisierung der bereits angelegten synaptischen Verbindungen und neuronalen Netzwerke führt (Fuchs u. a., 1995; Sapolsky, 1990). Im Zuge unkontrollierbarer Belastungen wird die Noradrenalinausschüttung vermindert (Tsuda und Tanaka, 1985), der cerebrale Energieumsatz gehemmt (Bryan und Lehmann, 1988) und die Bildung neurotropher Faktoren unterdrückt (Smith u. a., 1995). Halten derartige Belastungen länger an, so kann es sogar zur Degeneration noradrenerger Axone im Kortex (Nakamura u. a., 1991) und zum Absterben von Pyramidenzellen im Hippokampus (Sapolsky u. a., 1985; Uno u. a., 1989) kommen. Verhaltensbiologische Untersuchungen zeigen in diesem Zusammenhang einen sehr interessanten Effekt: Hohe Spiegel von Glucokortikoiden, wie sie physiologischerweise bei unkontrollierbarem Streß erreicht werden, fördern die Auslöschung von erlernten Verhaltensreaktionen und führen zur Elimination vor allem solcher Verhaltensweisen, die für eine erfolgreiche Beendigung des Streßreaktionsprozesses ungeeignet sind (van Wimersma-Greidanus und Rigter, 1989).

Die Aneignung neuer Bewertungs- und Bewältigungsstrategien, grundlegende Veränderungen im Denken, Fühlen und Handeln werden durch die vorangehende Destabilisierung und Auslöschung unbrauchbar gewordener Muster erst ermöglicht. Es ist in diesem Zusammenhang bezeichnend, daß vor allem Umbruchphasen wie die Pubertät, die zu psychosozialen Neuorientierungen zwingen, besonders häufig mit langanhaltenden, unkontrollierbaren psychischen Belastungen einhergehen. Damit tragen beide Arten von Streßreaktionen, also die kontrollierbaren Herausforderungen wie auch die unkontrollierbaren Belastungen in jeweils spezifischer Art und Weise zur Strukturierung des Gehirns, d.h. zur Selbstorganisation neuronaler Verschaltungsmuster im Rahmen der jeweils vorgefundenen äußeren, psychosozialen Bedingungen bei: Herausforderungen stimulieren die Spezialisierung und verbessern die Effizienz bereits bestehender Verschaltungen. Sie sind damit wesentlich an der Weiterentwicklung und Ausprägung bestimmter Persönlichkeitsmerkmale beteiligt. Schwere, unkontrollierbare Belastungen ermöglichen durch die Destabiliserung einmal entwickelter, aber unbrauchbar gewordener Verschaltungen die Neuorientierung und Reorganisation von bisherigen Verhaltensmustern.

Die von unkontrollierbaren Belastungen getriggerten langanhaltenden neuroendokrinen Reaktionen können offenbar über die von ihnen ausgelöste Destabilisierung neuronaler Verschaltungsmustern in limbischen und kortikalen Hirnregionen zu mitunter sehr grundsätzlichen Veränderungen des Denkens, Fühlens und Handelns einer Person führen. Das Ersetzen eines alten, unter dem Einfluß bisheriger Anforderungen stabilisierten assoziativen Verschaltungsmusters durch ein neues kann dazu führen, daß bisher unkontrollierbare psychosoziale Konflikte kontrollierbar werden. Ein derartiger Reorganisationsprozeß ist jedoch immer mit dem Risiko der Entgleisung und des unkompensierbaren Verlustes bestimmter Fähigkeiten im Bereich des Denkens, Fühlens oder Handelns behaftet (Hüther u.a., 1996). Je früher während der Individualentwicklung derartige stabilisierende oder auch destabilisierende Erfahrungen strukturell im Gehirn verankert werden, desto tiefgreifender und nachhaltiger bestimmen sie die weitere Nutzung und Ausformung der bis dahin bereits etablierten neuronalen Verschaltungen und damit auch die in der Vorstellungswelt einer Person verankerten Erfahrungen und die von ihr gehegten Erwartungen.

Die mit Abstand wichtigste Erfahrung, die jeder Mensch während seiner frühkindlichen Entwicklung machen kann, ist die, daß er in einem sozialen Umfeld Schutz und Geborgenheit findet. Die zweite wichtige Erfahrung ist die, daß er durch eigenes Handeln in der Lage ist, eine Bedrohung oder Störung seines inneren Gleichgewichts unter Kontrolle zu bringen.

Nur wenn es gelingt, diese beiden Grunderfahrungen fest im kindlichen Gehirn zu verankern, kann im weiteren Leben eine optimale Balance zwischen Bindungsfähigkeit und Selbstvertrauen entwickelt werden. Wenn während der frühkindlichen Entwicklung Erfahrungen überwiegen, die dazu führen, daß das Eingebundensein in eine soziale Gemeinschaft wichtiger erscheint als die Fähigkeit, Probleme selbständig zu lösen, bleiben diese Kinder häufig zeitlebens von anderen Menschen, von deren Fürsorge, deren Kompetenzen und deren Meinungen abhängig (mangelnde Autonomie, psychische Labilität).

Umgekehrt kann es auch dazu kommen, daß die Bindung an andere Menschen nur schwach und dafür das Selbstwertgefühl sehr stark entwickelt und die Bedeutung der eigenen Kompetenz sehr hoch bewertet wird. Kinder, die diese Grunderfahrung gemacht haben, machen ihre Entscheidungen in erster Linie davon abhängig, was ihnen für ihr individuelles Wohlergehen und für die Erfüllung ihrer privaten Wünsche besonders nützlich erscheint (Pseudoautonomie, Selbstbezogenheit).

Der Extremfall

Auswirkungen traumatischer Erfahrungen auf die Hirnentwicklung

Normalerweise erleben Kinder die mit unkontrollierbaren Belastungen einhergehende, massive Streßreaktion nicht als ein plötzlich einsetzendes Ereignis, sondern als einen schleichenden, immer bedrohlichere Ausmaße annehmenden Prozeß. Die damit einhergehenden Destabilisierungsprozesse verlaufen dementsprechend langsam. Sie machen sich oft als vorübergehender Entwicklungsstillstand, bisweilen auch als Regression auf der Ebene einzelner, bereits erfolgreich gebahnter Leistungen und Kompetenzen bemerkbar. In den meisten Fällen gelingt es den betreffenden Kindern, im Verlauf dieses allmählichen Destabilisierungsprozesses neue Denk- und Verhaltensmuster zu entdecken und zur Bewältigung der betreffenden Belastung einzusetzen. Wird eine dieser Strategien subjektiv als erfolgreich bewertet, so kann die unkontrollierbare Streßreaktion angehalten und in eine kontrollierbare Streßreaktion umgewandelt werden. Die Destabilisierungsprozesse kommen zum Stillstand, und die zur Problemlösung nunmehr eingesetzten neuronalen Verschaltungen werden neu gebahnt. Die so stattfindende Reorganisation assoziativer Verschaltungsmuster tritt dann als ein – oft grundlegend – verändertes Denken, Fühlen und Handeln zutage (Ablösung und Neuorientierung).

Gelingt es einem Kind jedoch nicht, auf diese Weise einen Ausweg aus einer immer bedrohlicher werdenden Situation zu finden, so führt die mit der anhaltend unkontrollierbaren Streßreaktion einhergehende Destabilisierung über kurz oder lang zum Zusammenbruch seiner integrativen (neuronalen, endokrinen und immunologischen) Regelmechanismen und damit zur Manifestation unterschiedlicher körperlicher oder psychischer Störungen. Meist wird auf diese Weise eine »Notlösung« möglich. Versagt auch dieser Mechanismus und kann kein neues psychoemotionales und psychosomatisches Gleichgewicht gefunden werden, so stirbt das Kind.

Schwere seelische Belastungen, die sich nicht allmählich aufbauen, sondern ein Kind (oder auch einen Erwachsenen) völlig unerwartet treffen, sind deshalb besonders gefährlich, weil es unter diesen Bedingungen kaum möglich ist, die mit der unkontrollierbaren Streßreaktion einhergehende Destabilisierung für eine Reorganisation zu nutzen. Unter diesen Bedingungen kann der Destabilisierungsprozeß irreversible Schäden verursachen (Degeneration von Dendriten und bisweilen sogar von ganzen Nervenzellen vor allem im Bereich des Hippocampus).

Wenn es einem Kind nach einer solchen traumatischen Erfahrung nicht gelingt, diese unkontrollierbare Streßreaktion irgendwie anzuhalten, so ist es verloren, denn die dadurch ausgelösten Destabilisierungsprozesse können lebensbedrohliche Ausmaße annehmen. Jedes traumatisierte Kind spürt das, und es wird deshalb mit allen ihm zur Verfügung stehenden Mitteln versuchen, die traumatische Erfahrung und die posttraumatisch immer wieder aufflammenden Erinnerungen an das erlebte Trauma unter Kontrolle zu bringen. Bewährte Strategien, die es bisher zur Bewältigung seiner Ängste eingesetzt hat, wurden angesichts des erlebten Traumas ad absurdum geführt. Auf psychosoziale Unterstützung kann es sich nicht mehr verlassen, vor allem dann, wenn das Trauma durch bisherige enge Bezugspersonen ausgelöst worden ist. Der Glaube an familiäre psychosoziale Geborgenheit ist ihm ebenso verlorengegangen wie der Glaube an seine eigene Fähigkeit, Bedrohungen abzuwenden. Die einzige Strategie, die ihm nun noch Linderung verschaffen kann, ist die Abkoppelung der traumatischen Erfahrung aus dem Erinnerungsschatz, ihre Ausklammerung durch eine gezielt veränderte Wahrnehmung und assoziative Verarbeitung von Phänomenen der Außenwelt. Es ist gezwungen, mit diesen Strategien gegen die immer wieder aufflackernden Erinnerungen an das Trauma anzurennen. Falls es eine Strategie findet, die es ihm ermöglicht, die traumatische Erinnerung und die damit einhergehende unkontrollierbare Streßreaktion kontrollierbar zu machen, hört der Destabilisierungsprozeß auf, und es werden nun all die neuronalen Verschaltungen gefestigt und gebahnt, die zur »erfolgreichen«

Bewältigung seiner durch die traumatische Erinnerung ausgelösten Ängste aktiviert werden.

Auf diese Weise entstehen zunächst kleine, durch ihre wiederholte »erfolgreiche« Nutzung aber schließlich immer breiter und effektiver werdende zentralnervöse »Umgehungsstraßen« und »Umleitungen«, »Verbotszonen«, »Rastplätze« und die dazugehörigen »verkehrsregelnden Leiteinrichtungen«. Gefunden werden diese Lösungen mehr oder weniger rasch und meist intuitiv, aber bis die dabei benutzten Verschaltungen hinreichend effektiv gebahnt sind, können Monate und Jahre vergehen. Die dabei ablaufenden Bahnungsprozesse können offenbar so tiefgreifend und weitreichend werden, daß bei manchen Kindern die Erinnerung an das traumatische Erlebnis schließlich nicht mehr abrufbar ist. Bei manchen wird die gesamte emotionale Reaktionsfähigkeit und damit auch die basale Aktivität und die Aktivierbarkeit der HPA-Achse permanent unterdrückt. Bei manchen können bizarr anmutende oder gar selbstgefährdende Bewältigungsstrategien bis zur Zwanghaftigkeit gebahnt werden.

Immer ist es die subjektive Erfolgsbewertung einer zunächst meist unbewußt gefundenen Strategie, die zur Aktivierung einer nunmehr kontrollierbaren Streßreaktion und damit zur Bahnung der dabei benutzten Verschaltungen führt. Zwangsläufig sind all diese gebahnten Abwehrstrategien daher individuelle Lösungen, die sich deutlich von den »normalen« Bewältigungsstrategien nicht traumatisierter Kinder unterscheiden. Damit geraten diese traumatisierten Kinder in ein »soziales Abseits« und werden oft als persönlichkeitsgestört oder antisozial attributiert. So schließt sich ein fataler Circulus vitiosus, aus dem sie aus eigener Kraft nicht mehr herausfinden. Zwangsläufig vollzieht sich die geistig-emotionale, bisweilen sogar die motorische und körperliche Entwicklung dieser Kinder anders, als es ohne die einschneidende traumatische Erfahrung der Fall gewesen wäre. Besonders häufig kommt es zu Störungen des Sozialverhaltens, zu aggressiv-destruktiven Handlungen gegen andere oder gegen sich selbst. Die Kinder zeigen Störungen in ihrer Affektregulation mit Zuständen von Betäubung und Übererregung, häufig gepaart mit impulsivem und riskantem Verhalten. Sie sind in ihrer Selbstwahrnehmung und in ihrer Wahrnehmung von anderen gestört und haben Schwierigkeiten, zwischen sich und anderen Grenzen zu ziehen und aufrechtzuerhalten. Oft zeigen diese Kinder Bewußtseinsveränderungen, Amnesien, Hypermnesien, Dissoziationen, Depersonalisations- und Derealisationsphänomene, Flashbacks und Alpträume. Typisch sind weiterhin korrupte Wertsysteme und brüchige Normen sowie generell fehlende Orientierungen. Häufig weisen sie schwere Lern-, Aufmerksamkeits- und Kontaktstörungen auf.

Literatur

Boyeson, M. G. und K. A. Krobert (1992): Cerebellar norepinephrine infusions facilitate recovery after sensorimotor cortex injury. *Brain Res. Bull.,* 29, 435–439.

Bryan, R. M. und R. A. W. Lehmann (1988): Cerebral glucose utilization after aversive conditioning and during conditioned fear in rat. *Brain Res.,* 444, 17–24.

Cole, B. J. und T. W. Robbins (1992): Forebrain norepinephrine: role in controlled information processing in the rat. *Neuropsychopharmacology,* 7, 129–141.

Fuchs, E., H. Uno und G. Flügge (1995): Chronic psychosocial stress induces morphological alterations in hippocampal pyramidal neurons of tree shrew. *Brain Res.,* 673, 275–282.

Hüther, G. (1996): The central adaptation syndrom: psychosocial stress as a trigger for adaptive modifications of brain structure and brain function. *Progress in Neurobiology,* 569–612.

Hüther, G. (1998): Stress and the adaptive self-organization of neuronal connectivity during early childhood. *Developm Neurosci,* 297–306.

Hüther, G., S. Doering, U. Rüger, E. Rüther und G. Schüßler (1996): Psychische Belastungen und neuronale Plastizität. *Zsch. psychosom. Med.,* 42, 107–127.

Nakamura, S., I. Kitayama und L. S. Murase (1991): Electrophysiological evidence for axonal degeneration of locus coeruleus neurons following long-term forced running stress. *Brain Res. Bull.,* 26, 759–763.

Sapolsky, R. M. (1990): Glucocorticoids, hippocampal damage and the glutamatergic synapse. *Prog. Brain Res.,* 86, 13–23.

Sapolsky, R. M., L. Krey und B. S. J. McEwen (1985): Prolonged glucocorticoid exposure reduces hippocampal neuron number: Implications for aging. *Neurosci.,* 5, 1222–1227.

Smith, M. A., S. Makino, R. Kvetnansky und R. M. Post (1995): Stress and glucocorticoids affect the expression of brain-derived neurotrophic factor and neurotrophin-3 m-RNAs in the hippocampus. *J. Neurosci.,* 15, 1768–1777.

Stone, E. A., S. M. John, G. Y. Bing und Y. Zhang (1992): Studies on the cellular localization of biochemical responses to catecholamines in the brain. *Brain Res. Bull.,* 285–288.

Tsuda, A. und M. Tanaka (1985): Differential changes in noradrenaline turnover in specific regions of rat brain produced by controllable and uncontrollable shocks. *Behav. Neurosci.,* 99, 802–817.

Uno, H., R. Tarara, J. Else, M. Suleman und R. Sapolsky (1989): Hippocampal damage associated with prolonged and fatal stress in primates. *J. Neurosci.,* 9, 1705–1711.

van Wimersma-Greidanus, T. B. und H. Rigter (1989): Hormonal regulation of learning. In: Bush, F. R. und S. Levine (Hrsg.) *Psychoendocrinology*. San Diego (Academic Press), S. 271–306.

Karl Heinz Brisch

BINDUNGSSTÖRUNGEN UND TRAUMA

Grundlagen für eine gesunde Bindungsentwicklung

Die Bindungsforschung hat durch eine Vielzahl von Längsschnittstudien grundlegende Erkenntnisse und Zusammenhänge aufgedeckt, die für die gesunde, sichere Bindungsentwicklung eines Kindes eine entscheidende Rolle spielen (Grossmann u.a., 1997; Spangler und Zimmermann, 1995; Brisch, 1999; Brisch u.a., 2002a). Zusammengefaßt lassen sich diese auf folgende Ergebnisse zentrieren: Eine sichere innere Bindungsrepräsentation der Eltern verhilft diesen dazu, eine stabile, von gegenseitiger Wertschätzung und Empathie getragene Partnerschaft zu gestalten, die auf längere Zeit ausgelegt und für beide Seiten befriedigend ist. Wird in dieser Partnerschaft ein Kind geboren, können sich diese Eltern in der Interaktion mit ihrem Säugling feinfühlig auf das Verhalten ihres Kindes einstellen. Sie erkennen rasch seine Signale, interpretieren sie meistens richtig und reagieren angemessen, ohne Über- oder Unterstimulierung und in einem entwicklungsfördernden Zeitfenster, das weder zu übergroßer Frustration noch zu übermäßiger, altersunangemessener Verwöhnung führt (Grossmann u.a., 1985). Diese Feinfühligkeit drückt sich auch in ihrer Sprache aus. Während der Interaktion mit ihrem Säugling können sie etwa in Ammensprache das mit ihrer Empathie wahrgenommene Fühlen und Handeln des Säuglings sowie seine Intentionen des Handelns mit Worten kommentieren. Auf diese Weise geben sie dem Handeln, Denken und Fühlen ihres Kindes eine Begrifflichkeit und ermöglichen ihm, seine Affekte und inneren Bilder zu benennen. Dies führt im Laufe des ersten und zweiten Lebensjahres auch zur Entwicklung von mentalen Repräsentationen, die eine Voraussetzung für die Symbolbildungen sind (Meins, 1997; Grossmann, 1999). Die Eltern-Kind-Interaktionen erfolgen in einem Dialog sowohl auf der Sprach- als auch auf der Handlungsebene, so daß Eltern und Kind sich wechselseitig aufeinander beziehen, kleine Mißverständnisse korrigieren, aber der Dialog weder abreißt noch durch zeitsynchrones Sprechen oder Handeln verwirrend und irritierend wird (Beebe u.a., 2002).

Unter diesen optimalen Bedingungen entwickelt ein Kind eine sichere emotionale Bindung an seine Eltern, die ihm als Schutzfaktor in seiner weiteren Entwicklung dient und es bei emotionaler Belastung durch ängstigende Ereignisse »widerstandsfähig« machen wird. Die Eltern sind für das Kind zu einem »sicheren emotionalen Hafen« geworden. Bei Aktivierung des Bindungssystems etwa durch Trennung von den Eltern, Angst und Gefahr wird das Kind seine Eltern aufsuchen und aktiv körperliche Nähe zu ihnen herstellen. Auf diese Weise wird seine emotionale Erregung wieder beruhigt (Ainsworth und Witting, 1969).

Eine solche sichere Bindung ist auch eine optimale Voraussetzung für ein von der Neugier geleitetes Explorationsverhalten. Solange die Bindungspersonen real anwesend sind und dem Säugling Schutz und Sicherheit vermitteln können, wird ein sicher gebundenes Kind seine Umwelt ebenso wie neue Personen interessiert und freundlich untersuchen, Kontakte herstellen und neue Beziehungen knüpfen, die wiederum die innere Entwicklung des Kindes fördern (Ainsworth und Witting, 1969; Grossmann u. a., 1999; Schieche, 2001).

Sind die Eltern selbst aber unsicher-vermeidend oder unsicher-ambivalent (verstrickt) in ihrer eigenen Bindungshaltung, wird bereits die Partnerschaft spannungsreicher sein, weil die Vermittlung von Distanz- und Nähewünschen schwieriger ist. Dies wird durch die Geburt eines Kindes noch komplizierter, weil ein Säugling Nähe und Versorgung einfordert. Werden diese aus seinem entwicklungsbiologisch angelegten Bindungsbedürfnis gesteuerten Verhaltensweisen von seinen Eltern eher zurückgewiesen und unvorhersehbar oder widersprüchlich beantwortet, entwickelt sich auch beim Säugling mit großer Wahrscheinlichkeit eine unsicher-vermeidende oder unsicher-ambivalente Bindungsqualität (Steele u. a., 1996). Der Säugling wird sich sowohl gegenüber seinen Eltern als auch gegenüber anderen Personen entweder distanzierter verhalten oder auch ambivalent. Er überträgt sein Bindungsmuster auf andere Beziehungsgestaltungen, denn sein Verhalten wird von einer inneren Bindungsrepräsentation, einem »inneren Arbeitsmodell von Bindung« gesteuert (Bretherton, 2002). Dies macht sein Verhalten für andere vorhersehbar und führt zu einer wesentlichen Verhaltenskonstanz in bindungsrelevanten Situationen, wie sie durch Trennungserfahrungen oder angstvolle Situationen insgesamt ausgelöst werden (Bretherton und Munholland, 1999). Diese unsicheren Bindungsmuster sind eher ein Risikofaktor in belastenden Situationen, weil die Bewältigungsmöglichkeiten eingeschränkt sind und solche Kinder sich nur zögerlich Hilfe holen können oder aber andere Personen in hoher Ambivalenz in Autonomie-Abhängigkeits-Konflikte verstricken (Werner, 2000).

Desorganisation und Trauma

Unverarbeitete traumatische Erfahrungen der Eltern spiegeln sich in inkohärenten Sprachstilen, Gedankenabbrüchen, absence- oder tranceartigen dissoziativen Zuständen, wenn man mit ihnen ein sogenanntes »Erwachsenen-Bindungs-Interview« (George u.a., 1985; Main und Goldwyn, 1984) durchführt. Sobald unverarbeitete Erfahrungen von Trennungen, Verlusten, Gewalterfahrung, Unfällen zum Thema werden, die von zwischenmenschlichen Erlebnissen wie auch von natürlichen Katastrophen herrühren können, kann man diese desorganisierten Verhaltensweisen im Interview beobachten (Main und Hesse, 1990; Lyons-Ruth u. a., 2002; Main, 2002). Die Interviewten halten etwa im Sprachfluß manchmal für mehrere Sekunden inne, vermeiden Blickkontakt, zeigen in den weiteren Sätzen Gedankenabbrüche, unlogische Kombinationen und Verwechslungen von Raum, Zeit und Personen. Diese durch sprachliche Analysen von Main (1991) gewonnenen Erkenntnisse sind auch aus der Psychotraumatologie bekannt und sprechen dann für das Vorhandensein einer posttraumatischen Belastungssymptomatik oder sogar einer -störung, wenn die traumatischen Erlebnisse schon länger als 6 Monate zurückliegen.

Das innere Arbeitsmodell von Bindung solcher Eltern, das durch Traumata erschüttert wurde, weil etwa eine bedeutende Bindungsperson, wie der eigene Vater, die Bindungssicherheit durch sexuelle und/oder körperliche Gewalt zerstört hatte, ist nicht integriert und kohärent, sondern besteht aus widersprüchlichen Anteilen (Lyons-Ruth u. a., 2002). Wenn die Bindungsperson selbst durch ihre Bedrohung die Bindungssicherheit des Kindes zerstörte, bleibt ein irritierbares, desorganisiertes Bindungsarbeitsmodell zurück, so daß sich das Kind auf kein sicheres Bindungsgefühl verlassen kann.

Oftmals waren Eltern, die ihre Kinder mißhandeln, selbst in ihrer Kindheit Opfer von Gewalterfahrungen in der Beziehung mit ihren Eltern. Solche Eltern mit Traumaerfahrung müssen ständig auf der Hut sein, daß ihre traumatischen Bindungserfahrungen nicht aktiviert werden. Durch Vermeidung entsprechender Themen, Aktivitäten oder Personen versuchen sie, diese Erfahrungen mit den unangenehmen Gefühlen von Ohnmacht, Angst und Desorientierung zu vermeiden (Brisch, 2002 a).

Wenn solche Eltern einen Säugling bekommen, besteht die Gefahr, daß dieser Säugling mit hoher Wahrscheinlichkeit auch ein desorganisiertes Bindungsmuster entwickeln wird. Inzwischen gibt es zunehmend Forschungsergebnisse, die auf den Mechanismus der Weitergabe von elterlichen Traumaerfahrungen auf die Kindergeneration schließen lassen. Traumatisierte Eltern verhalten sich in der Interaktion mit ihrem Kind eher aggressiv-feindlich, sie machen ihrem Kind Angst, oder sie werden durch ihr Kind geängstigt (Schuengel u.a., 1999). Manche Eltern geraten auch in einen Zustand von Ohnmacht und Hilflosigkeit, wenn sie mit ihrem Kind spielen oder es pflegen (George und Solomon, 1989). Der Säugling macht daher in der Beziehung zu seiner Bindungsperson keine konstante verläßliche Erfahrung von emotionaler Sicherheit, weil Eltern mit ängstigendem, ängstlichem oder hilflosem Verhalten ihrem Säugling kein Gefühl von »sicherem emotionalen Hafen« vermitteln können. Die Interaktion mit der Mutter oder dem Vater, im Extremfall mit beiden Elternteilen, wird für den Säugling zu einer unvorhersehbaren Quelle von Angst und potentieller Sicherheit gleichzeitig, allerdings weiß er nie genau, worauf er sich verlassen soll (Hesse und Main, 1999; 2002).

Hieraus entsteht vermutlich ein desorganisiertes multiples inneres Arbeitsmodell von Bindung beim Säugling. In bindungsrelevanten Situationen zeigt der Säugling daher widersprüchliche motorische Verhaltensweisen, indem er sich etwa der Bindungsperson annähert und kurz darauf wieder von ihr wegläuft, sich mit motorischen Stereotypien bewegt und in tranceartige Zustände gerät, so wie wir sie von seinen Eltern aus dem Bindungsinterview kennen (Main und Solomon, 1990).

Etwa 80 Prozent der Kinder von traumatisierten Eltern zeigen ein desorganisiertes Bindungsmuster mit solchen Verhaltensweisen. Diese können in bindungsrelevanten Situationen wie auch in anderen Beziehungen, etwa zwischen Kleinkind und Erzieherin, auftreten und sehr irritierend und verunsichernd auf die Betreuungsperson wirken (Crittenden, 1981; Cicchetti und Toth, 1995).

Bindungsstörungen und Trauma

Wenn Kinder insbesondere in den ersten Lebensjahren über einen längeren Zeitraum traumatisierende Erfahrungen gemacht haben, entwickeln sie nicht nur eine desorganisierte Bindung, sondern vielmehr eine Bindungsstörung (Brisch, 1999). Diese kann sich sehr unterschiedlich in ihrer Symptomatik auswirken und nach außen zeigen. Den unterschiedlichen Mustern der Bindungsstörung liegt eine schwerwiegende Fragmentierung bis Zerstörung des inneren Arbeitsmodells von Bindung zugrunde. Das Kind entwickelt daraufhin andere Verhaltens- und Überlebensstrategien, die oft den Bindungskontext nicht mehr erkennen lassen. Solche schwerwiegenden Traumatisierungen entstehen in der Regel durch die bedeutungsvollen Bindungspersonen des Kindes selbst, und sie wirken über einen längeren Zeitraum ein. Hierzu gehören etwa Formen der schweren emotionalen und körperlichen Verwahrlosung und Deprivation. Bei dieser Form der Bindungsstörung findet man einen Rückzug in eine eigene innere Welt mit Zeichen von körperlichem Verfall und Marasmus, stereotypen Bewegungsmustern, die der Selbststimulation dienen, bis hin zu selbstverletzendem Verhalten mit Bißwunden. Diese schwerwiegenden Formen der Deprivation, wie man sie auch heute noch in rumänischen und russischen Kinderheimen finden kann, führen zu einer Form der Bindungsstörung, die beim Kind keine Bevorzugung von Bindungspersonen und Bindungsverhalten mehr erkennen lassen, wenn bindungsrelevantes Verhalten etwa in Trennungssituationen erwartet würde. Diese Kinder scheinen jegliche Erwartung an eine emotional hilfreiche und verfügbare Beziehung verloren zu haben, so daß sie auf äußere Reize auch nicht mehr positiv, sondern eher ängstlich erschrocken und abwehrend reagieren (vgl. die Studien von Spitz im Beitrag von Hellbrügge in diesem Band). Die Traumatisierung besteht bei diesen Kindern nicht in einer oder mehreren abgrenzbaren Einzelereignissen, sondern in einer sequentiellen permanenten Traumatisierung durch die emotionale Isolation und Nicht-Verfügbarkeit einer Bezugsperson, die entsprechend dem Konzept der Feinfühligkeit auf die Kinder eingehen könnte.

Eine weitere schwerwiegende Traumatisierung, die zu Bindungsstörungen führt, sind wiederholte Verluste von Bindungspersonen in den ersten Lebensjahren, etwa durch natürlichen Tod, Unfälle, Suizid, Naturkatastrophen. Besonders dramatisch ist diese Form der Traumatisierung, wenn mehrere Bezugspersonen auf einen Schlag etwa durch einen katastrophalen Unfall verlorengehen und das Kind das einzige Überlebende ist.

Es ist leicht nachvollziehbar, daß sich diese einschneidenden Trennungserfahrungen schädlich auf die psychische Entwicklung des Kindes auswirken. In Tierversuchen konnte man aber auch zeigen, daß selbst kürzere Trennungen von der Mutter in der frühen Entwicklungszeit langfristige Folgen für die Entwicklung haben können. Eine täglich 15minütige Herausnahme von jungen Ratten aus dem Nest verbunden mit einer Trennung von der Mutter während der ersten 3 Wochen nach der Geburt führte zu langfristigen Veränderungen in den Reifungsprozessen des zentralen Nervensystems sowie zu langfristigen Veränderungen in der basalen Cortisolregulation, die für die allgemeine Streßreaktion verantwortlich ist. Besonders eindrücklich ist, daß diese Effekte in der neuro-humoralen Regulation des Cortisols in der nächsten Generation ebenfalls auftraten, obwohl diese Kindergeneration keine Trennungserfahrungen durchgemacht hatte (Meaney u. a., 1988; Francis u. a., 1999; Spitzer, 2000). Diese Ergebnisse sind extrem bedeutungsvoll, weil sie auf die langfristigen Folgen und eine nicht-genetische Weitergabe von Auswirkungen früher Trennungserfahrungen auf die nächste Generation verweisen, die sich auch in einer Störung der neuro-humoralen Regulationsmechanismen widerspiegeln.

Auch Naturkatastrophen und Kriege sind Ereignisse, in denen Kinder mit der Trennung von ihren Bindungspersonen und teilweise auch mit deren Verlust konfrontiert werden. Manchmal werden sie durch die Ereignisse gewaltsam von ihren Bezugspersonen getrennt und bleiben jahrelang im ungewissen, ob ihre Eltern noch leben oder schon gestorben sind. Unter diesen Umständen kann keine Form der Trauerbearbeitung erfolgen, so daß der traumatische Affekt eingefroren bleibt und bei unbedeutenden anderweitigen alltäglichen Trennungsereignissen ausgelöst werden kann. Hierzu zählt auch die bewußte Verleugnung des erlebten Verlustes, der durch eine entsprechende Tabuisierung durch die Erwachsenen noch verstärkt werden kann, wenn diese über die Verluste nicht sprechen im besten Glauben, das Kind mit der grausamen Realität nicht belasten zu müssen. Dabei geht es oft aber auch um einen Selbstschutz, wenn die Realität selbst für einen Erwachsenen kaum auszuhalten und zu verarbeiten ist (van der Kolk u. a., 2000).

Ereignet sich das Trauma durch eine Ursache, die außerhalb der Beziehung zu den Bindungspersonen liegt, wie etwa durch einen Unfall, so ist die Verarbeitung aber insgesamt wesentlich leichter und ermöglicht es dem Kind, sich auch bei Bindungspersonen Hilfe und Unterstützung zu holen.

Auf diesem Hintergrund werden auch die Ergebnisse diskutiert, daß Kinder, die im Konzentrationslager ihre Eltern verloren hatten, dieses Trauma nicht an ihre Kinder und Enkelkinder weitergegeben haben, wie eine enorm aufwendige Studie belegt. Trennungserlebnisse in Israel selbst, nachdem der Holocaust überlebt war, wirkten dagegen sehr einschneidend, weil wichtige hilfreiche Bindungspersonen wie etwa Geschwister umgekommen waren. Äußere Hilfestellung und emotionale Unterstützung nach dem Holocaust, auch die Erfahrung und die Hoffnung auf einen »sicheren Ort« für ein neues Leben in Israel, wirkten sehr stabilisierend. Dies ist ein gutes Beispiel dafür, daß die nachweislich traumatischen Erfahrungen der Mütter, die im Konzentrationslager noch Kinder waren, als sie ihre Eltern verloren, nicht unbedingt zwangsläufig weitergegeben und zur Bindungspsychopathologie in der nächsten Generation führen müssen (van IJzendoorn, 2002).

Eine der traumatisierendsten Erfahrungen für ein Kind ist das Erleben von sexueller Gewalt durch eine Bindungsperson oder eine Person, die durch ihre Fürsorgestellung in einer solchen Position ist, wie etwa Lehrer, Erzieher, Pfarrer, Gruppenleiter (Tschan, 2001; Tinker und Wilson, 1999).

Wenn etwa der Vater oder ein nahestehender männlicher Verwandter das Kind sexualisierter Gewalt aussetzt, so führt dies nachweislich zu einer schwerwiegenden Traumatisierung. Geschieht dies in den ersten Lebensjahren, so ist die Entwicklung einer Bindungsstörung wahrscheinlich. Diese ist ohne therapeutische Hilfe kaum zu verarbeiten und hat erhebliche psychopathologische Auswirkungen auf die Bindungssicherheit. In der Regel bleibt bis zum Erkennen der sexuellen Mißhandlung der Bindungskontext erhalten. Diese bedeutet, daß das Kind durchaus etwa den Vater als Bindungsperson für sich selbst und seine Geschwister erleben kann, während es in der Mißhandlungssituation den Vater als jemanden erlebt, der seine Position als Vertrauensperson für die eigenen Bedürfnisse ausnutzt und für die Signale der Abwehr und des Widerstandes von seiten des Kindes nicht empfänglich ist. Eine in diesem Kontext ausgesprochene Drohung, das Kind bei Nichteinhalten des Schweigegebots umzubringen, hinterläßt eine kaum integrierbare innere Spannung aus Angst, Panik, Ausgeliefertsein und Schmerzen in einem Kontext, der gleichzeitig aber auch körperliche Nähe und Berührung mit der vertrauten Bindungsperson beinhaltet. Während außerhalb der Mißbrauchssituation etwa der Vater als hilfreich, unterstützend und in Gefahrensituationen auch als sichere Basis erlebt wird oder sich als solche anbietet, wird er in der Mißbrauchssituation als unfeinfühlig, gewalttätig und bedrohlich erlebt. Bindungsstörungen mit Hemmung können die Folge sein, denn wenn das Kind sich etwa dem Vater in einer angstmachenden Situation annähert und sein Angebot von Schutz und Hilfe annimmt, wird gleichzeitig auch die Angst vor Übergriffen des Vaters und dessen Drohung in dem inneren Arbeitsmodell von Bindung aktiviert. Dies hinterläßt beim Kind einen unlösbaren Bindungskonflikt (Cicchetti und Toth, 1995). Dieser kann sich darin äußern, daß sich das Kind gegenüber dem Vater wie auch gegenüber anderen Personen gehemmt fühlt, seine Bindungswünsche zu äußeren und sein Bindungsverhalten zu zeigen. Typischerweise zeigen diese Kinder gegenüber fremden Personen eher Bindungsverhalten als zur elterlichen Bindungsperson. So wollen sie etwa länger in der Klinik bleiben, wenn sie dort zur Abklärung ihrer Bauchschmerzen aufgenommen wurden, suchen den Kontakt und die Nähe zur Kinderkrankenschwester, wenn sie schmerzhafte Untersuchungen erleben müssen. Dagegen verstummen sie und ziehen sich gehemmt in Anwesenheit des Vaters zurück. Das geschilderte Szenario der sexuellen Mißhandlung durch den Vater verschärft sich noch, wenn das Kind erlebt, daß die Mutter von den Übergriffen des Vaters weiß und etwa das Kind auch noch dem Vater für seine sexuellen Handlungen zur Verfügung stellt oder wenn das Kind mit Einverständnis der Mutter zur Prostitution gezwungen wird. In dieser Situation geht auch die Mutter als emotional sichere Basis verloren, die dem Kind immer noch als Schutz und »sicherer Hafen« hätte zur Verfügung stehen können. Unter diesen Umständen ist das Kind mit allen Affekten von Angst und Bedrohungserleben allein und hat nur noch die Chance, außenstehende Personen als sichere Basis zu nutzen, indem es sich etwa einer Erzieherin oder einer Lehrperson anzuvertrauen versucht, die mit dem familiären System nicht korrumpiert und verstrickt ist und daher nicht in Loyalitätskonflikte gegenüber den Eltern kommt (Pearce und Pezzot-Pearce, 1997; Brisch, 1999).

Ähnlich traumatisierend wirken körperliche Gewalt und Mißhandlung des Kindes durch eine Bindungsperson. Allerdings ist es für das Kind leichter, sich räumlich oder körperlich zu distanzieren oder auch zu kämpfen, obwohl es in der Regel hierin beschränkt ist, weil es in jungen Jahren in jeder Hinsicht auf die physische Versorgung, die emotionale Betreuung und den sozialen Schutz durch seine Eltern angewiesen ist. Manchmal laufen jedoch auch kleine Kinder weg und suchen bei fremden Personen, denen sie zufällig begegnen, einen Hafen der Sicherheit. Sie entwickeln auch Strategien, der Gewalt zu entgehen, indem sie ihrerseits auf die Eltern sorgend und feinfühlig eingehen. Diese Form der Bindungsstörung wird als Rollenumkehr bezeichnet, weil die Kinder ihre eigenen Bindungsbedürfnisse zugunsten der Eltern aufgeben. Dieses Verhalten kann internalisiert werden und dazu führen, daß sich solche Menschen im Erwachsenenalter in Beziehungen nur dann sicher fühlen, wenn sie andere versorgen. Es ist ihnen ganz unmöglich, sich selbst versorgen zu lassen, weil sie in der Übertragung fürchten, der andere könnte – ähnlich wie früher der Mißhandler – unberechenbar zuschlagen oder anderweitig verletzend werden.

Wenn die körperliche Mißhandlung des Kindes in eine ritualisierte Form der sadistischen Gewalt eingebettet und mit sexualisiertem Erleben auf der Seite des Peinigers gekoppelt ist, gleichzeitig dem Kind suggeriert wird, daß diese Erfahrung gut ist und eine besondere Form der stabilen, verläßlichen Beziehung darstellt, für die es dankbar sein müsse, entsteht ein inneres Arbeitsmodell, in dem Bindungserfahrung und Gewalt sehr eng mit Aggressivität und Sadismus verknüpft werden. Dies kann dazu führen, daß ein Kind oder Jugendlicher in der Wiederholung des Erlebten mit dem geliebten Plüschtier oder auch realen Haustier spielt und aus dieser Situation heraus, in der es selbst eine Bindungs- und Fürsorgeperson für sein Haustier ist, anfängt, dieses zu schlagen, mit Rasierklingen zu verletzen, anzuzünden und nicht mehr nachvollziehbar zu quälen. Bindungssicherheit und sadistische Gewalt sind jetzt eng miteinander verbunden und stellen eine höchst pathologische Inszenierung von »Sicherheit« dar. Durch die sadistische Gewalt erlebt der Täter emotionale »Sicherheit«, indem er über den anderen bestimmt, ihn mittels Gewalt quälen und damit gefügig, berechenbar und verfügbar machen kann. Die Erfahrung, von einer Bezugsperson unter Androhung und Ritualisierung von Gewalt abhängig und für diese verfügbar zu sein, wird mit umgekehrten Rollen mit dem Haustier reinszeniert. Auf diese Weise werden Sadismus und Masochismus zwei Verhaltensweisen, die für alle Beteiligten mit einem hohen Maß an Sicherheit und Verläßlichkeit verbunden sind und so emotionale Stabilität erfahren lassen, wenn auch um den Preis von Gewalterfahrung und Verletzung, Demütigung und Scham (Pearce und Pezzot-Pearce, 1997).

Unter gesunden Beziehungsbedingungen bedeutet »Feinfühligkeit« in der Eltern-Kind-Interaktion, daß die Eltern sich auch mit einem hohen Maß an Verläßlichkeit der körperlichen Fürsorge des Säuglings widmen, so daß seine grundlegenden Bedürfnisse nach Essen, Trinken, Wärme und Schutz vor Verletzung befriedigt werden. Diese Bedürfnisse werden entsprechend wahrgenommen sowie angemessen und prompt befriedigt. Es ist naheliegend, daß Gewalterfahrung und auch Mißachtung der physiologischen Bedürfnisse, wie dies bei grober Vernachlässigung vorkommt, indem der Säugling nicht gepflegt wird, nicht ausreichend gefüttert, gewindelt oder auch mit warmer Kleidung versorgt wird, zu einer schweren Beeinträchtigung des Körperselbsterlebens führt. Normalerweise baden Eltern ihren Säugling, pflegen seine Haut mit Eincremen und Massage. Auf diese Weise befriedigen sie auch sein Bedürfnis nach sexuell-sensueller Stimulation. Fehlt diese Form der Kommunikation, wie sie in Variationen bei allen Primaten beobachtet werden kann, werden bedeutungsvolle grundlegende Körpererfahrungen nicht gemacht.

Beim Erleben eines Traumas kann es selbst bei früher positiver integrierter Körperselbsterfahrung zu einer typischen Abwehr der intensiven angsterfüllten Affekte im Zusammenhang mit dem Trauma kommen, indem die Körperwahrnehmung durch Dissoziation abgeschaltet wird (van der Kolk u.a., 1996). Dieser Schutzmechanismus erklärt, warum körperliche Schmerzen, die mit dem Trauma – wie etwa körperlicher Mißhandlung – verbunden sind, nicht wahrgenommen werden. Dissoziation ist ein Schutzmechanismus, der aber weit über die traumatische Erfahrung und Situation hinaus erhalten bleiben kann. Unter diesen Umständen sind auch angenehme körperliche Gefühle in anderen positiven Beziehungskontexten nicht mehr erlebbar, so daß der Körper des Kindes von ihm wie »tot«, gefühllos, abgespalten wahrgenommen wird, aber nicht mehr als Teil des eigenen positiven Selbsterlebens.

Traumatische Erfahrungen zerstören die Bindungssicherheit und wirken sich besonders zerstörerisch auf die gesunde psychische Entwicklung aus, wenn das Trauma durch Bindungspersonen ausgeübt wird. Schwerwiegende psychopathologische Entwicklungen mit Bindungsstörungen als einer grundlegenden Hauptsymptomatik sind die Folge, die ein Teil einer umfassenden schweren Persönlichkeitsstörung sind, wie dies von Borderline-Persönlichkeitsstörungen und schweren narzißtischen Persönlichkeitsstörungen bekannt ist. Bei Kindern sehen wir schwere emotionale Entwicklungsstörungen, die sich auf die kognitive und somatische Entwicklung negativ auswirken können und sowohl zu Wachstumsretardierungen als auch zu Schulversagen mit Zeichen einer Pseudodemenz führen können.

Somit sind traumatische Erfahrungen die gravierendste Ursache für psychopathologische und psychosomatische Entwicklungen, die in den Symptomen von Bindungsstörungen die schwerwiegendste Form der emotionalen Störung widerspiegeln.

Risikoschwangerschaft und Trauma

Eine besondere Risikokonstellation für das Entstehen von Bindungsstörungen liegt vor, wenn die Schwangerschaft und Geburt in ihrem normalen Verlauf durch Komplikationen gefährdet sind, etwa durch vorzeitige Wehen,

Blutungen, pathologische Befunde aus der pränatalen Diagnostik. Auch überwältigende Ängste auf seiten der Mutter können die Bindungsentwicklung bereits pränatal sehr behindern, wenn sich die Mutter durch die nahe Verbundenheit mit dem Fetus bedroht und fremdbestimmt fühlt und ihre eigenen psychopathologischen Anteile aktiviert werden, die mit zerstörerischen und ablehnenden Phantasien gegenüber dem Fetus einhergehen (Brisch u. a., im Druck-b). Solche überwältigenden Ängste können durch eine mütterliche Psychopathologie ausgelöst werden, aber auch durch erhebliche äußere Bedrohungen, etwa durch Gewalt von seiten des Partners, massive soziale Bedrohungen wie Verlust der sicheren materiellen Basis durch Arbeitslosigkeit, Flucht und Vertreibung, Folter, Vergewaltigung, Zerstörung und Verlust von Schutz und Wohnraum, Trennungen und Tod des Partners. Ist die Schwangerschaft durch Vergewaltigung und sexuellen Mißbrauch entstanden, so wird der Fetus zu einem ständigen Auslöser für die traumatische Erfahrung mit den dazugehörigen Affekten von Hilflosigkeit, Ohnmacht, Ausgeliefertsein, Scham und pathologischen Schuldgefühlen sowie mörderischer Wut. Durch die Schwangerschaft wird es nicht mehr möglich, dem Auslöser »Fetus« davonzulaufen und auf diese Weise durch Vermeidung die traumatischen Affekte zu verhindern. Dies gilt ebenso für die Interaktion mit dem Säugling nach der Geburt. Allen Erfahrungen im Kontext von Schwangerschaft ist gemeinsam, daß die Mutter für sich selbst keine emotional sichere Basis erlebt, sondern durch die Traumatisierung oder die Re-Traumatisierung mit ihren heftigen Affekten so überschwemmt ist, daß sie sich emotional nicht auf die Bindungsentwicklung zu ihrem Kind einstellen kann (Brisch u. a., 2002 b). Dieses erlebt bereits intrauterin emotionale Ablehnung sowie eine hohe affektive Erregung der Mutter. Diese wird durch die Kopplung der physiologischen Verbindung zwischen mütterlichem und fetalem Kreislauf unmittelbar auf den Fetus übertragen. Bei hohem Angsterleben der Mutter werden vermehrt kreislaufwirksame Hormone ausgeschüttet (wie etwa Adrenalin und Noradrenalin). Dies bewirkt unmittelbar auch im fetalen Kreislauf und in der Durchblutung der Plazenta eine Engstellung der Gefäße und damit eine Minderdurchblutung (Teixeira, 1999). Dies kann zu einer Sauerstoffminderversorgung des Feten führen, die wiederum eine Streßaktivierung auslösen könnte. Wahrscheinlich wird es nur eine unspezifische Streßerregungssituation bewirken, die vom Fetus noch nicht als Angst oder Lebensbedrohung erlebt wird, weil eine solche Affektdifferenzierung des Kindes erst im Laufe der postnatalen Entwicklung während der ersten Lebensjahre entsteht. Dagegen wird ein akuter Sauerstoffmangel von Erwachsenen mit dem Gefühl von panischer Angst assoziiert.

Allerdings könnte auf diesem Wege verstanden werden, warum Säuglinge, die als Feten einen erheblichen mütterlichen Streß während der Schwangerschaft intrauterin erfahren haben, nach der Geburt als irritabler und für Reizüberflutungen empfänglicher und in ihren Selbstregulationsfähigkeiten instabiler erlebt werden. Für die Mütter ist es schwieriger, sich auf eine feinfühlige Interaktion mit einem irritablen Säugling einzulassen, weil dessen Signale oft widersprüchlich gesendet werden und die Frustrationsspanne sowie die Ablenkbarkeit größer ist (Ainsworth, 1977; van den Boom, 1994; Susman-Stillman u. a., 1996; Stack und LePage, 1996; De Wolff und van IJzendoorn, 1997; Lohaus u. a., 2001).

Risikogeburt und Trauma

Die erwartete Geburt ist mit vielen positiven Emotionen und Ängsten behaftet, die in der Phantasie dieses Ereignis für die Schwangere und den werdenden Vater zu einem Jahrhundertereignis werden lassen sollen. Aus Kursen und Gruppenabenden mit Schwangeren konnte ich lernen, wie viele idealisierte Vorstellungen und Glücksphantasien für die werdenden Eltern mit diesem Ereignis verbunden sind. Da viele Eltern heute nur noch ein einziges Kind bekommen, muß dieses Ereignis für die meisten Eltern gelingen, denn es gibt oft keine weitere Chance für eine korrigierende Zweiterfahrung.

Schon während der Schwangerschaft kann im Rahmen der routinemäßigen Fehlbildungsdiagnostik mit Ultraschall ein Risiko oder ein tatsächlich festgestellter Befund die Eltern emotional enorm belasten. Hierbei steht die Angst vor einem Kind mit Fehlbildung und Behinderung ganz im Vordergrund und übertrifft etwa die Angst vor der Geburt und den Geburtsschmerzen bei weitem. Selbst bei einer normalen Schwangerschaft steigt die Angst während des Verlaufs kontinuierlich an, wenn es in Vorschwangerschaften Tot- und Fehlgeburten gab (Brisch u. a., 2002b). Dieses Ergebnis ist überraschend, weil Schwangeren nach einer Totgeburt von Geburtshelfern oft gesagt wird, daß sie noch jung seien, noch viele Kinder bekommen könnten und daß sie möglichst bald wieder schwanger werden sollten. Wenn eine neue Schwangerschaft tatsächlich innerhalb der folgenden Monate nach der Totgeburt eintritt, ist die Schwangere noch im Trauerprozeß um ihr verlorenes Kind, das für sie bereits mit vielen Gefühlen positiv besetzt war. Dies gilt auch für Fehlgeburten in der Frühschwangerschaft, die oft in ihrer emotionalen Bedeutung für eine Trauerreaktion unterschätzt werden, weil die Schwangeren noch keine so intensive Bindung zu dem Fetus aufgebaut und auch noch keine Kindsbewegungen gespürt hätten. Da aber die Bildung einer inneren Repräsentation vom Kind bereits vor der Konzeption und der eigentlichen Schwangerschaft beginnt und sich mit Feststellen der Schwangerschaft weiter verfestigt, ist die notwendige Trauerarbeit beim Abschied von dem verlorenen imaginären Kind größer und heftiger, als dies aufgrund der Schwangerschaftsdauer angenommen werden könnte. Grundsätzlich aber gilt, daß die Intensität der Trauerarbeit von der emotionalen Besetzung einer inneren Repräsentation einer geliebten – auch nur phantasierten – Person abhängt und nicht von der realen Beziehungserfahrung (Beutel u. a., 1992; Beutel u. a., 1994; Beutel, 1995; Beutel u. a., 1997).

Für rund 7 Prozent aller Eltern kommt die Geburt aber zu früh, oftmals unerwartet, und die Schwangerschaft endet abrupt, im Extremfall etwa schon in der 22. oder 23. Schwangerschaftswoche. Dies ist der früheste Zeitpunkt, zu dem heute in Deutschland Frühgeborene wiederbelebt und mit den Möglichkeiten der Frühgeborenen-Intensivmedizin (Neonatologie) gerettet werden. Dieser Zeitraum hat sich durch die enormen technischen und medizinischen Fortschritte in der Neonatologie in den vergangenen Jahren kontinuierlich zu früheren Schwangerschaftswochen hin verschoben, so daß heute auch Frühgeborene mit einem so niedrigen Geburtsgewicht von 300 Gramm überleben können. Der Schock der Eltern ist groß, wenn ihr Kind unerwartet etwa 20 Wochen vor dem errechneten Geburtstermin zur Welt kam, oft unter dramatischen, akut lebensbedrohlichen Bedingungen mit intensivmedizinischen Maßnahmen für Mutter und Kind, die das Überleben von beiden gesichert haben. Für viele Eltern ist diese Erfahrung neben der Lebensbedrohung ein akutes psychisches Trauma; die Erfahrung läßt sie mit einem Gefühl von großer Ohnmacht, Hilflosigkeit, Ausgeliefertsein, Lebensbedrohung zurück; auch in den Wochen nach der Geburt und manchmal viele Jahre später noch haben die Eltern Alpträume von diesem Erlebnis, einschießende intensive Erinnerungen und Gefühle (Nachhallerinnerungen, »flash backs« und Intrusionen), die sie nicht kontrollieren können. Kleine unbedeutende Anknüpfungen an das Thema »Frühgeburt«, wie etwa ein Fernsehfilm über Frühgeborene, die zufällige Begegnung mit einem behinderten Kind, das Ertönen eines Martinshorns, können das ganze Ereignis mit allen unverarbeiteten Gefühlen aus der Vergangenheit wachrufen, ohne daß diese Gefühle unterdrückt werden könnten. Sie sind überwältigend und ängstigend wie in der ursprünglich lebensbedrohlichen Situation und können ohne Vorwarnung erneut zu einem Gefühl von Lähmung, Todesangst, Panik und Hilflosigkeit führen. Andere Eltern müssen zeitlebens bestimmte Orte (etwa Friedhof, wenn ein Kind gestorben ist) oder Themen (Behinderung, Schwangerschaft, Geburt) oder Handlungen (Sexualität) vermeiden, weil sie sonst von ihren Gefühlen überrannt werden. Aber auch diese Form der Bewältigung mit Vermeidung von Auslösern (»Triggern«), in der Psycho-Traumatologie auch als »Konstriktion« bezeichnet, hat ihren Preis mit einer gewissen Lebenseinschränkung in einem bestimmten Gebiet.

Nach der Frühgeburt ist die größte Sorge der Eltern, ob sich ihr Kind normal und gesund entwickeln wird, sowohl in bezug auf seine körperliche, geistige wie auch emotionale Entwicklung. Zunehmend stellen die Eltern auch die Frage nach der emotionalen Entwicklung oder auch Schädigung ihres Kindes, wenn das Frühgeborene manchmal bis zu 3 Monaten und in Ausnahmefällen auch länger in der unnatürlichen Umgebung eines Brutkastens auf der Intensivstation aufwächst und gleichzeitig vielen schmerzvollen Reizen, manchmal auch erneuten Wiederbelebungen oder Operationen ausgesetzt ist. Obwohl viele Eltern bereit sind, täglich für viele Stunden bei ihrem Kind auf der Intensivstation zu sein, ihr Kind auch mit der »Känguruh-Pflegemethode« Haut-zu-Haut auf ihrer Brust zu wärmen und dadurch ihre eigene Beziehungsentwicklung zu ihrem Kind zu fördern, bleibt oft eine in der Intensität wechselnde Grundangst, die je nach dem Bedrohtsein des Kindes variiert. Auch nach der Entlassung aus der Klinik ist dieser Streßzustand nicht zu Ende. Die Pflege der kleinen Kinder, die manchmal mit Sauerstoffversorgung und Überwachungsgeräten für die Atmung nach Hause geschickt werden, ist unter diesem Aspekt sehr anstrengend und verantwortungsvoll wie auch mit einer konstanten großen emotionalen Belastung verbunden. Der befürchtete große Alptraum der Eltern ist ein plötzlicher Herz- oder Atemstillstand, so daß sie ihr Kind nach all den Strapazen der ersten Wochen doch noch verlieren könnten. In der Realität gibt es tatsächlich auch neue Erkrankungen, Infektionen, Operationen, die eine Wiederaufnahme in die Klinik erfordern und die Eltern auch erneut ängstigen. Mit hoher Anspannung überwachen die Eltern die Entwicklung ihres Kindes und sind sehr beunruhigt, wenn sie feststellen, daß es zu einer Entwicklungsverzögerung kommt oder sich sogar eine Behinderung abzeichnet. Diese Erfahrung bewirkt, daß das Frühgeborene selbst ein permanenter Auslöser (»Trigger«) für die traumatische Erfahrung der Eltern sein kann, so daß das Trauma der Frühgeburt nicht verarbeitet werden kann, sondern vielmehr im Hintergrund ständig aktiviert bleibt, manchmal über Jahre (Brisch, 1993; Jotzo, 2001). Diese ständige tägliche »kleine Traumatisierung« der Eltern wird in der Terminologie der Psycho-Traumatologie auch als »small-t-Trauma« bezeichnet. Der Focus der Psycho-Traumatologie liegt teilweise auf dramatischen Ereignissen, die die Psyche erschüttern. Heute weiß man, daß auch ständige kleine Traumatisierungen erheblichen Schaden an der Psyche anrichten können im Sinne einer sich ständig anhäufenden Traumatisierung. Diese Form der chronischen Traumatisierung ist wesentlich schwieriger und langwieriger psychotherapeutisch zu behandeln als ein akutes Monotrauma, das durch eine Psycho-Traumatherapie etwa mit den modernen Methoden des EMDR in der Regel relativ rasch zu verarbeiten ist (siehe auch den Beitrag von Hofmann und Besser in diesem Band).

Die akute Traumatisierung der Eltern durch die Frühgeburtserfahrung sowie die langwierige chronische Traumatisierung durch die ständige Konfrontation mit den Entwicklungsdefiziten dieser Kinder kann die Eltern-Kind-Interaktion beeinträchtigen. Selbst Mütter und Väter mit einer sicheren Bindungsrepräsentation und einer feinfühligen Verhaltensweise gegenüber ihrem Frühgeborenen sind durch die Belastungen der Entwicklungsverzögerungen und in etwa 30 Prozent auch durch beeinträchtigende Behinderungen ihres Kindes überfordert und können offenbar eine sichere Bindungsentwicklung nicht herbeiführen. Unsere Forschungsergebnisse zeigen, daß eine Beeinträchtigung in der neurologischen Entwicklung mit Behinderung signifikant häufiger mit einer unsicheren Bindungsentwicklung des Kindes zusammenhängt, dagegen Kinder mit einer gesunden neurologischen Entwicklung eher eine sichere Bindungsentwicklung zeigen (Brisch, 2002c; Brisch u.a., im Druck-a). Diese statistischen Zusammenhänge bilden zwar keine Kausalität ab, aber sie sind bemerkenswert, weil in allen Längsschnittstudien mit Reifgeborenen weltweit der Zusammenhang zwischen einer sicheren Bindungsrepräsentation der Eltern und einer sicheren Bindungsqualität des Kindes repliziert werden konnte; ein ebensolcher Zusammenhang fand sich auch für die unsichere Bindungsrepräsentation der Eltern und eine unsichere kindliche Bindungsqualität.

Dieser Zusammenhang war in unserer Frühgeborenenstudie aufgehoben, dagegen fanden sich die beschriebenen Zusammenhänge mit der neurologischen Entwicklung der Kinder. Dieses Ergebnis könnte dafür sprechen, daß bei Risikokindern die Bindungsentwicklung nicht nur oder nicht vorrangig durch die Feinfühligkeit der Eltern beeinflußt wird, sondern gerade die neurologischen zerebralen Faktoren eine Rolle spielen. Weiterhin wäre es denkbar, daß auch Eltern mit einer sicheren Bindungsrepräsentation ihr Potential an feinfühligen Verhaltensweisen gegenüber ihrem Kind nicht so voll entfalten könnten, weil sie durch die Frühgeburt und die nachfolgenden Belastungen wegen der drohenden Entwicklungsdefizite traumatisiert sind. Dagegen hatten Eltern mit einer unsicheren Bindungsrepräsentation einen unerwartet hohen Prozentsatz an sicher gebundenen Kindern. Dieses interessante Ergebnis könnte dadurch erklärt werden, daß Eltern mit einer unsicheren Bindungsrepräsentation traumatische Belastungen besser bewältigen könnten als solche mit einer sicheren Bindungsrepräsentation, weil sie über Abwehrmechanismen verfügen, um mit extrem streßvollen, affektiven Belastungen umzugehen. So ist bekannt, daß Palästinenser mit einer unsicheren Bindungsrepräsentation die traumatischen Belastungen durch Folter besser bewältigen konnten als solche mit einer sicheren Bindungsrepräsentation (Kanninen u. a., 2002). Menschen mit einer sicheren Bindungsrepräsentation können sich zwar bei durchschnittlichen Belastungen eher Hilfe holen und sich anderen anvertrauen, aber diese Fähigkeit könnte unter einer traumatischen Belastung zusammenbrechen, weil entsprechende Abwehrmechanismen zum Schutz vor affektiver Überflutung bisher nicht entwickelt werden konnten. Auch wenn diese Abwehrmechanismen unter Alltagsbedingungen ohne streßvollen Hintergrund für den Aufbau von Beziehungen hinderlich sein können, sind sie unter traumatischem Streß vielleicht ein Vorteil für das psychische Überleben. Es könnte diesen Eltern mit einer unsicheren Bindungsrepräsentation helfen, trotz der traumatischen Belastung der Frühgeburt in ihrem Bindungsarbeitsmodell kohärent zu bleiben und auf diese Weise auch mit ihren Kindern strukturierter und eindeutiger umzugehen und den elterlichen Streß nicht in der Interaktion auf ihr Kind zu übertragen.

Psychotherapie

Die Herstellung einer sicheren Bindungsbeziehung zwischen Patient und Therapeut ist eine Grundvoraussetzung für die erfolgreiche psychotherapeutische Arbeit (Brisch, 1999; Orlinsky u. a., 1994). Dabei überträgt der Patient, dessen Bindungssystem angstvoll erregt ist, seine Bindungserwartungen auf den Therapeuten, von dem er sich erhofft, daß dieser für ihn eine sichere emotionale Basis sein möge, wie es die Mutter für das ängstlich verunsicherte Kind ist. Diese Voraussetzung gilt in besonderem Maße für traumatisierte Patienten, weil durch die traumatische Erfahrung das innere Arbeitsmodell von Bindung total erschüttert, fragmentiert, desorganisiert oder sogar zerstört ist. Dies bedeutet, daß der Patient in sich selbst kein verinnerlichtes Gefühl mehr von emotionaler Sicherheit hat, auf das er zur Selbstberuhigung und emotionalen Stabilisierung zurückgreifen könnte. Er ist wie ein Schiff in stürmischer See, das die Orientierung verloren hat und dessen Heimathafen nicht nur weit entfernt ist, vielmehr wurde dieser zerstört und ermöglicht keine Rückkehr mehr, um dort Sicherheit und Schutz vor den Wellen zu suchen. Das Ausmaß der Angst, die daraus resultiert, ist enorm groß und kann in der Regel von den Patienten selbst nicht mehr ausreichend verarbeitet werden. Panikanfälle, somatoforme Störungen etwa mit Kopfschmerzen, Bauchschmerzen, Verdauungsbeschwerden, Schlafstörungen, Kollapszuständen und Symptomen aus dem gesamten Spektrum der dissoziativen Störungen sind häufig die Folge, weil die vegetative Übererregung sehr groß ist (Brisch, 2002b).

Für den Aufbau der sicheren therapeutischen Beziehung ist eine enorme Feinfühligkeit des Therapeuten notwendig, weil die Patienten sich mit allen Symptomen von bizarren Bindungsmustern bis zur psychopathologischen Ausprägung der Bindungsstörungen in die therapeutische Beziehung einbringen. Ist der Therapeut mit den Bindungsmustern und ihren Störungen sowie deren Ursachen vertraut, kann er entsprechend bindungsorientiert darauf eingehen. Er kann etwa auf traumatische Trennungs- und Verlusterlebnisse einen besonderen Schwerpunkt legen, weil diese so zerstörerisch auf die Bindungssicherheit eingewirkt haben. Die Anerkennung der pathogenen Wirkung eines Traumas ist für viele Patienten eine große Entlastung. Die Einordnung ihrer angstmachenden Symptome als normale Reaktionsfolge auf ein unnatürliches Ereignis (Trauma) entlastet sie von der Angst, verrückt zu sein oder zu werden. Die Bindungstheorie ermöglicht es dem Therapeuten, die zerstörerische Macht des Traumas auf die Bindungssicherheit auch dem Patienten verständlich zu machen. Weil die Angst des Patienten weder durch das innere Bindungsarbeitsmodell noch durch äußere sichernde Bindungsbeziehungen aufgefangen und gehalten wird, kommt es zur Symptombildung, die dem Patienten auf diese Weise erklärbar und nachvollziehbar gemacht werden kann. Sobald der Patient in der Übertragung eine sichere emotionale Bindung zum Therapeuten erlebt, verringert sich bereits seine Angst und damit auch die Intensität der Symptome. Er kann beginnen, seine traumatischen Erfahrungen zu explorieren und auch Erinnerungen zuzulassen, die zuvor verdrängt und abgespalten waren. Für die Bearbeitung der traumatischen Erfahrungen kommen vielfältige therapeutische Techniken aus allen therapeutischen Schulen in Betracht. Die Methode des EMDR kann offensichtlich sowohl in der Behandlung des Monotraumas als auch für die Bearbeitung von komplexen chronischen Traumatisierungen sehr erfolgreich eingesetzt werden (siehe hierzu auch den Beitrag von Hofmann und Besser in diesem Band; Hofmann, 1999; Greenwald, 2001; Lamprecht, 2002). Ohne sichere therapeutische Beziehung und die Herstellung eines inneren emotional sicheren Ortes, zunächst in der aktiven Imagination, später in der psychischen Repräsentation des Patienten ist aber auch diese Methode nicht erfolgreich einsetzbar. Es käme nur zu einer Retraumatisierung des Patienten, weil dieser von traumatischen Affekten überschwemmt würde, ohne daß diese in der therapeutischen Beziehung noch in der psychischen Bindungsrepräsentation des Patienten ausgehalten und integriert werden könnten. Daher haben alle modernen traumatherapeutischen Methoden eine Stabilisierungsphase am Anfang der Behandlung, die der Herstellung einer sicheren therapeutischen Beziehung und eines »sicheren Ortes« in der Imagination des Patienten dienen. Diese Phase der Stabilisierung kann aber bei schweren Traumatisierungen viele Monate und länger dauern. An diesem Punkt treffen sich die Bindungstheorie und die Traumapsychotherapie, sowohl im psychopathologischen Verständnis als auch im Therapieansatz (Perkins und Rouanzion, 2002; Lovett, 2000).

Therapiebeispiel

Die Mutter war mit ihrer 1½jährigen Tochter Lisa[1] wegen verschiedener Nahrungsmittelallergien und Verdauungsstörungen beim Kinderarzt in Behandlung. Als Lisa immer weniger aß und beginnende Zeichen einer Gedeihstörung aufwies, wurde sie schließlich wegen des Verdachts auf eine Eßstörung zur kinderpsychosomatischen Behandlung überwiesen. Inzwischen ernährte die Mutter ihr Kind fast ausschließlich mit einer speziellen Sojamilch aus ihrem Heimatland, weil dies das einzige Nahrungsmittel war, das es nach Angaben der Mutter wirklich problemlos vertrug.

Als ich Lisa mit ihrer Mutter zum ersten Mal sah, traf ich auf eine erschöpfte und verzweifelte Mutter mit einer kleinen quirligen, teilweise aber auch quengeligen Tochter mit »Pippi-Langstrumpf-Zöpfchen«. Ich konnte

[1] Name wurde vom Autor geändert

mir gut vorstellen, wie Lisa die Geduld ihrer Mutter auf die Probe stellte. So wechselte denn auch ihr Wunsch nach Flasche, Brezeln, Schnuller, Spielzeug innerhalb weniger Minuten ständig ab, aber nichts schien sie so richtig zufriedenzustellen. Die Mutter gab resigniert und genervt allen Wünschen nach und demonstrierte mir, wie unmöglich Lisa sei. Auf Nachfragen meinte sie, daß Lisas Eßproblem aber nicht das Schlimmste sei, viel mehr noch erschöpfe sie Lisas nächtliches Aufwachen. Sie schlafe kaum einmal eine Stunde ohne Unterbrechung und wache 8–10mal in der Nacht weinend auf. Sie schlafe schlecht oder gar nicht wieder ein, schließlich turne sie im Bett der Eltern herum, so daß alle morgens wie gerädert aufwachten. Das Leben sei für die Familie mit der Geburt von Lisa zur Hölle geworden, so könne es nicht mehr weitergehen.

Vorgeschichte

Lisa ist das einzige Kind dieser jungen Eltern, aber die Mutter war schon früher einmal schwanger. Vor der Schwangerschaft mit Lisa hatte sie im 7. Monat eine Fehlgeburt. Das Kind sei behindert gewesen, und sie habe während der Schwangerschaft viele Behandlungsmaßnahmen über sich ergehen lassen, ohne ihr Kind retten zu können. Die Geburt war kompliziert und auch mit medizinischen Risiken für die Mutter selbst verbunden, die noch einige Tage danach intensivmedizinisch behandelt werden mußte. Während sie dies erzählte, hatte sie Tränen in den Augen, und es war offensichtlich, daß sie diese erste Schwangerschaft mit Totgeburt noch nicht abschließend betrauert hatte. Der Geburtshelfer habe sie dann mit den Worten getröstet, daß sie noch jung sei und noch viele Kinder bekommen könne, sie solle möglichst schnell wieder schwanger werden, das sei die beste Medizin gegen den Schmerz. Sie wurde auch prompt wieder schwanger, diesmal mit einer Zwillingsschwangerschaft. Mit dieser Schwangerschaft sei sie aber vollkommen überfordert gewesen, weil sie vor ihren Augen immer noch das tote behinderte Kind aus der ersten Schwangerschaft gesehen habe und sich emotional nicht auf die erneute Schwangerschaft einlassen konnte. Während sie so im emotionalen Zwiespalt war, stellte der Gynäkologe während einer Ultraschalluntersuchung in der 18. Schwangerschaftswoche fest, daß einer der beiden Zwillinge in der Gebärmutter abgestorben war. Das war mehr, als sie verkraften konnte. Ihre Trauer über die erste unglückliche Schwangerschaft und den erneuten Verlust eines Kindes waren so groß, daß sie sich kaum mehr emotional auf das überlebende Zwillingskind – das ist Lisa – einlassen konnte. Als Lisa schließlich geboren wurde, war sie nach Schilderung der Mutter von Anfang an ein »schwieriger Säugling«, ein »Schreikind«, mit »Koliken«, »Eßverweigerung«, »Schlafstörungen«, einfach eine »Überforderung«.

Die Mutter kannte sich seit Lisas Geburt und nach den beiden Schwangerschaften mit sich selbst nicht mehr aus, weil sie verschiedene Symptome entwickelt hatte: während sie früher nie übermäßig ordentlich gewesen war, mußte sie nun ständig in der Wohnung aufräumen. Sie konnte sich nicht mehr ruhig hinsetzen und entspannen. Selbst wenn sie vollkommen erschöpft war, trieb sie eine innere Unruhe. Wenn sie nicht in der Wohnung umherrannte und aufräumte, mußte sie – einem inneren Drang folgend – mit ihrer Tochter stundenlang »durch die frische Luft rennen«. Die Bewegung entlastete sie, wenn sie es in ihrer Wohnung mit Lisa nicht mehr aushielt. Sie konnte aber dieses Verhalten gar nicht abbrechen, es war wie ein innerer Zwang. Wenn sie diesem nicht nachgab, hatte sie Angst durchzudrehen. Wenn sie zu Untersuchungsterminen mit Lisa in die Klinik kommen mußte, war sie sehr aufgeregt, konnte selbst nichts essen, hatte schon vor dem Betreten der Klinik Herzrasen und Angst, Schweißausbruch und »weiche Knie«. Sie befürchtete, gleich umzufallen und ohnmächtig zu werden. Sie verstand dies nicht, denn ein Termin zur Ernährungsberatung für Lisa war nicht lebensbedrohlich. Inzwischen haßte sie es, wenn sie ambulant mit ihrer Tochter in die Klinik kommen mußte. Manchmal sagte sie die Termine auch kurzfristig ab, weil ihr der Streß zu groß war. Wenn sie mit Lisa stundenlang durch die Natur lief, überkam sie manchmal eine grundlose Traurigkeit, sie mußte einfach losweinen. Aber die Unruhe konnte sie durch die Bewegung besser kontrollieren und hatte kein Herzrasen mehr und keinen Angstschweiß mehr im Nacken.

Bindungsgeschichte der Mutter

Lisas Mutter war die Älteste von drei Kindern. Sie hatte noch einen jüngeren Bruder sowie eine behinderte Schwester, die das Sorgenkind der Familie war. Zeitlebens hatte sie sich für die Versorgung dieser behinderten Schwester mitverantwortlich gefühlt und diese auch mitbetreut.

Sie hatte unter den mehrfachen Umzügen mit der ganzen Familie während ihrer Kindheit gelitten, weil sie dadurch immer wieder ihre Freundinnen verloren hatte. Schließlich hatte sie sich nirgends mehr richtig zu Hause gefühlt. Der jetzige Wohnort ihrer Eltern war noch am ehesten für sie »ein sicherer Ort«, wo sie die Eltern heute auch gern besuchte.

Bindungsdynamische Hypothesen

Die Mutter mußte vermutlich als ältestes von 3 Kindern für die behinderte Schwester sehr früh Mitverantwortung übernehmen. Es könnte sein, daß die Konfrontation mit der Behinderung der Schwester bereits eine traumatische Erfahrung für die gesamte Familie und auch Lisas Mutter war. Schwangerschaft und Geburt waren nicht nur mit der Angst vor einem behinderten Kind verbunden, sondern Lisas Mutter hatte bereits diese Erfahrung in ihrer Ursprungsfamilie real gemacht. Zahlreiche Umzüge mit Trennungserfahrungen waren eine Belastung, so daß sie sich in der Pubertät nicht in einer Gruppe von Freundinnen getragen fühlte. Schließlich löste sie sich relativ abrupt von ihrer Ursprungsfamilie durch eine von ihr gewollte Trennung, indem sie ganz allein mit 16 Jahren in eine europäische Großstadt zog.

In ihrer ersten Schwangerschaft mit Totgeburt wiederholte sich ihre Erfahrung mit ihrer behinderten Schwester, denn ihr erstes Kind starb wegen einer Behinderung. Es ist möglich, daß diese traumatische Erfahrung an alte unverarbeitete Gefühle aus der Beziehung zu ihrer Schwester rührte und diese wieder wachrief. Das Trauma ihrer Totgeburt konnte durch die rasch folgende zweite Schwangerschaft nicht ausreichend bearbeitet noch betrauert werden. Der Tod des Zwillings dürfte die Trauer und den Schmerz allerdings noch intensiviert haben, so daß sie im Zwiespalt zwischen Trauer, Schock und Angst sowie der Forderung, sich emotional auf den überlebenden Zwilling Lisa einzulassen, vermutlich hin- und hergerissen war.

Es ist nur zu verständlich, daß es ihr nach der Geburt von Lisa schwerfiel, sich emotional feinfühlig auf die Bedürfnisse ihres Säuglings einzustellen. Vielleicht war Lisa aufgrund der emotionalen Belastungen während der Schwangerschaft auch schon ein irritabler Säugling. Da Lisas Mutter noch ganz mit ihren unverarbeiteten Gefühlen beschäftigt war, fiel es ihr schwer, für Lisa emotional verfügbar zu sein und auf deren Signale angemessen zu reagieren, so daß es zu einer Vielzahl von interaktionellen Schwierigkeiten kam, die sich besonders in den Bereichen Essen und Schlafen zeigten. Der Bericht der Mutter, daß Lisa nur noch eine besondere Marke von Sojamilch vertrug, die aus ihrem Heimatland kam, könnte auch den symbolischen Inhalt haben, daß sich die Mutter selbst nach einer Sicherheit sehnte, die sie nur in ihrem Heimatland ansiedeln konnte und die sie jetzt unbewußt über die Sojamilch symbolisch repräsentiert sah.

Lisas Mutter entwickelte auf dem Hintergrund einer posttraumatischen Belastungsstörung eine Symptomatik mit zwanghaftem Aufräumen, einer motorische Unruhe und vegetativer Übererregung, wenn sie in die Klinik gehen mußte. Sie litt unter diesen Symptomen, ohne sie abstellen zu können. Der Versuch einer Vermeidung mit Terminabsagen war nur zeitweise möglich, weil sie wegen der Symptome ihrer Tochter zu Untersuchungen in die Klinik gehen mußte.

Zusammenfassend handelt es sich vermutlich um eine frühe Traumatisierung (behinderte Schwester) mit Re-Traumatisierung durch den Tod einer eigenen behinderten Tochter und Tod des Zwillings, bei unsicherer emotionaler Bindung auf dem Hintergrund vielfacher Umzüge und einer großen Sehnsucht nach Sicherheit, die sich symbolisch in der heilsamen Milch aus ihrem Heimatland ausdrückte.

Der Vater von Lisa war während der Schwangerschaft und der Geburt von Lisa eine große emotionale Stütze, hatte aber mit der Geburt von Lisa seine Stelle gewechselt und war jetzt weniger verfügbar, weil sein neuer Beruf ihn zeitlich sehr einspannte und er mehrfach in der Woche beruflich auch im Ausland unterwegs war. Es könnte sein, daß sich auf diese Weise auch die eigene Geschichte mit ihrem Vater zusätzlich wiederholte, der bedingt durch berufliche Wechsel während der Kindheit von Lisas Mutter wenig emotional erreichbar war.

Therapie und Verlauf

Lisas Mutter war zunächst sehr im Zweifel, ob sie mit Lisa zur psychosomatischen Behandlung kommen sollte, weil sie von der organischen Ursache der Störung überzeugt war. Sie sagte auch mehrfach kurzfristig Termine ab oder hatte sie vergessen. Ich rief sie dann jeweils zurück, um erneut einen Termin auszumachen und gemeinsam mit ihr zu verstehen, warum es mit dem Termin nicht geklappt hatte. Schließlich drängte sie sehr auf die Beseitigung der Eß- und Schlafstörung ihres Kindes, weil dies für sie den größten Druck und die größte Belastung darstellte. Erst viel später, als sie sich emotional mehr in der Therapie verankert fühlte, konnte sie ausführlicher über ihre Schwangerschaften und ihre eigene Geschichte sprechen.

Obwohl das Essen eigentlich das ursprünglich wichtigste Symptom und der Anmeldungsgrund gewesen war, wollte sie schließlich zunächst die Schlafstörung behandelt wissen. Dabei war sie sehr skeptisch bis resigniert, daß irgend etwas ihrem Kind helfen könnte. Ich betonte, daß nicht irgend etwas, sondern nur sie selbst ihm helfen könnte, in den Schlaf zu finden. Das erstaunte sie, denn sie hatte bereits verschiedene Bücher gelesen und Methoden ausprobiert. Mehrfach hatte sie Lisa auch stundenlang schreien lassen; die längste Schreiphase am Abend dauerte 5 Stunden ununterbrochen bis in die frühen Morgenstunden. Sie selbst war über diese Methode des »Schreienlassens« sehr unglücklich. Ich erklärte ihr aus bindungstheoretischer Perspektive, daß die Trennung von der Mutter und das Allein-Einschlafen das Bindungssystem des Kindes aktiviere und daß es daher nur zu verständlich und evolutionsbiologisch ganz korrekt sei, wenn Lisa nach ihr als Mutter und Bindungsperson rufe, sobald sie das Kinderschlafzimmer verlassen habe. Wenn sie Lisa in dieser Situation alleinlasse und sie nicht tröste, gerate diese in einen großen Streß, weil aus Lisas Erleben die Mutter verschwunden sei und sie die Mutter verloren habe. Daher seien Weinen und Protest bis hin zum erregten zornigen Erbrechen eine nachvollziehbare Reaktion. Es komme nun aber darauf an, daß Lisa eine bindungsorientierte Neuerfahrung mache: Sie solle lernen, daß ihre Mutter komme, wenn sie diese rufe, und daß ihre Mutter sie nicht alleinlasse. So könne sie sich vergewissern, daß ihre Bindungsperson tatsächlich da sei und sie nicht verlassen habe. Wenn die Mutter anschließend auf das Rufen und beginnende Weinen hin wieder ins Schlafzimmer komme, bevor Lisa in Panik sei, sie beruhige, kurz tröste, etwa noch die Spieluhr aufziehe und dann sich auch wieder verabschiede und das Zimmer verlasse, mache Lisa zuverlässig folgende Erfahrung: Wenn ich mich von meiner Bindungsperson getrennt fühle und Angst habe, sie könnte mir abhanden gekommen sein, reicht es, wenn ich rufe. Ich kann mich darauf verlassen, daß sie wieder kommt und mich tröstet, so daß ich beruhigt einschlafen kann. Ich erklärte der Mutter, daß es sein könnte, daß Lisa am ersten Abend vielleicht 50–100mal diese Versicherung brauche, nachdem sie schon öfters die Erfahrung gemacht hatte, daß die Mutter nicht kam und auch ihr stundenlanges Weinen keinen Erfolg gebracht hatte. Kinder lernen schnell; sie verallgemeinern auch die Erfahrung, daß Rufen nach der Bindungsperson und Trennungsprotest keinen Erfolg hatten und sie daher ein Rufen sofort aufgeben oder unterlassen können. Aber die emotionale Erfahrung ist eine total andere: In einem Fall lernt das Kind, daß es zwecklos ist, sich mit Weinen und Protest in einer angstmachenden Situation an die Hauptbindungsperson zu wenden, weil diese nicht kommt und nicht reagiert. Dies ist besonders tragisch, wenn die gleiche Person tagsüber feinfühlig auf die Bindungsbedürfnisse des Kindes eingegangen war. Im anderen Vorgehen erfährt das Kind, daß das durch die Trennungssituation aktivierte Bindungssystem und die damit verbundene Angst wieder beruhigt werden können, weil die Bindungsperson – in diesem Fall Lisas Mutter – auf das Weinen und Rufen des Kindes hin kommt und tröstet. Aber das Kind erfährt auch, daß die Mutter nach einer kurzen Tröstung sich erneut trennt und das Zimmer verläßt. Hat das Kind nun oft genug die Erfahrung gemacht, daß die Mutter kommt und auch wieder nach kurzem Trost geht und sich trennt, bekommt es zunehmend mehr Sicherheit, daß es in der nächtlichen Situation nicht allein ist und notfalls auf prompte Hilfe der Mutter vertrauen kann. Am ersten Abend wird es vielleicht noch 50mal rufen und die Mutter testen, an den folgenden Abenden wird die Häufigkeit der »Bindungsrufe« rasch abnehmen. Zur emotionalen Versicherung der Mutter telefonierte ich an den folgenden Tagen jeweils morgens mit ihr und ermutigte sie in ihrem feinfühligen Umgang mit der Schlaf- und Trennungssituation. Nach wenigen Tagen brauchte Lisa die Mutter nur noch 2–3mal in ihr Kinderzimmer rufen, dann schlief sie allein ein. Auch nachts wurde sie manchmal wach, ohne aber immer zu rufen, sondern fand offensichtlich selbst wieder in den Schlaf. Während Lisa jetzt ohne größere Probleme einschlief und auch durchschlief, war Lisas Mutter ihrerseits sehr beunruhigt, lag in der Nacht wach im Bett und konnte keinen Schlaf finden. Ihre Ängste kreisten darum, daß Lisa an einem plötzlichen Kindstod sterben könnte. Sie kaufte daher zu ihrer Sicherheit einen Babyalarm, der Lisas Atmung überwachte. Wenn dieser nachts einen Signalton ertönen ließ, lag Lisas Mutter in Panik hellwach in ihrem Bett, konnte sich aber nicht bewegen. Sie war weder in der Lage aufzustehen und den Alarm zu überprüfen noch einen Satz zu sprechen und etwa ihren Mann zu wecken, damit dieser sich von Lisas Wohlbefinden überzeugen sollte; sie war wie gelähmt und sprachlos. Sie hatte eine panische Angst, daß sie Lisa verlieren könnte oder diese durch einen zu spät entdeckten Sauerstoffmangel behindert werden könnte. Meine Frage, woran sie dieser Zustand erinnere, eröffnete die Geschichte zu ihren vorausgegangenen Schwangerschaften, den toten Kindern, ihrer behinderten Schwester, den Umzügen, die sie als Kind erlebt hatte mit der Erfahrung, immer wieder in neuen Räumen allein einschlafen zu müssen.

Es wurde hier bereits deutlich, daß Lisas Mutter für sich eine psychotherapeutische Hilfe brauchen könnte, aber zunächst stand noch Lisas Eßproblem im Vordergrund. Auf meine Frage an die Mutter, wo sie sich in dieser belastenden Zeit am ehesten Unterstützung und emotionale Sicherheit erhoffe, meinte sie, daß dies bei ihren Eltern möglich sei. Wir sprachen daher über einen Urlaub in ihrem Heimatland, wo auch die spezielle, für Lisa so hervorragend verträgliche Sojamilch verfügbar war. Lisas Mutter gefiel der Gedanke an einen Urlaub bei ihren Eltern gut, sie war aber sehr skeptisch, ob sie Lisa dort wegen der notwendigen Diät ständig im Auge haben könnte, denn sie stellte sich vor, daß Lisa alle möglichen Dinge von ihren Eltern zum Essen angeboten bekäme, was sie nicht verhindern könnte. Ich holte daher – nach eingehender Information über meine psychodynamischen Überlegungen – beim Kinderarzt das Einverständnis ein, daß Lisa bei den Großeltern essen dürfe, was sie wolle. Lisas Mutter sollte lediglich bei den bekannten Reaktionen von Unverträglichkeit mit Blähungen, Durchfällen und Erbrechen wieder auf die Diät zurückgreifen. In der Ferienzeit aß Lisa im Kreis der Großfamilie fast alles, was sie erwischen konnte, nahm 500 Gramm an Gewicht zu und zeigte keinen größeren allergischen Reaktionen. Die Mutter genoß die Zeit, auch weil sie in der Pflege und Betreuung von Lisa teilweise entlastet war. Nachdem sich auf diese Weise auch Lisas Eßproblem durch die emotionale Versicherung und pflegerische Entlastung der Mutter entspannt hatte, konnte ich mit der Mutter über ihre eigenen unverarbeiteten traumatischen Erfahrungen sprechen und sie – nach einigem Zögern – für eine psycho-traumatische Behandlung gewinnen. Während sie anfangs immer mit ihrem Kind gekommen war, nahm sie die weitere Behandlung für sich allein wahr und konnte ihren Mann dafür engagieren, sich für die Zeit ihrer Behandlung freizunehmen und Lisa verläßlich zu betreuen.

Dieses Beispiel zeigt, wie eigene mütterliche Erfahrungen aus der Kindheit, traumatische Verlusterfahrungen aus Vorschwangerschaften sowie aktuelle Interaktionsprobleme mit dem eigenen Kind zu einer insgesamt traumatischen Geschichte mit Wiederholungen und extremer Streßbelastung führen können, die sowohl beim Kind als auch bei der Mutter selbst – mit Symptomen einer posttraumatischen Belastungsstörung – zu einem erheblichen Leidensdruck geführt hatten.

Das Verstehen des Traumas als Ursache für die Bindungsunsicherheit beim Kind wie bei der Mutter halfen, einen bindungsorientierten therapeutischen Zugang zur Behandlung der kindlichen und mütterlichen Symptomatik zu finden.

Ausblick

Der Stand der Forschung sowohl im tierexperimentellen als auch im klinischen Bereich belegt, wie bedeutungsvoll im Sinne eines Schutzfaktors die frühe sichere Bindung an eine Bezugsperson für eine gesunde emotionale

Entwicklung des Kindes ist. Traumatische Erfahrungen führen zu einer tiefen Verunsicherung, Erschütterung oder sogar Zerstörung der inneren Bindungsrepräsentation mit den Auswirkungen von Desorganisation auf die psychische Struktur und Symptombildungen. Diese können in der Beziehung mit Kindern erneut zu interaktionellen Störungen und somit zu einer transgenerationalen Weitergabe von traumatischen Erfahrungen führen, auch wenn die nachfolgende Generation selbst keinen derartigen Traumata mehr ausgesetzt war. Stützende Beziehungen können bei der Verarbeitung von traumatischen Erfahrungen hilfreich sein, weil sie die emotionale Sicherheit für die Betroffenen wieder herstellen. Sind aber die traumatischen Erfahrungen durch die nahestehenden Bindungspersonen selbst hervorgerufen worden – etwa durch Mißhandlung und sexuelle Gewalterfahrung –, ist diese Möglichkeit der Unterstützung durch Bindungspersonen nicht mehr gegeben, und es kommt zu schwerwiegenden Auswirkungen auf die psychische Entwicklung. Bindungsstörungen sind die Folge, die sich auf alle weiteren Beziehungsgestaltungen negativ auswirken können.

Durch eine bindungsorientierte Psychotherapie besteht die Möglichkeit, traumatische Erfahrungen in ihren negativen Auswirkungen auf die Bindungsentwicklung zum Fokus der Behandlung zu machen. Auf dem Boden einer sicheren emotionalen therapeutischen Bindungsbeziehung können – mit verschiedenen Methoden – Traumata verarbeitet und damit Möglichkeiten für eine gesündere psychische Entwicklung eröffnet werden.

Literatur

Ainsworth, M. D. S. (1977): Feinfühligkeit versus Unempfindlichkeit gegenüber Signalen des Babys. In: Grossmann, K. E. (Hrsg.) *Entwicklung der Lernfähigkeit in der sozialen Umwelt: Geist und Psyche.* München (Kindler), S. 98–107.

Ainsworth, M. D. S. und B. Witting (1969): Attachment and the exploratory behavior of one-years-olds in a strange situation. In: Foss, B. M. (Hrsg.) *Determinants of Infant Behavior.* New York (Basic Books), S. 113–136.

Beebe, B., J. Jaffe, F. Lachmann, S. Feldstein, C. Crown und M. Jasnow (2002): Koordination von Sprachrhythmus und Bindung – Systemtheoretische Modelle. In: Brisch, K. H., K. E. Grossmann, K. Grossmann und L. Köhler (Hrsg.) *Bindung und seelische Entwicklungswege – Grundlagen, Prävention und klinische Praxis.* Stuttgart (Klett-Cotta), S. 47–85.

Beutel, M. (1995): Verarbeitung von Spontanabort und Totgeburt in der Partnerschaft. *Psychotherapeut*, 40, 291–297.

Beutel, M., S. Arenz und H. Weiner (1997): Verarbeitung des plötzlichen Kindstods in Partnerschaft, Familie und Selbsthilfegruppe. *Monatsschrift für Kinderheilkunde,* 626–632.

Beutel, M., R. Deckardt, K. Schaudig, S. Franke und R. Zauner (1992): Trauer, Depressivität und Angst nach einem Spontanabort – Eine Studie über systematische Erfassung und Einflußfaktoren. *Psychotherapie, Psychosomatik, Medizinische Psychologie,* 42, 158–166.

Beutel, M., H. Will, K. Völkl, M. v. Rad und H. Weiner (1994): Erfassung von Trauer am Beispiel des Verlustes einer Schwangerschaft: Entwicklung und erste Ergebnisse zur Validität der Münchner Trauerskala. *Psychotherapie, Psychosomatik, Medizinische Psychologie,* 45, 295–302.

Bretherton, I. (2002): Konstrukt des inneren Arbeitsmodells – Bindungsbeziehungen und Bindungsrepräsentationen in der frühen Kindheit und im Vorschulalter. In: Brisch, K. H., K. E. Grossmann, K. Grossmann und L. Köhler (Hrsg.) *Bindung und seelische Entwicklungswege – Grundlagen, Prävention und klinische Praxis.* Stuttgart (Klett-Cotta), S. 13–46.

Bretherton, I. und K. A. Munholland (1999): Internal working models in attachment relationships: A construct revisited. In: Cassidy, J. und P. R. Shaver (Hrsg.) *Handbook of Attachment – Theory, Research and Clinical Applications.* New York, London (Guilford Press), S. 89–114.

Brisch, K. H. (1993): Psychische Reaktionen von Müttern nach einer Frühgeburt. Auswirkungen auf die Mutter-Kind-Bindung. 7. Forschungsseminar in Kinder- und Jugendpsychiatrie, 8.–12. März (IWH), Heidelberg, 9. März 1993.

Brisch, K. H. (1999): *Bindungsstörungen – Von der Bindungstheorie zur Therapie.* 4. Auflage 2001. Stuttgart (Klett-Cotta). Englische Ausgabe (2002): *Treating Attachment Disorders. From Theory to Therapy.* New York/London (Guilford Press).

Brisch, K. H. (2002 a): Attachment disorders and trauma. European Conference of Psychotherapy with EMDR-EMDREA, Frankfurt/M., 30. Mai 2002.

Brisch, K. H. (2002 b): Bindungsorientierte psychosomatisch-psychotherapeutische Behandlung von somatoformen Störungen. In: Lehmkuhl, U. (Hrsg.) Seelische Krankheit im Kindes- und Jugendalter – Wege zur Heilung. 27. Kongreß der Deutschen Gesellschaft für Kinder- und Jugendpsychiatrie und Psychotherapie, Berlin. Göttingen (Vandenhoeck & Ruprecht), S. 33.

Brisch, K. H. (2002 c): Neonatal risks, neurological outcome and attachment quality in very low birthweight preterms. 8th World Conference of the World Association for Infant Mental Health (WAIMH). The baby birth to three: Prevention, parents, poverty and policy, Amsterdam, 17. Juli 2002.

Brisch, K. H., D. Bechinger, S. Betzler und H. Heinemann (im Druck-a): Early preventive attachment-oriented psychotherapeutic intervention program with parents of a very low birthweight premature infant: *Attachment and neurological development.*

Brisch, K. H., K. E. Grossmann, K. Grossmann und L. Köhler (Hrsg.) (2002 a): *Bindung und seelische Entwicklungswege. Grundlagen, Prävention und klinische Praxis.* Stuttgart (Klett-Cotta).

Brisch, K. H., D. Munz, K. Bemmerer-Mayer, R. Terinde, R. Kreienberg und H. Kächele (2002 b): Ultrasound scanning for diagnosis of fetal abnormality and maternal anxieties in a longitudinal perspective. *Journal of Reproductive and Infant Psychology,* 20(4), 223–235.

Brisch, K. H., D. Munz, K. Bemmerer-Mayer, R. Terinde, R. Kreienberg und H. Kächele (im Druck-b): Coping styles of pregnant women after prenatal ultrasound screening for fetal malformation. *Journal of Psychosomatic Research.*

Cicchetti, D. und S. L. Toth (1995): Child maltreatment and attachment organization: Implications for intervention. In: Goldberg, S., R. Muir und J. Kerr (Hrsg.) *Attachment Theory: Social, Developmental, and Clinical Perspectives.* Hillsdale, NJ (Analytic Press), S. 279–308.

Crittenden, P. M. (1981): Abusing, neglecting, problematic, and adequate dyads: Differentiating by patterns of interaction. *Merrill-Palmer Quarterly,* 27, 201–218.

De Wolff, M. S. und M. H. van IJzendoorn (1997): Sensitivity and attachment: A meta-analysis on parental antecedents of infant attachment. *Child Development,* 68, 571–591.

Francis, D., J. Diorio, D. Liu und M. J. Meaney (1999): Nongenomic transmission across generations of maternal behavior and stress responses in the rat. *Science,* 1155–1158.

George, C., N. Kaplan und M. Main (1985): *The Attachment Interview for Adults.* Berkeley, University of California (Unveröffentlichtes Manuskript).

George, C. und J. Solomon (1989): Internal working models of caregiving and security of attachment at age six. *Infant Mental Health Journal,* 10, 222–237.

Greenwald, R. (2001): *EMDR in der Psychotherapie mit Kindern und Jugendlichen.* Paderborn (Junfermann).

Grossmann, K., K. E. Grossmann, G. Spangler, G. Suess und L. Unzner (1985): Maternal sensitivity and newborns' orientation responses as related to quality of attachment in Northern Germany. In: Bretherton, I. und E. Waters (Hrsg.) *Growing Points of Attachment Theory and Research,* Bd. 1–2: Serial No 209, Vol. 50, S. 231–256.

Grossmann, K. E. (1999): Old and new internal working models of attachment: The organization of feelings and language. *Attachment & Human Development,* 1, 353–269.

Grossmann, K. E., F. Becker-Stoll, K. Grossmann, H. Kindler, M. Schieche, G. Spangler, M. Wensauer und P. Zimmermann (1997): Die Bindungstheorie. Modell, entwicklungspsychologische Forschung und Ergebnisse. In: Keller, H. (Hrsg.) *Handbuch der Kleinkindforschung.* 2. Aufl. Bern (Huber), S. 51–95.

Grossmann, K. E., K. Grossmann und P. Zimmermann (1999): A wider view of attachment and exploration: Stability and change during the years of immaturity. In: Cassidy, J. und P. R. Shaver (Hrsg.) *Handbook of Attachment – Theory, Research and Clinical Applications.* New York, London (Guilford Press), S. 760–786.

Hesse, E. und M. Main (1999): Second-generation effects of unresolved trauma in non maltreating parents: Dissociated, frightened, and threatening parental behavior. *Psychoanalytic Inquiry,* 19, 481–540.

Hesse, E. und M. Main (2002): Desorganisiertes Bindungsverhalten bei Kleinkindern, Kindern und Erwachsenen – Zusammenbruch von Strategien des Verhaltens und der Aufmerksamkeit. In: Brisch, K. H., K. E. Grossmann, K. Grossmann und L. Köhler (Hrsg.) *Bindung und seelische Entwicklungswege – Grundlagen, Prävention und klinische Praxis.* Stuttgart (Klett-Cotta), S. 219–248.

Hofmann, A. (1999): *EMDR in der Therapie psychotraumatischer Belastungssyndrome.* Stuttgart (Thieme).

Jotzo, M. (2001): Elterliche Traumatisierung durch die Frühgeburt des Kindes. *Psychotraumatologie,* 2, 34.

Kanninen, K., R. L. Punamäki und S. Qouta (2002): *Personality and trauma: Adult attachment and posttraumatic distress among former political prisoners.* Unveröffentlichtes Manuskript. Universität Helsinki (Abteilung für Psychologie).

Lamprecht, F. (2002): Erfolgreiche Traumatherapie mit EMDR und nachfolgende Traumatisierung. In: Sachsse, U., I. Özkan und A. Streeck-Fischer (Hrsg.) *Traumatherapie – Was ist erfolgreich?* Göttingen (Vandenhoeck & Ruprecht), S. 161–173.

Lohaus, A., H. Keller und S. Voelker (2001): Relationships between eye contact, maternal sensivity and infant crying. *International Journal of Behavioral Development,* 25, 542–548.

Lovett, J. (2000): *Kleine Wunder – Heilung von Kindheitstraumata mit Hilfe von EMDR.* Paderborn (Junfermann).

Lyons-Ruth, K., S. Melnick und E. Bronfman (2002): Desorganisierte Kinder und ihre Mütter – Modelle feindselig-hilfloser Beziehungen. In: Brisch, K. H., K. E. Grossmann, K. Grossmann und L. Köhler (Hrsg.) *Bindung und seelische Entwicklungswege – Grundlagen, Prävention und klinische Praxis.* Stuttgart (Klett-Cotta), S. 249–276.

Main, M. (1991): Metacognitive knowledge, metacognitive monitoring and singular (coherent) vs. multiple models (incoherent) of attachment. In: Parkes, C. M., J. Stevenson-Hinde und P. Marris (Hrsg.) *Attachment Across the Life Cycle.* London/New York (Tavistock), S. 127–159.

Main, M. (2002): Organisierte Bindungskategorien von Säugling, Kind und Erwachsenem – Flexible bzw. unflexible Aufmerksamkeit unter bindungsrelevantem Streß. In: Brisch, K. H., K. E. Grossmann, K. Grossmann und L. Köhler (Hrsg.) *Bindung und seelische Entwicklungswege – Grundlagen, Prävention und klinische Praxis.* Stuttgart (Klett-Cotta), S. 165–218.

Main, M. und R. Goldwyn (1984): *Adult Attachment Scoring and Classification System.* Unveröffentlichtes Manuskript. University of California, Berkeley.

Main, M. und E. Hesse (1990): Parents' unresolved traumatic experiences are related to disorganized attachment status: Is frightened and/or frightening parental behavior the linking mechanism? In: Greenberg, M. T., D. Cicchetti und E. M. Cummings (Hrsg.) *Attachment in the Preschool Years.* Chicago (University of Chicago Press), S. 161–182.

Main, M. und J. Solomon (1990): Procedures for identifying infants as disorganized/disoriented during the Ainsworth Strange Situation. In: Greenberg, M. T., D. Cicchetti und E. M. Cummings (Hrsg.) *Attachment in the Preschool Years.* Chicago (University of Chicago Press), S. 121–160.

Meaney, M., D. Aitken, C. v. Berkel, S. Bhatnagar und R. Sapolsky (1988): Effect of neonatal handling on age-related impairments associated with the hippocampus. *Science,* 766–768.

Meins, E. (1997): Security of attachment and the understanding of other minds. In: Meins, E. (Hrsg.) *Is security of attachment related to the infant's style of language acquisition?* East Sussex, England (Psychology Press), S. 111–128.

Orlinsky, D. E., K. Grawe und B. K. Parks (1994): Process and outcome in psychotherapy – noch einmal. In: Bergin, A. E. und S. L. Garfield (Hrsg.) *Handbook of Psychotherapy and Behavior Change.* 4. Aufl. New York (Wiley), S. 270–376.

Pearce, J. W. und T. D. Pezzot-Pearce (1997): *Psychotherapy of Abused and Neglected Children.* New York/London (Guilford Press).

Perkins, B. und C. C. Rouanzion (2002): A critical evaluation of current views regarding eye movement desensitization and reprocessing (EMDR): Clarifying points of confusion. *Journal for Clinical Psychology,* 58, 7–97.

Schieche, M. (2001): Störungen der Bindungs-Explorationsbalance und Möglichkeiten der Intervention. In: Ders. (Hrsg.) *Bindungstheorie und Familiendynamik.* Gießen (Psychosozial-Verlag), S. 297–313.

Schuengel, C., M. J. Bakermans-Kranenburg, M. H. van IJzendoorn und M. Blom (1999): Unresolved loss and infant disorganization: Links to frightening maternal behavior. In: Solomon, J. und C. George (Hrsg.) *Attachment Disorganization.* New York/London (Guilford Press), S. 71–94.

Spangler, G. und P. Zimmermann (Hrsg.) (1995): *Die Bindungstheorie. Grundlagen, Forschung und Anwendung.* Stuttgart (Klett-Cotta).

Spitzer, M. (2000): Das hast du von der Mutter – aber nicht geerbt. Nichtgenetische Weitergabe von Charaktereigenschaften über mehrere Generationen im Tierexperiment. *Nervenheilkunde,* 19, 48–87.

Stack, D. M. und D. E. LePage (1996): Infants' sensitivity to manipulations of maternal touch during face-to-face interactions. *Social Development,* 5, 41–55.

Steele, H., M. Steele und P. Fonagy (1996): Associations among attachment classifications of mothers, fathers, and their infants. *Child Development,* 67, 541–555.

Susman-Stillman, A., M. Kalkoske, B. Egeland und I. Waldman (1996): Infant temperament and maternal sensitivity as predictors of attachment security. *Infant Behavior and Development,* 19, 33–47.

Teixeira, J. M. A. (1999): Association between maternal anxiety in pregnancy and increased uterine artery resistance index: cohort based study. *British Medical Journal,* 153–157.

Tinker, R. H. und S. A. Wilson (1999): *Through the Eyes of a Child.* New York (Norton).

Tschan, W. (2001): *Mißbrauchtes Vertrauen – Grenzverletzungen in professionellen Beziehungen: Ursachen und Folgen: eine transdisziplinäre Darstellung.* Basel/Freiburg/Paris/London u. a. (Karger).

van den Boom, D. C. (1994): The influence of temperament and mothering on attachment and exploration: An experimental manipulation of sensitive responsiveness among lower-class mothers with irritable infants. *Child Development,* 65, 1457–1477.

van der Kolk, B., D. Pelcovitz, S. Roth, F. Mandel, A. McFarlane und J. L. Herman (1996): Dissociation, somatization, and affect dysregulation: The complexity of adaptation to trauma. *American Journal of Psychiatry,* 153, 83–93.

van der Kolk, B. A., A. C. McFarlane und L. Weisaeth (Hrsg.) (2000): *Traumatic Stress – Grundlagen und Behandlungsansätze.* Innovative Psychotherapie und Humanwissenschaft. Paderborn (Junfermann).

van IJzendoorn, M. (2002): Intergenerational transmission of attachment and trauma: The case of the Holocaust. 8th Congress of the World Association for Infant Mental Health (WAIMH), Amsterdam, 17. Juli 2002.
Werner, E. E. (2000): Protective factors and individual resilience. In: Shonkoff, J. P. und S. J. Meisels (Hrsg.) *Handbook of Early Childhood Intervention.* 2. Auflage. Cambridge (Cambridge University Press), S. 115–132.

Mechthild Papoušek
Ruth Wollwerth de Chuquisengo

AUSWIRKUNGEN MÜTTERLICHER TRAUMATISIERUNGEN AUF KOMMUNIKATION UND BEZIEHUNG IN DER FRÜHEN KINDHEIT

Werkstattbericht aus 10 Jahren Münchner Sprechstunde für Schreibabys

Zur Rolle der frühen Eltern-Kind-Beziehungen im Kontext entwicklungspsychopathologischer Forschungsparadigmen

Der Einfluß von organischen und psychosozialen Risikobelastungen auf die kindliche Entwicklung wurde in den letzten Jahren in zahlreichen groß angelegten Längsschnittstudien auf eindrucksvolle Weise vom Säuglingsalter bis in Schulalter und Adoleszenz untersucht. Trotz Unterschieden in Stichproben, Design, Erhebungsmethoden und Meßzeitpunkten kristallisieren sich aus der Vielzahl von Einzelbefunden mehrere bemerkenswert übereinstimmende Ergebnisse heraus:

1. Spezifische Auswirkungen einzelner Risikofaktoren treten in den Hintergrund gegenüber dem eher unspezifischen Einfluß kumulativer Risikobelastungen (Karch, 1994; Laucht u. a., 1998; Riegel u. a., 1995; Rutter, 1990). Im Vergleich von organischen und psychosozialen Risikofaktoren wirken sich organische Risiken spezifischer auf die neuromotorische und kognitive Entwicklung aus, psychosoziale Risiken dagegen auf die emotionale und soziale Entwicklung (Laucht u. a., 2002 b).
2. Die Langzeitprognose von Risikobelastungen wird entscheidend von der Verfügbarkeit von Schutzfaktoren mitbestimmt. Als wichtigster Schutzfaktor stellt sich eine verläßliche Bindungsbeziehung zu einer stabilen Bezugsperson heraus (Radke-Yarrow u. a., 1992; Rutter, 1990; Werner und Smith, 1989).
3. Wachsende Aufmerksamkeit haben Konzepte der individuellen Vulnerabilität und Resilienz des Kindes gewonnen (Karch, 1994; Rutter, 1990).

Sie sind nicht unabhängig von den Bindungserfahrungen des Kindes, primär jedoch vermutlich auf genetische und konstitutionelle Wurzeln zurückzuführen. Damit rückt das Kind als aktiver Mitgestalter seiner Entwicklung im transaktionalen Wechselspiel mit seiner sozialen Umwelt in den Mittelpunkt.

4. Vor dem Hintergrund multipler Risikobelastungen kommt der Qualität der frühen Mutter-Kind-Interaktionen im Säuglingsalter die Rolle eines bis ins Schulalter nachweisbaren Schutzfaktors zu (Laucht u. a., 1998). Sie scheinen als Schaltstelle zu fungieren, an der sich entscheidet, ob und in welchem Maße vorhandene Risikobelastungen zur Wirkung gelangen oder kompensiert werden können.
5. Risikobelastungen, die mit Beeinträchtigungen der primären Beziehungen der Eltern oder traumatischen Erfahrungen in der eigenen Kindheit einhergehen oder durch psychische Störungen die elterliche Bindungs- und Beziehungsfähigkeit beeinträchtigen, können im Sinne einer intergenerationalen Transmission auf schicksalhafte Weise von den Eltern an die Kinder weitergegeben werden (Dornes, 2000). Dies wurde für die Weitergabe von unsicheren oder desorganisierten Bindungsmustern nachgewiesen (Gloger-Tippelt, 1999; Ziegenhain, 1999) ebenso wie für traumatische Erfahrungen von schwerer Vernachlässigung, wiederholten Beziehungsabbrüchen oder emotionaler und physischer Mißhandlung in der Kindheit der Eltern (Crittenden, 1981; Dornes, 1997; Egeland u. a., 1988) sowie für manifeste psychopathologische Störungen der Eltern (Laucht u. a., 2002 a; Radke-Yarrow u. a., 1992).

Die aufgeführten Ergebnisse weisen mit großer Deutlichkeit auf die entwicklungspsychopathologische Bedeutung von Kommunikation und Beziehung in der frühen Kindheit hin. Sie verleihen unserer hypothetischen Annahme neues Gewicht, daß der präverbalen Kommunikation als Grundlage von affektiver Verhaltensregulation, Erfahrungsintegration, Sprache und Bindung auch eine Schlüsselrolle im Verständnis der Genese früher Störungen zukommt (Papoušek und Papoušek, 1979 a). Statistisch dürfen die aufgezeigten Zusammenhänge heute als gesichert gelten. Weitaus weniger wissen wir jedoch über die Mechanismen der Transmission in der frühkindlichen Entwicklung, die, wie wir vermuten, in der alltäglichen Arena der Interaktionen und Transaktionen von Kind und Eltern angesiedelt sind. Wo lassen sich die Prozesse identifizieren, über die bestimmte Risikobelastungen und Traumen einzeln oder kumulativ in der Entwicklung des Kindes und der Eltern-Kind-Beziehungen ihre unheilvolle Wirkung entfalten? Welche Mechanismen bewirken, daß im einen Fall eine Störung entsteht, aufrechterhalten wird oder exazerbiert, im anderen Fall jedoch Kind und Beziehung verschont bleiben? Je besser wir den allgemeinen und individuellen pathogenetischen und salutogenetischen Prozessen auf die Spur kommen, desto gezielter können präventive und therapeutische Interventionen einsetzen.

Die Münchner Sprechstunde für Schreibabys als klinisches Forschungsparadigma

Der vorliegende Beitrag ist ein Werkstattbericht aus der Münchner Sprechstunde für Schreibabys (Papoušek u. a., 1994). Er beginnt – anhand einer umfangreichen Stichprobe von 700 detailliert ausgewerteten Fällen – mit einem Überblick über Art und diagnostische Einordnung der häufigsten Störungsbilder des ersten und zweiten Lebensjahres, über Art und Ausmaß der Risikobelastungen, Prävalenz von traumatischen Erfahrungen der Mutter und statistische Zusammenhänge mit der Qualität der Mutter-Kind-Beziehung. Im Mittelteil wird in das diagnostische und therapeutische Konzept der Eltern-Säuglings-/Kleinkind-Beratung und -Psychotherapie eingeführt, in dessen Mittelpunkt die Alltagsarena der frühen Kommunikation in störungsrelevanten Interaktionskontexten steht. Besondere Aufmerksamkeit gilt dabei der konstitutionellen Individualität des Kindes und der Steuerung der intuitiven elterlichen Kompetenzen. Der abschließende Teil fokussiert auf die Subgruppe traumatisierter Mütter und veranschaulicht an einer Fallstudie, über welche interaktionellen und innerpsychischen Prozesse in diesem individuellen Fall das Kindheitstrauma der Mutter in der Interaktion mit dem Kind Platz greift.

Die Sprechstunde wurde vor über zehn Jahren im Kinderzentrum München mit zwei eng aufeinander bezogenen Zielen geöffnet: Zum einen galt es, für frühe Belastungen und Störungen der Eltern-Kind-Beziehungen ein Angebot zur Krisenintervention, Diagnostik, Beratung und Behandlung aufzubauen. Zum andern ergab sich damit eine einzigartige Gelegenheit, die Entstehungsbedingungen und Erscheinungsbilder früher Störungen, ihre Auswirkungen, Verlaufsmerkmale und prognostischen Faktoren zu erforschen (Papoušek u. a., 1994).

Das Vorhaben entpuppte sich rasch als ein faszinierendes klinisches Forschungsparadigma, das ermöglichte, auf systematische Weise in jedem Einzelfall das jeweilige Störungsbild im Kontext der Eltern-Kind-Beziehungen nahe dem Zeitpunkt seiner Entstehung – in statu nascendi – zu analysieren und möglichst zielgenau zu behandeln. Besonderes Augenmerk galt dabei der vorsprachlichen Kommunikation und ihrer Rolle bei Entstehung, Aufrechterhaltung oder Bewältigung frühkindlicher Belastungen.

Als Grundlage dient seither eine detaillierte interdisziplinäre Diagnostik und Falldokumentation in enger Zusammenarbeit von Fachleuten aus Pädiatrie, Entwicklungsneurologie, Entwicklungspsychologie und Psychiatrie sowie Psychotherapeuten mit tiefenpsychologischer, verhaltenstherapeutischer oder familiensystemischer Ausbildung. Datenerhebung und Dokumentation schließen sämtliche Untersuchungsbefunde, organische und psychosoziale Risikofaktoren, standardisierte Fragebögen, Verhaltensprotokolle und videogestützte Verhaltensbeobachtungen in alltags- und störungsrelevanten Interaktionskontexten ein.

Seit der Eröffnung wurde die Sprechstunde von weit über 2000 Familien mit Säuglingen und Kleinkindern im Alter zwischen 0 und 30 Monaten in Anspruch genommen, und dies wegen eines breiten Spektrums von Störungsbildern der frühkindlichen Verhaltensregulation. Zwei Drittel der Kinder wurden im ersten Lebensjahr vorgestellt, je zur Hälfte im ersten und zweiten Halbjahr. Derzeit liegen Ergebnisse von zwei Stichproben, von 180 Familien aus den Jahren 1991–1993 (von Hofacker und Papoušek, 1998) und 700 konsekutiv untersuchten und behandelten Fällen aus den Jahren 1994 bis 1997 vor (Publikation in Vorbereitung).

Die häufigsten Störungsbilder der frühen Kindheit: frühkindliche Regulationsstörungen

Bei den Störungsbildern der frühen Kindheit handelt es sich in der weit überwiegenden Mehrzahl noch nicht um manifeste Psychopathologie, vielmehr um in der Regel harmlose Extremausprägungen der normalen konstitutionellen Variabilität. Sie umfassen exzessives/persistierendes Schreien mit Problemen der Schlaf-Wach-Regulation, chronische Unruhe/Spielunlust/Aufmerksamkeitsprobleme, Fütter- und Gedeihstörungen, Schlafstörungen, exzessives/persistierendes Klammern/Ängstlichkeit/sozialen Rückzug, exzessives/persistierendes Trotzen und aggressives/oppositionelles Verhalten (Papoušek, 1999).

Die Verhaltensprobleme entstehen als harmlose vorübergehende Krisen in den alltäglichen Interaktionen, und zwar in engem Zusammenhang mit den je nach Alter anstehenden Anpassungs- und Entwicklungsaufgaben (Largo, 1992). Im ersten Trimenon stehen neben den postpartalen physiologischen Anpassungen die Nahrungsaufnahme und die Regulation der Verhaltenszustände im Vordergrund. Die erfolgreiche Lösung der frühen regulatorischen Aufgaben endet mit 2–3 Monaten in einem ersten eindrücklichen Entwicklungsschub, der eine neue Phase der Regulation von Aufmerksamkeit, Selbstwirksamkeit und Erfahrungsintegration im Zwiegespräch und Spiel einleitet. Ganz neue Aufgaben der gemeinsamen Regulation stellen sich um die Mitte des zweiten Halbjahres mit dem Beginn der selbständigen Fortbewegung und der personenspezifischen Bindung in bezug auf die Balance zwischen Explorationslust und sicherer Basis bzw. Nähe-Distanz-Regulation – speziell in der Auseinandersetzung mit dem Fremden. Um die Mitte des zweiten Lebensjahres stellen sich mit dem Erwachen des Selbst und des »Nein« wiederum neue Anforderungen in der Regulation der Balance von Verbundenheit und Autonomiebedürfnissen und in der Auseinandersetzung mit sozialen Regeln und Grenzen. Im Zuge der Reifung und Vernetzung der präfrontalen inhibitorischen Systeme treten neue Herausforderungen und Themen in den Vordergrund: emotionale Regulation, Impulskontrolle und Frustrationstoleranz ebenso wie fokussierte Aufmerksamkeit bei Planung und Durchführung von Handlungen *(executive functions)*.

Adaptive Funktionen der vorsprachlichen Kommunikation

Die Störungsbilder der »Schreibabys« lassen sich mühelos den phasenspezifischen Anpassungs- und Entwicklungsaufgaben zuordnen, deren Regulation und gemeinsame Bewältigung zu den basalen adaptiven Funktionen der vorsprachlichen Kommunikation gehört (Papoušek und Papoušek, 1995). Im Kontext ausreichender Ressourcen werden die Entwicklungsschritte trotz ganz normaler, aber transienter kleiner Krisen mit bemerkenswerter Kompetenz gemeistert.

Daß dies gelingen kann und meist gelingt, dafür hat die Natur hinreichend Vorsorge getragen. Zum einen ist der Säugling schon früh mit selbstregulatorischen Kompetenzen ausgestattet, seine Erfahrungen aktiv zu integrieren, sich anzupassen und mitgestaltend auf seine Umwelt einzuwirken (Papoušek und Papoušek, 1979b; 1984). Er ist dabei auf eine spezifisch ausgestattete und angepaßte Umwelt angewiesen, auf Unterstützung durch mindestens eine vertraute Bezugsperson, die nicht nur Nahrung, Schutz, Geborgenheit und emotionale Sicherheit vermittelt, sondern die reifungsabhängigen Einschränkungen des Säuglings kompensiert und ihr Verhalten komplementär auf die kindlichen Bedürfnisse und Fähigkeiten abstimmt. Auch hierfür hat die Natur Vorsorge getragen, indem sie die Eltern und andere Bezugspersonen mit biologisch verankerten, intuitiv gesteuerten Verhaltensbereitschaften ausgestattet hat (Papoušek und Papoušek, 1987). Sie kommen in der Kommunikation mit dem Baby in den alltäglichen Interaktionen zum Tragen – als genuines Know-how der nonverbalen Verständigung mit dem Baby, als implizites Kommunikationswissen. Geleitet durch seine Signale geben die Eltern dem Baby eine auf seine individuellen Fähigkeiten abgestimmte regulatorische Unterstützung: im Trösten und Beruhigen, im Anregen, im Dosieren der Stimulation, durch soziale Rückversicherung und eine sichere Basis in Belastungs- und Überforderungssituationen. Sie kompensieren, was das Baby noch nicht allein bewältigen kann, und unterstützen seine heranreifenden Fähigkeiten der Selbstregulation (Papoušek und Papoušek, 1979b; 1987; 1995; Papoušek, 1999).

Im Zusammenspiel der kindlichen und elterlichen Kompetenzen wird die vorsprachliche Kommunikation zu einem sich selbst stabilisierenden System positiver Gegenseitigkeit. So kommt das überreizt schreiende Baby auf dem Arm der Mutter unter dem Klang ihrer Stimme zur Ruhe, es entspannt sich, schmiegt sich an, findet in den Schlaf – eine der schönsten positiven Rückmeldungen, die sich eine Mutter erträumen kann –, und genau dieses Feedback stärkt sie im Vertrauen auf ihre genuinen Kompetenzen. Das Baby gewinnt eine gut abgestimmte Förderung, die zur erfolgreichen Bewältigung der Entwicklungsaufgaben beiträgt; die Eltern werden durch positive Rückkoppelungssignale des Babys bestärkt und gewinnen Sicherheit und Vertrauen auf ihre intuitiven Kompetenzen. Dieses primär biologisch angelegte System positiver Gegenseitigkeit verdient mit Recht die Bezeichnung »Engelskreis«. Es bildet den wichtigsten Schutzfaktor in der frühkindlichen Entwicklung, die Grundlage einer sicheren Bindung und positiver Eltern-Kind-Beziehungen und einen wirksamen Puffer gegenüber milden Belastungen auf kindlicher oder elterlicher Seite (Laucht u.a., 1998; Papoušek und Papoušek, 1979a).

Entstehungsbedingungen frühkindlicher Regulationsstörungen

So allerdings gelingt die gemeinsame Regulation nur ausnahmsweise bei den Eltern, die mit ihren unstillbar schreienden, schlafgestörten, nahrungsverweigernden, permanent Beschäftigung fordernden, klammernden oder trotzenden Babys in der Sprechstunde Hilfe suchen. Die Mütter sind am Ende ihrer

Kraft, die Nerven liegen blank, und sie fühlen sich als Versagerinnen, in ihrer mütterlichen Identität in Frage gestellt und besonders verletzbar.

Was ist anders bei den betroffenen Familien? Unter welchen Bedingungen verliert das System seine protektive, entwicklungsfördernde Kraft, wie entstehen Entgleisungen dieses Systems, dysfunktionale Interaktionsmuster oder Teufelskreise? Welche Rolle spielen die vielerlei Risikofaktoren einzeln oder in ihrer Kumulation? Über welche Mechanismen/Prozesse werden sie wirksam? Wie vollzieht sich die vielfach beschworene schicksalhafte Transmission belasteter oder traumatischer Kindheitserfahrungen von den Eltern auf das Kind?

Ein Blick auf die Datenlage macht den hohen Belastungsgrad der Familien deutlich. Zum einen gehen die Verhaltensprobleme in Schweregrad und Persistenz erheblich über den Rahmen transitorischer Krisen hinaus. Bei einem mittleren Lebensalter von 10 Monaten vergingen durchschnittlich neun problembelastete Monate und damit fast die gesamte postnatale Lebenszeit, ehe die Familien in der Spezialsprechstunde Hilfe suchten. Nur ausnahmsweise traten die Störungsbilder isoliert auf; meist fanden sich gleichzeitig oder aufeinanderfolgend andere Störungen der frühkindlichen Verhaltensregulation, so daß kaum einer der alltäglichen Interaktionskontexte von Problemen ausgespart blieb und die Eltern mit ihrem Baby oftmals in keinem Bereich mehr protektive Engelskreise erlebten (von Hofacker und Papoušek, 1998). So zeichnen sich die frühkindlichen Regulationsstörungen durch eine die gesamte Beziehung betreffende diagnostische Trias aus: 1. Verhaltensauffälligkeiten in mindestens einem Störungsbereich, 2. dysfunktionale Kommunikationsmuster in den störungsrelevanten Kontexten und 3. eine hochgradige psychische Belastung der Mutter bzw. beider Eltern (Papoušek, in Vorb.).

Die psychische Belastung der Eltern fand z. B. in erhöhten Depressionswerten auf der Edinburghschen Skala zur Erfassung der postpartalen Depression (43 % über dem klinisch relevanten Cut-off) ihren Niederschlag. Daneben ließen sich anhand der Fragebögen Verunsicherung, chronische Erschöpfung, Frustration und überängstliche Fürsorge erfassen. Für die psychische Belastung der Mütter kommen vor allem drei Quellen in Betracht: 1. die prä-, peri- und postnatalen Anpassungsprozesse auf seiten der Mutter (Stern, 1998); 2. die Kumulation von Risikobelastungen, und 3., vielleicht am wichtigsten, die negativen Rückkoppelungssignale aus den Interaktionserfahrungen mit dem schwierigen Kind.

Im Kontrast zu einer altersparallelisierten Kontrollgruppe ohne Regulationsstörung waren die Familien mit exzessiv schreienden Säuglingen im ersten Halbjahr ebenso wie die Familien mit älteren regulationsgestörten Säuglingen und Kleinkindern mit multiplen organischen und psychosozialen Risikofaktoren belastet (von Hofacker und Papoušek, 1998; Papoušek, 2002b). Bei 56 Prozent hatte die Belastung in Form von abnormem Streß und Ängsten bereits in der Schwangerschaft begonnen, bei 59 Prozent waren Paarkonflikte unter dem Einfluß der kindlichen Verhaltensprobleme postnatal entstanden oder exazerbiert, bei 59 Prozent waren die Mütter (durch Wochenbettdepression, Persönlichkeitsstörungen, neurotische Beziehungsstörungen, Eßstörungen) in ihren psychischen Ressourcen beeinträchtigt; belastende Kindheitserfahrungen und anhaltend verstrickte oder ungelöste Beziehungen zu den Herkunftsfamilien kamen bei 34 Prozent der betroffenen Familien ins Spiel, während beziehungsrelevante traumatische Erfahrungen im engeren Sinn (Mißhandlung, schwere emotionale Vernachlässigung, Verlusttraumen) bei 18 Prozent zur Sprache kamen (Papoušek, in Vorb.).

Auswirkungen auf die Qualität der Mutter-Kind-Beziehung

Die Qualität der Mutter-Kind-Beziehung wurde von Arzt und Psychologe gemeinsam auf der Basis der gesamten klinischen Diagnostik mit der Parent-Infant Relationship Global Assessment Scale (Zero to Three, 1994; von Hofacker und Papoušek, 1998) eingeschätzt. Die 9stufige Skala reicht von optimal adaptiert über belastet und gefährdet bis zu tiefgreifend gestört. Besonders beeinträchtigt war die Beziehung bei den 273 Mutter-Kind-Paaren mit einer Fütter- und Gedeihstörung. Bei über einem Drittel (39%) wurde die Beziehung als deutlich belastet eingestuft, bei einem beträchtlichen Anteil aber auch als gefährdet (32%) oder gestört (29%).

Mit Hilfe einer schrittweisen multiplen Regressionsanalyse wurde die Frage untersucht, mit welchen Risiken und anderen Bedingungsfaktoren die Qualität der Mutter-Kind-Beziehung in Zusammenhang steht. Neun von 13 eingegebenen Faktoren klären unabhängig voneinander 52 Prozent der Varianz auf. Demnach trägt das Baby selbst mit seinen die mütterlichen Kompetenzen in Frage stellenden Verhaltensproblemen einen nicht unerheblichen Anteil bei. Die Beziehung ist aktuell um so stärker gefährdet, je mehr Alltagsbereiche der frühkindlichen Verhaltensregulation (Schlafen, Füttern, Beruhigen etc.) pervasiv betroffen sind, je länger die Dauer der Störung bzw. der relative Anteil problembelasteter Phasen an der postnatalen Lebenszeit und je älter das Kind ist. Auf mütterlicher Seite fallen neben der kumulativen organischen und psychosozialen Gesamtrisikobelastung vor allem psychische Störungen der Mutter, Partnerschaftskonflikte und unbewältigte Kindheitsbelastungen und -traumen der Mutter ins Gewicht (Papoušek, in Vorb.).

Wirkmechanismen auf der Ebene der Eltern-Kind-Kommunikation

In dem dynamischen System der frühen Eltern-Kind-Beziehungen ist damit zu rechnen, daß es bei Überhandnehmen von kumulativen Risikobelastungen – je nach Art, Dauer, und Schweregrad der Belastungsfaktoren – früher oder später dekompensiert, was manchmal sogar durch ein völlig belanglos erscheinendes Problem ausgelöst wird. Im Bild gesprochen: Durch einen weiteren Tropfen wird das Faß zum Überlaufen gebracht. Es entstehen Mißverständnisse in der Kommunikation, die zu dysfunktionalen Interaktionsmustern führen, mit der fatalen Tendenz, daß sie sich aufgrund von wechselseitig negativen Kontingenzen in einem Teufelskreis negativer Gegenseitigkeit verfangen und stabilisieren.

Ein einfaches, aber besonders häufiges und belastendes Beispiel eines solchen Teufelskreises kann bei kindlicher Blickvermeidung entstehen, wenn sich die Mutter zunehmend zudringlich um Blickkontakt bemüht (Papoušek, 1997). Je mehr sich ein konstitutionell hyperreaktives Baby vor einem Übermaß an Stimulation durch Blickabwendung schützt, desto stärker wird sich eine verunsicherte oder depressive Mutter abgelehnt fühlen und ihre intuitiven Strategien nur noch zudringlicher einsetzen, um eine Zuwendung des Babys zu erzwingen, und um so mehr muß sich das Baby in den Rückzug begeben. Auf welcher Seite der Teufelskreis seinen Ursprung hatte, ist bald nicht mehr zu erkennen und in der Regel irrelevant, weil im Hier und Jetzt beide Seiten mit ihrem Verhalten zur Aufrechterhaltung des Problems beitragen. Wiederholte ähnliche Erfahrungen führen auf beiden Seiten zu erlernten negativen Erwartungen, die ihrerseits beim nächsten Anlauf das Entgleisen in den Teufelskreis beschleunigen.

Wie läßt sich das Entstehen dysfunktionaler Interaktionsmuster erklären? Wo liegen die Anfänge von frühkindlichem Vermeidungsverhalten, von intrusivem, wenig feinfühligem mütterlichen Verhalten, von beobachtbaren Teufelskreisen? Lassen sich die Auswirkungen von Risikobelastungen durch die Annahme eines unspezifischen Entgleisens ausreichend erklären? Oder gibt es spezifische, in der individuellen Diagnostik identifizierbare Störungsmechanismen, die durch Risikobelastungen verursacht werden?

Wir gehen davon aus, daß Risikofaktoren vor allem, vielleicht sogar ausschließlich dann entwicklungspsychopathogenetisch relevant werden, wenn sie in der Alltagsarena des Stillens, Wickelns, Zwiegesprächs oder Schlafenlegens wahrnehmbar und wirksam werden. Dieser Prämisse zufolge haben störungsrelevante Risikofaktoren Abweichungen im wahrnehmbaren Interaktionsverhalten zur Folge – entweder primär auf seiten des Babys in den konstitutionellen Voraussetzungen seiner Selbstregulation (wie zunächst beim exzessiven Schreien des ersten Trimenons) – oder primär auf seiten der Eltern in Form von Beeinträchtigungen der intuitiven elterlichen Kompetenzen (wie bei elterlichen Störungen des postnatalen bonding) – oder (wie bei den meisten persistierenden Störungen) auf beiden Seiten (Papoušek und Papoušek, 1979a).

Auf kindlicher Seite sind neben potentiell genetischen Faktoren alle prä- und perinatalen Risikofaktoren in Betracht zu ziehen, die die konstitutionelle individuelle Variabilität der selbstregulatorischen Fähigkeiten des Babys ungünstig beeinflussen. Dazu gehören insbesondere die pränatalen Belastungsfaktoren (z. B. Ängste, Überforderungssituationen, Konflikte), die sich auf das mütterliche Streßsystem auswirken, und diverse organische Faktoren, die die Funktionalität des kindlichen ZNS beeinträchtigen (Papoušek, 1999).

Der Begriff der Selbstregulation bezeichnet die Fähigkeiten des Organismus, sein Verhalten im Kontext der Anpassung und Auseinandersetzung mit der Umwelt zu regulieren und dabei sein psychophysisches Gleichgewicht, die Balance zwischen aktivierenden und hemmenden Prozessen, aufrechtzuerhalten (Papoušek und Papoušek, 1979b). Mit den angeborenen biologischen Dispositionen und Extremvarianten der selbstregulatorischen Fähigkeiten hat sich insbesondere die Temperamentsforschung intensiv beschäftigt (Rothbart und Bates, 1998; Thomas u.a., 1968; Zentner, 2000). Im aktuellen Fokus der Temperamentsforschung stehen auf der einen Seite die kindliche Reagibilität in bezug auf Arousal, Affect und Attention, auf der anderen Seite die Fähigkeiten zur Erregungsmodulation, zur Selbstberuhigung und inhibitorischen Gegensteuerung, Anpassungsfähigkeit und emotionalen Regulation. Auf eine kurze Formel gebracht, zeichnet sich das »schwierige« Temperament vor allem durch ein Mißverhältnis in der Balance zwischen aktivierenden und hemmenden Systemen aus. Temperamentsunterschiede in Reagibilität und Erregungsmodulation spielen in allen Lern- und Anpassungsprozessen der frühkindlichen Entwicklung, den bereits besprochenen Anpassungs- und Entwicklungsaufgaben der frühen Kindheit, eine zentrale

Rolle. Und sie finden ihren direkten Niederschlag im kindlichen Interaktionsverhalten.

Auf seiten der Eltern richtet sich das klinische Interesse vor allem auf die Ausprägung und Abstimmung der intuitiven elterlichen Kompetenzen (Papoušek, 1996). Unter welchen Bedingungen können sich die angeborenen adaptiven Verhaltensbereitschaften der Eltern durchsetzen und etwaige konstitutionelle Probleme auf der kindlichen Seite oder andere Belastungsfaktoren kompensieren? Was geschieht mit den elterlichen Kompetenzen unter dem Einfluß von kumulativen Risikobelastungen oder speziell von belasteten und traumatischen Beziehungserfahrungen in der eigenen Kindheit? So begegnen uns in der klinischen Arbeit immer wieder Abweichungen von Kommunikationsmustern, die nicht nur Ausdruck einer unspezifischen Überforderung und Entgleisung sind, sondern auf sehr spezifische Weise mit Biographie und Psychodynamik der Mutter verquickt zu sein scheinen.

Entwicklungsbedingungen und psychodynamische Steuerung der intuitiven elterlichen Kompetenzen

Es ist bemerkenswert wenig darüber geforscht worden, wie die intuitiven elterlichen Fähigkeiten im Leben eines Menschenkindes entstehen, sich entfalten und letztendlich gesteuert werden. Die Entwicklungs- und Steuerungsdynamik der elterlichen Kompetenzen spielt jedoch in der klinischen Diagnostik und Eltern-Säuglings-Therapie eine ganz zentrale Rolle. Aus der Perspektive der täglichen klinischen Arbeit und einiger wichtiger Arbeiten aus der internationalen Literatur ergeben sich dazu einige vorsichtige Überlegungen, die zu systematischen empirischen Untersuchungen anregen können.

Die kulturübergreifende Universalität der intuitiven elterlichen Kompetenzen, ihre komplementäre Abstimmung auf die kindlichen Kompetenzen, ihr Zusammenhang mit artspezifischen adaptiven Entwicklungsaufgaben und das frühe Erscheinen in der Ontogenese weisen indirekt darauf hin, daß beim Menschen über das phylogenetisch ältere Fürsorgeverhalten hinaus ein basales Repertoire kommunikativer elterlicher Kompetenzen biologisch angelegt ist (Papoušek und Papoušek, 1987; 1995). Die klinische Erfahrung hat uns gelehrt, daß alle Mütter über basale intuitive elterliche Kompetenzen verfügen, auch dann, wenn sie in ihrer Kindheit traumatisiert wurden und keinerlei Erfahrungen mit einer feinfühligen Bezugsperson machen konnten.

Dieses implizite Kommunikationswissen, ein angeborenes prozedurales Know-how der nonverbalen Verständigung mit einem Baby, wird in der Entwicklung erstmals in der Kommunikation des Neugeborenen mit seinen primären Bezugspersonen aktualisiert. In der frühesten Phase werden die Verhaltensmuster und Abstimmungen der intuitiven Kompetenzen zunächst aus der Perspektive des Babys im Austausch mit seiner Mutter erlebt. Wie Stern auf meisterhafte Weise beschreibt, werden wiederkehrende Kommunikationssequenzen aus den Alltagsinteraktionen mit ihrer gesamten affektiven Dynamik im prozeduralen Gedächtnis gespeichert (Stern, 1992). Und er gibt Anhaltspunkte dafür, daß das im Säuglingsalter integrierte implizite präverbale Beziehungswissen bis ins Erwachsenenalter abrufbar bleibt, und zwar sowohl aus der Perspektive des Babys als auch aus der Perspektive seiner Mutter (Stern, 1998). Es kann dann evoziert werden, wenn das ehemalige Baby sich nun selbst in der Mutterrolle mit dem eigenen Baby verständigt. Das angeborene genuine Kommunikationswissen kann mit dem im Säuglingsalter integrierten impliziten Kommunikationswissen im Einklang stehen oder aber im Widerstreit und damit möglicherweise zeitweise außer Kraft gesetzt, vermutlich aber nicht gelöscht werden.

In der weiteren Entwicklung werden die primär prozedural gespeicherten Beziehungserfahrungen durch symbolisch und verbal integrierbare episodische Erfahrungen überlagert und in den Arbeitsmodellen oder Repräsentationen der Bindungsbeziehung und des eigenen Selbst im episodischen und expliziten Gedächtnis gespeichert (Stern, 1998). Das Selbstvertrauen in das eigene implizite Beziehungswissen kann möglicherweise in einer präpubertalen Aktivierungsphase durch Übungserfahrungen im Betreuen von Babys gestärkt werden. Hinweise darauf ergeben sich aus der Erforschung der mütterlichen Kompetenz bei Schimpansenweibchen, für die eine praktische »Hands-on-Erfahrung« mit einem Säugling in der Präpubertät von kritischer Bedeutung ist (Bard, 1995). Beim Menschen scheint weiterhin an der Schwelle zum Erwachsenenalter eine erfolgreiche psychische Ablösung von den Eltern für die spätere elterliche Kompetenz bedeutsam zu sein, ebenso wie die Fähigkeit einer Auseinandersetzung und Bewältigung von belasteten oder traumatischen Beziehungserfahrungen (Fonagy, 2000).

Während der Schwangerschaft und beim Übergang zur Elternschaft kommt es im Zuge der Mutterschaftskonstellation (Stern, 1998) zur vorletzten und besonders wichtigen Aktualisierungsphase der impliziten kommunikativen Kompetenzen. Diese Phase einer tiefgreifenden psychischen Reorganisation führt zu einer Wiederbelebung der impliziten und expliziten Beziehungserfahrungen vor allem mit der eigenen Mutter und zur intensiven

Beschäftigung mit Themen der Mutterschaft, den eigenen genuinen Kompetenzen, der Rolle als Lebensspenderin und Ernährerin und den eigenen Bedürfnissen nach Bemutterung.

Die letzte und entscheidende Aktualisierungsphase der intuitiven elterlichen Kompetenzen ergibt sich schließlich im direkten Kontakt mit dem eigenen Baby. Im Hier und Jetzt der Interaktionen im Alltag ist es vor allem das Baby selbst mit seinen positiven oder negativen Rückkoppelungssignalen, das das elterliche Verhalten leitet und die Eltern in ihrem Selbstvertrauen in ihre Kompetenzen bestärkt oder erschüttert. Dabei beeinflußt das Baby das elterliche Verhalten unmittelbar, indem es die intuitiven elterlichen Verhaltensbereitschaften als prompte, angemessene und abgestimmte Antworten auslöst. Gleichzeitig wird der Einfluß des Babys über die Ebene des subjektiven Wahrnehmens und Erlebens der Eltern vermittelt, das wiederum von den impliziten und expliziten, den unbewußten und bewußtseinsnahen Repräsentanzen, Phantasien, Bedürfnissen und Gefühlen in bezug auf das Baby mitbestimmt wird.

Störungs- und Transmissionsmechanismen auf der Ebene der Kommunikation

Die frühere strikte Trennung zwischen Verhaltensebene, Repräsentationsebene und psychodynamischem Unbewußten wurde in der psychotherapeutischen Arbeit mit Eltern und Säuglingen durch eine zunehmende Aufmerksamkeit für die dynamischen Wechselbeziehungen und Fluktuationen zwischen den Ebenen abgelöst.

Nach unseren eigenen klinischen Erfahrungen führen all die Belastungsfaktoren der elterlichen Biographie zu ernsthaften Beeinträchtigungen der intuitiven kommunikativen Kompetenzen, die die elterlichen Ressourcen erheblich beeinträchtigen und die die Wahrnehmung, Aufmerksamkeit und emotionale Verfügbarkeit in bezug auf das reale Baby dämpfen, hemmen, blockieren oder verzerren. In Situationen von chronischem Streß, hochgradiger Erschöpfung und Überforderung können zum Selbstschutz Mechanismen einer ohnmächtigen Abwehr wirksam werden, Gefühle von Burn-out und innerer Leere hervorrufen und die intuitive Verhaltensbereitschaft zum Erliegen bringen. Sind die Eltern von intensiven negativen Affekten und/oder unlösbaren Konflikten absorbiert, können die kindlichen Signale nicht durchdringen. Bei einer Depression der Mutter mit Symptomen von Antriebshemmung und dem Gefühl der Gefühllosigkeit werden sehr häufig auch die intuitiven Kompetenzen in ihrer Ausprägung gehemmt und blockiert (Papoušek, 2002 a). Zu besonders gravierenden Abweichungen im elterlichen Verhalten kann es bei neurotischen Beziehungsstörungen und unbewältigten beziehungsrelevanten traumatischen Erfahrungen kommen, etwa durch lebensbedrohliche Ereignisse rund um die Geburt, den Schock, ein behindertes Kind zu haben, den Verlust einer nahestehenden Bezugsperson in zeitlichem Zusammenhang mit Schwangerschaft oder Geburt des Kindes oder Traumatisierungen durch schwere emotionale Vernachlässigung oder Mißhandlung (Crittenden, 1981; Lyons-Ruth, 1998). Hier kommen psychodynamische Abwehrmechanismen der Verdrängung, Verleugnung, projektiven Identifikation oder Dissoziation ins Spiel, die die Wahrnehmung des realen Babys verzerren, die intuitiven Verhaltensbereitschaften durch Reinszenierung neurotischer Beziehungsmuster außer Kraft setzen oder durch Abspaltung den Zugang zu den intuitiven Kompetenzen komplett versperren können (Barth, 1998; 1999; Brazelton und Cramer, 1991; Dornes, 1997; 2000; Lieberman und Pawl, 1993).

Wie solche Faktoren in den Alltagsinteraktionen von Eltern mit ihrem Baby Platz greifen, hat Selma Fraiberg, die Mutter der Eltern-Säuglings-Psychotherapie, auf unnachahmliche Weise beschrieben: »In jedem Kinderzimmer gibt es Gespenster. Sie sind die Besucher aus der nicht erinnerten Vergangenheit der Eltern, die ungeladenen Gäste bei der Taufe. Unter günstigen Umständen werden diese unfreundlichen und unerbetenen Geister aus dem Kinderzimmer verbannt, sie kehren in ihre unterirdische Bleibe zurück. Das heißt nicht, daß die Gespenster aus ihrer Grabstätte nicht auch Unheil ersinnen könnten. In einem unbewachten Augenblick können die Eindringlinge aus der Vergangenheit in den magischen Kreis eindringen, und Mutter und Kind finden sich dabei wieder, einen Moment oder eine Episode aus einer anderen Zeit mit anderen Akteuren erneut in Szene zu setzen.« (Fraiberg u. a., 1980) Unter solchen Bedingungen wird anstelle des Babys das Gespenst zum Gegenüber in der Kommunikation, als Repräsentant eines abgewehrten Teils des elterlichen Unbewußten oder als Repräsentant einer bedeutsamen Person aus der Vergangenheit (Brazelton und Cramer, 1991; Möhler und Resch, 2000). Das Baby mit seinen individuellen, unter Umständen »schwierigen« Charakteristika und Verhaltensproblemen kann so zum Mitakteur eines imaginären Dramas werden, das die Vergangenheit heraufbeschwört und auf schicksalhafte Weise problematische Beziehungsmuster in Szene setzt.

Die folgende Fallvignette veranschaulicht, wie die Mutter im Spiel mit ihrer kleinen Tochter ein traumatisches Beziehungsmuster aus ihrer Kindheit reinszeniert. Das Beispiel gibt gleichzeitig einen Einblick in die videogestützte kommunikationszentrierte Eltern-Säuglings-Psychotherapie, wie wir sie bei entsprechender Indikation in der Münchener Sprechstunde praktizieren.

Hanna wurde im Alter von 16 Monaten von ihren Eltern – von Beruf Verkäuferin und Kraftfahrer – wegen multipler Verhaltensprobleme vorgestellt: Schlafstörungen, permanentes Quengeln, Machtkämpfe beim Wickeln, Geschwisterrivalität mit dem 4jährigen Bruder und heftige Wutanfälle mit schrillem Schreien und gezielt eingesetztem Kopfschlagen, sobald ihr etwas nicht paßte. Beide Eltern überboten sich im Beisein des Kindes mit ausschließlich negativen Attribuierungen. Die ersten 5 Monate waren aufgrund von persistierendem, unstillbarem Schreien »der reine Horror«. Hanna sei nie ein Kuschelkind gewesen und wehre noch immer Körperkontakt ab, insbesondere dann, wenn die Mutter Nähe zu ihr suche. Hanna war als zweites Kind primär nicht erwünscht und blieb im Schatten des von den Eltern und der Verwandtschaft favorisierten Bruders. Bereits in der Schwangerschaft hatte sich die Mutter durch die ablehnende Haltung der gesamten Verwandtschaft unter Druck gesetzt gefühlt, so daß sich auch bei ihr Abwehr und Haßgefühle gegen das Ungeborene aufbauten und bleibende Schuldgefühle hinterließen.
Nach der Geburt habe sich ihre Ambivalenz unter dem Einfluß des unstillbaren Schreiens weiter vertieft. Sie fühlte sich von Hanna von Anfang an abgelehnt, weil diese sich nicht von ihr trösten ließ, sich niemals anschmiegte, sich vielmehr von ihr wegstemmte und nie zufrieden war. Bis heute fühlte sich die Mutter durch die permanente Unzufriedenheit, das provokative schrille Schreien und Trotzen bei jeder Kleinigkeit, den täglichen Kampf beim Wickeln und das Abwehren jeglicher Bemühungen der Mutter um körperliche Nähe immer wieder verletzt, so daß die Situationen oft eskalierten und unkontrollierbare Wutausbrüche der Mutter auslösten. Der Vater war aufgrund seines Berufes viel unterwegs und konnte von daher die überlastete und überforderte Mutter kaum unterstützen. Von der Ursprungsfamilie der Mutter war in bezug auf Hanna ebenfalls keinerlei Hilfe zu erwarten, weil die Verwandtschaft sich weigerte, auf das Mädchen aufzupassen, mit der Begründung: »Wir haben dir ja gesagt, daß du sie nicht auf die Welt bringen sollst.«
Während des Gesprächs spielt Hanna auffallend unberührt ausdauernd mit dem bereitgelegten Spielzeug. Sie nimmt bald offenen Kontakt zur Therapeu-

tin auf, während sie sich kaum an Mutter und Vater wendet. Der ebenfalls anwesende Bruder schafft es jedoch nicht, sich für längere Zeit in sein Spiel zu vertiefen. Er versucht permanent, Hanna zu provozieren, indem er ihr Spielzeug wegnimmt oder gerade Gebautes absichtlich zerstört. Hanna erträgt das störende Verhalten ihres Bruders zunächst relativ geduldig und sucht sich unermüdlich neues Spielmaterial. Als Sebastian sie weiterhin provoziert und ärgert, schreit Hanna wütend auf, schmeißt sich auf den Boden und schlägt mit dem Kopf auf die Matte. Diese aus dem Zusammenhang eindeutig nachvollziehbaren Wutäußerungen sind aber nur von kurzer Dauer. Hanna beruhigt sich ohne Eingreifen von außen rasch selbständig und sucht sich eine neue Beschäftigung. Beide Eltern fühlen sich durch das Schreien und Kopfschlagen des Mädchens in ihrer Meinung bestätigt, daß Hanna ungezogen und schwierig sei. Die massiven Provokationen des Bruders hatten sie nicht wahrgenommen.

Während des ausgiebigen Erstkontakts fokussierte die Therapeutin auf die kurzen, aber doch gelegentlich erkennbaren Episoden, in denen die Mutter intuitiv und einfühlsam auf Hannas Signale einging. Diese therapeutische Dosis von empathischer Bestärkung und Rückhalt ermöglichte es der Mutter, auch den nächsten Schritt mitzugehen: Hanna in ihrer Explorationsfreude wahrzunehmen ebenso wie ihre flüchtigen Versuche, durch Blickzuwendung oder Überreichen eines Spielzeugs Kontakt aufzunehmen.

Eine Woche später berichtete die Mutter von spürbarer Entlastung, es gelang ihr häufiger, auch etwas Positives im Verhalten und Wesen ihrer Tochter zu entdecken.

Im Mittelpunkt der Diagnostik stand diesmal die Beobachtung einer gemeinsamen Spielepisode von Mutter und Kind auf der Spielmatte. Anfangs lief Hanna wiederholt von der Mutter weg und explorierte den Raum, ein Verhalten, das die Mutter mit geöffneten Armen geschickt in ein gemeinsames Spiel, »Komm in meine Arme«, umfunktionierte, was beide sichtlich genießen konnten – vor allem den lange entbehrten Körperkontakt. Dabei zeigte sich Hanna deutlich ausdauernder als die Mutter, die in den kurzen Spielpausen – während Hanna weglief, um den Auftakt zur nächsten Runde im Spiel zu geben – mit ihrer Aufmerksamkeit immer wieder ausstieg und ordnend mit Spielzeugen hantierte, als dürfe die Erfahrung von Nähe nicht wahr sein, als müsse sie erneuten Verletzungen vorbeugen. Tatsächlich driftete Hanna bei der letzten Runde kurz vor der Umarmung ab, so wie es die Mutter von ihr aus früheren Zeiten gewohnt war. In Stimme und Bewegung kommt im anschließenden Steckspiel kurzfristig eine leichte, dem Spiel unangemessene Irritation der

Mutter zum Ausdruck. Wenig später kippt die Situation: Die Mutter nimmt Hannas Schmusetier kuschelnd in den Arm und liebkost es mit provozierendem Blick auf Hanna, die zunächst mit Neugier und Interesse reagiert und mitkuscheln möchte. Das versagt ihr die Mutter, die das Stofftier immer fester an sich drückt und Hanna den Zugang verwehrt mit einem spitzen und wiederholten »Nein, das ist meins, mein Baby«. Ein Teufelskreis hat begonnen, in dem die Mutter zunehmend ausgrenzt, zurückweist und abwertet – während Hanna alle Register zieht, sich auf den Boden wirft, schreit, heftig und wiederholt mit dem Kopf auf den Boden schlägt und das Schreien intensiviert, ohne jedoch damit die Mutter zu erreichen. Es ist schließlich Hanna, die den Teufelskreis durchbricht: Sie hat früh lernen müssen, sich durch Ablenkung selbst zu beruhigen.

In das zuvor überwiegend freundliche Wechselspiel ist unversehens etwas unangemessen Fremdes eingebrochen – als ob hier eine Episode aus einer anderen Zeit mit anderen Akteuren in Szene gesetzt würde. In der folgenden Therapiestunde nutzt die Therapeutin – diesmal ohne Beisein des Kindes – ein videogestütztes Feedback, um an die beiden Spielepisoden zu erinnern und die Gefühle und inneren Bilder der Mutter wiederzubeleben. Der Fokus liegt zunächst auf der Szene mit dem gemeinsamen Spiel »Komm in meine Arme«, dem Nacherleben von Hannas spontaner Freude, ihrem Verweilen im Arm der Mutter, dem Spüren von Nähe. In der körpertherapeutischen Arbeit an dieser Szene bittet die Mutter um einen Teddybär, welchen sie fest an sich drückt, dann mehr und mehr in sich geht und selbst zur Ruhe kommt. Die Mutter berichtet von Wärme, Geborgenheit und innerer Ruhe und verweilt lange im Nachspüren dieser tiefen Empfindungen, die sie im Kontakt mit Hanna von Anfang an vermißt hatte, sich aber so sehr wünschte.

Erst dann ein behutsamer Schritt zu dem plötzlichen Impuls der Mutter, in der videographierten Spielsituation mit Hannas Schmusetier zu kuscheln. Auf rationaler Ebene erklärt die Mutter dazu, sie habe die Rolle von Hannas älterem Bruder gespielt, um Geschwisterrivalität zu provozieren. Erst beim wiederholten Anschauen und Wiederdurchleben kann die Therapeutin die Gefühle der Mutter ansprechen. Zum Ausdruck kommt zum einen die Sehnsucht der Mutter nach Nähe zu Hanna, zum andern aber auch eine tiefe Sehnsucht nach eigenem Bemuttertwerden. Die Therapeutin verweilt mit der Mutter lange bei diesem Bedürfnis nach Nähe – sie läßt die Mutter die kleine Szene mit dem Kuscheltier noch einmal durchspielen, läßt sie sie wieder und wieder durchleben und körperlich spüren. Im schützenden Kontext der therapeutischen Be-

ziehung tauchen schließlich Bilder aus ihrer Kindheit auf – sie sieht ihre Mutter kuschelnd mit einem Baby auf dem Arm, fühlt sich abgewiesen, ausgegrenzt, verletzt, fühlt Eifersucht gegenüber dem Halbgeschwisterchen (dem von ihren Eltern lange ersehnten Jungen) und erinnert sich an schreckliche Haßgefühle und Wunschphantasien, dieses Baby solle sterben.
Und so tauchen allmählich traumatische Episoden aus ihrer Kindheit auf.
Die erste und einzige Erinnerung an die ersten Kinderjahre betraf eine Episode im Alter von 5 Jahren, als ihre Mutter sie in ihrem Geschäft derart verprügelte, daß fremde Leute zu Hilfe eilen mußten. Im gleichen Jahr wurde die Ehe ihrer Eltern geschieden. Sie war als Mädchen von Beginn an unerwünscht und fühlte sich zeitlebens abgelehnt. Im Alter von 10 und 15 Jahren wurden aus der zweiten Ehe der Mutter zwei Halbgeschwister geboren. Sie erlebte die Babys im Arm ihrer Mutter und neun zwischenzeitliche Schwangerschaften ihrer Mutter, die mit Fehl- oder Totgeburten endeten, mit intensiven, widerstreitenden Gefühlen: intensive Wünsche nach Nähe und Bemutterung, gepaart mit Unnahbarkeit und verletzender Zurückweisung durch ihre Mutter und Haß und Todeswünschen auf die Ungeborenen und die Geschwister. Die Erfahrungen mit ihrer Mutter eskalierten noch in der Beziehung zu ihrem alkoholabhängigen Stiefvater, der sie körperlich mißhandelte und als »Dienstmagd«, Babysitterin und »Aschenputtel« der Familie ausnutzte. Der tägliche Kampf um Wertschätzung und Zuwendung gipfelte mit 16 Jahren in einem Suizidversuch, welcher von der Familie unbemerkt blieb. Mit 17 Jahren entfloh sie freiwillig in ein Heim und entschied sich mit 18, ihr Leben selbst in die Hand zu nehmen.
Die Videoepisode führt die Gedanken und Gefühle der Mutter schließlich zurück zu Hanna, durch deren »schwieriges« Verhalten sich die Mutter von Anfang an auf gleiche Weise wie von Mutter und Stiefvater abgelehnt, abgewiesen, entwertet und verletzt gefühlt hat. Nun aber sieht sie sich, wie sie mit dem Kuscheltier auf dem Arm und ihrem abweisenden »Nein, das ist meins« selbst ihrer Tochter gegenüber exakt das gleiche Verhalten ausspielt wie einst ihre Mutter. In dem Moment scheint sich eine Blockade in der Mutter zu lösen: Sie wird auf einmal fähig, sich in voller Empathie in Hannas Verzweiflung einzufühlen, sie fühlt, daß sich in Hannas Erleben und Verhalten ihr eigenes Schicksal wiederholt. Sie erkennt, daß sie das vorherrschende Beziehungsmuster ihrer Kindheit reinszeniert hat – sie erkennt sich selbst wieder in Hannas trotzigem Aufbegehren und Kopfschlagen, in Hannas verzweifeltem Kampf um Zuwendung und Nähe: Hannas selbstverletzendes Kopfschlagen mit

16 Monaten sei doch im Grunde nichts anderes als ihr eigener Suizidversuch mit 16 Jahren: ein Ringen um Zuwendung. Auf einmal kann sie sich in Hannas Erleben einfühlen, beginnt, ihr Verhalten zu verstehen. Das Gespenst, das ihre Wahrnehmung so lange verzerrt hatte, hat sich in diesem Moment aufgelöst. Diese Erfahrung öffnet der Mutter den Zugang zu ihren intuitiven Kompetenzen, zur empathischen Wahrnehmung der Gefühle und Bedürfnisse ihrer realen Tochter, die in den kommenden Wochen für Mutter und Tochter neue Erfahrungen positiver Gegenseitigkeit erschließen.

Perspektiven der Eltern-Säuglings-Psychotherapie

Das in München entwickelte Behandlungskonzept einer kommunikationsorientierten Säuglings-Eltern-Beratung und -Psychotherapie (Papoušek, 1998; 2000) sucht die Verhaltensbeobachtung der Eltern-Kind-Interaktionen und das Potential der videogestützten Verhaltensmikroanalyse auf zwei Ebenen zu nutzen: Auf der Beobachtungsebene erleichtert das Videofeedback die Identifikation von funktionalen und dysfunktionalen Verhaltens- und Kommunikationsmustern (Papoušek, 1996); auf der Ebene der subjektiven Repräsentationen kann es das Verhalten in seiner ursprünglichen Gestalt und Zeitstruktur quasi »zu neuem Leben erwecken« (Stern, 1998). Für ein volles Verständnis belasteter Beziehungen werden beide Ebenen in ihren dynamischen Wechselbeziehungen als gleichermaßen wichtig betrachtet. Ein verhaltensmikroanalytischer Zugang beim gemeinsamen Betrachten von Videosequenzen der Eltern-Säuglings-Kommunikation eignet sich in besonderer Weise dazu, über die Verhaltensebene hinaus einen unmittelbaren Zugang zu den aktuellen Befindlichkeiten, Gefühlen, Wahrnehmungen, Phantasien und Erinnerungsbildern der Eltern zu gewinnen, die im Hier und Jetzt in der Kommunikation mit dem Baby geweckt werden (Beebe, 2003). Mehr noch: Als Nahtstelle zwischen Verhaltens- und Repräsentationsebene, zwischen Gegenwart und Vergangenheit und zwischen aktueller Beziehung der Eltern mit dem eigenen Baby und der eigenen Beziehungsvorgeschichte öffnet das genaue Beobachten der Kommunikation auch einen Zugang zur prozeduralen Integrationsebene der frühen Beziehungserfahrungen, dem impliziten Beziehungswissen, das im prozeduralen Gedächtnis gespeichert ist und in der aktuellen Kommunikation mit dem Baby unbewußt evoziert und wiederbelebt wird (Barth, 1999; Beebe, 2003; Lyons-Ruth, 1998; Papoušek, 1998; Stern, 1998).

Perspektiven der klinischen Forschung

Die inzwischen reichhaltige Literatur der Eltern-Säuglings-Psychotherapie bietet eine reiche Quelle eindrucksvoller Fallvignetten und wertvoller Erfahrungen, die wesentlich zum Verständnis der mütterlichen Psychodynamik im Kontext der Kommunikation mit ihrem Baby beitragen (Beebe, 2003; Brazelton und Cramer, 1991; Cohen u. a., 2002; Fraiberg u. a., 1980; Lieberman und Pawl, 1993; Lojkasek u. a., 1994; Pedrina, 2001; von Klitzing, 1998; Stern, 1998). Die wachsenden klinischen Erfahrungen mit der Eltern-Säuglings-Beratung und -Psychotherapie sollten jedoch nicht darüber hinwegtäuschen, daß der Bestand gesicherter Kenntnisse über Entstehungsbedingungen, Merkmale und Auswirkungen früher Regulations-, Kommunikations-, Bindungs- und Beziehungsstörungen noch sehr lückenhaft ist. Ähnlich wie in den Anfängen der Säuglingsforschung gilt es gerade auch im Bereich der Entwicklungspathogenese der frühen Kindheit noch viel Neuland zu entdecken und bisherige noch weitgehend spekulative Annahmen und Interpretationen zu überprüfen und auf eine empirische Grundlage zu stellen. Hier ist das explorative Potential der videogestützten Verhaltensmikroanalyse und des Videofeedback bei weitem noch nicht ausgeschöpft. Ein systematischer Einsatz videogestützter verhaltensmikroanalytischer Techniken kann einen überprüfbaren wissenschaftlichen Zugang zur individuellen Entwicklungsdynamik früher Kommunikations- und Beziehungsstörungen öffnen, zur Entdeckung von individuell einzigartigen, alterstypischen oder störungsspezifischen Kommunikationsmustern, zu funktionalen oder dysfunktionalen Kontingenzen in der »split-second-world« der alltäglichen Interaktionsarena und zu den Mechanismen der generationenübergreifenden Transmission von Kommunikations- und Beziehungsmustern.

Der reiche Schatz an therapeutischen Erfahrungen und die Wirksamkeit der Eltern-Säuglings-Therapien (Cramer, 1995; Cohen u. a., 2002) macht vor allem aber die Notwendigkeit und die Chancen deutlich, durch präventive therapeutische Interventionen psychodynamische Blockaden und Verzerrungen der frühen Kommunikation frühzeitig aufzulösen und damit die schicksalhafte, generationenübergreifende Transmission belasteter und traumatischer Kindheitserfahrungen zu durchbrechen.

Literatur

Bard, K. (1995): Parenting in primates. In: Bornstein, M. H. (Hrsg.) *Handbook of Parenting,* Bd. 2: Biology and Ecology of Parenting. Mahwah, NJ (Lawrence Erlbaum), S. 27–58.

Barth, R. (1998): Psychotherapie und Beratung im Säuglings- und Kleinkindalter. In: Klitzing, K. v. (Hrsg.) *Psychotherapie in der frühen Kindheit.* Göttingen (Vandenhoeck & Ruprecht), S. 72–87.

Barth, R. (1999): Schlafstörungen im Kontext der Autonomieentwicklung. *Monatsschrift für Kinderheilkunde,* 147, 488–492.

Beebe, B. (2003): Brief mother-infant treatment using psychoanalytically informed video microanalysis. *Infant Mental Health Journal,* 24 (1), 24–52.

Brazelton, T. B. und B. G. Cramer (1991): *Die frühe Bindung.* Stuttgart (Klett-Cotta).

Cohen, N., J., M. Lojkasek, E. Muir, R. Muir und C. J. Parker (2002): Six-month follow-up of two mother-infant psychotherapies: Convergence of therapeutic outcomes. *Infant Mental Health Journal,* 23, 361–380.

Cramer, B. (1995): Short-term dynamic psychotherapy for infants and their parents. *Child and Adolescent Psychiatric Clinics of North America,* 4, 649–659.

Crittenden, P. M. (1981): Abusing, neglecting, problematic, and adequate dyads: Differentiating by patterns of interaction. *Merrill-Palmer Quarterly,* 27, 201–218.

Dornes, M. (1997): *Die frühe Kindheit.* Frankfurt (Fischer Taschenbuch).

Dornes, M. (2000): *Die emotionale Welt des Kindes.* Frankfurt (Fischer).

Egeland, B., D. Jacobvitz und L. A. Sroufe (1988): Breaking the intergenerational cycle of abuse. *Child Development,* 59, 1080–1088.

Fonagy, P. (2000): Das Verständnis für geistige Prozesse, die Mutter-Kind-Interaktion und die Entwicklung des Selbst. In: Petermann, F., K. Niebank und H. Schattauer (Hrsg.) *Risiken in der frühkindlichen Entwicklung.* Göttingen (Hogrefe), S. 241–254.

Fraiberg, S., E. Adelson und V. Shapiro (1980): Ghosts in the nursery: A psychoanalytic approach to the problem of impaired infant-mother relationships. In: Fraiberg, S. (Hrsg.) *Clinical Studies in Infant Mental Health.* New York (Basic Books), S. 164–196.

Gloger-Tippelt, G. (1999): Transmission von Bindung über die Generationen. *Praxis der Kinderpsychologie und Kinderpsychiatrie,* 73–85.

Karch, D. (1994): *Risikofaktoren der kindlichen Entwicklung.* Darmstadt (Steinkopff).

Largo, R. H. (1992): Die normalen Krisen der kindlichen Entwicklung. *Kindheit und Entwicklung,* 1, 72–76.

Laucht, M., G. Esser und M. Schmidt (1998): Frühe Mutter-Kind-Beziehung: Risiko- und Schutzfaktor für die Entwicklung von Kindern mit organischen und psychosozialen Risikobelastungen: Ergebnisse einer prospektiven Studie von der Geburt bis zum Schulalter. *Heilpädagogik und ihre Nachbargebiete,* 66, 381–391.

Laucht, M., G. Esser und M. Schmidt (2002 a): Heterogene Entwicklung von Kindern postpartal depressiver Mütter. *Zeitschrift für klinische Psychologie und Psychotherapie,* 31, 127–134.

Laucht, M., M. Schmidt und G. Esser (2002 b): Motorische, kognitive und sozial-emotionale

Entwicklung von 11-jährigen mit frühkindlichen Risikobelastungen: Späte Folgen. *Zeitschrift für Kinder- und Jugendpsychiatrie und Psychotherapie,* 30, 5–19.

Lieberman, A. F. und J. H. Pawl (1993): Infant-parent psychotherapy. In: Zeanah, C. (Hrsg.) *Handbook of Infant Mental Health.* New York (Guilford Press), S. 427–442.

Lojkasek, M., N. Cohen und E. Muir (1994): Where is the infant in mother-infant intervention? *Psychotherapy,* 208–220.

Lyons-Ruth, K. (1998): Implicit relational knowing: Its role in development and psychoanalytic treatment. *Infant Mental Health Journal,* 19, 282–289.

Möhler, E. und F. Resch (2000): Ausdrucksformen und Transmissionsmechanismen mütterlicher Traumatisierungen innerhalb der Mütter-Säuglings-Interaktion. *Praxis der Kinderpsychologie und Kinderpsychiatrie,* 49, 550–563.

Papoušek, H. und M. Papoušek (1979a): Care of the normal and high risk newborn: A psychobiological view of parental behavior. In: Harel, S. (Hrsg.) *The at Risk Infant.* International Congress Series: 492. Amsterdam/Oxford/Princeton (Excerpta Medica), S. 368–371.

Papoušek, H. und M. Papoušek (1979b): The infant's fundamental adaptive response system in social interaction. In: Thoman, E. B. (Hrsg.) *Origins of the Infant's Social Responsiveness.* Hillsdale, NJ (Erlbaum), S. 175–208.

Papoušek, H. und M. Papoušek (1984): Learning and cognition in the everyday life of human infants. In: Rosenblatt, J. S., C. Beer, M.-C. Busnel und P. J. B. Slater (Hrsg.) *Advances in the Study of Behavior:* 14. New York (Academic), S. 127–163.

Papoušek, H. und M. Papoušek (1987): Intuitive parenting: A dialectic counterpart to the infant's integrative competence. In: Osofsky, J. D. (Hrsg.) *Handbook of Infant Development:* 2. New York (Wiley), S. 669–720.

Papoušek, H. und M. Papoušek (1995): Intuitive parenting. In: Bornstein, M. H. (Hrsg.) *Handbook of Parenting. Biology and Ecology of Parenting:* 2. Mahwah, NJ (Lawrence Erlbaum), S. 117–136.

Papoušek, M. (1996): Die intuitive elterliche Kompetenz in der vorsprachlichen Kommunikation als Ansatz zur Diagnostik von präverbalen Kommunikations- und Beziehungsstörungen. *Kindheit und Entwicklung,* 5, 140–146.

Papoušek, M. (1997): Entwicklungsdynamik und Prävention früher Störungen der Eltern-Kind-Beziehungen. *Analytische Kinder- und Jugendlichen-Psychotherapie,* 28, 5–30.

Papoušek, M. (1998): Das Münchner Modell einer interaktionszentrierten Säuglings-Eltern-Beratung und -Psychotherapie. In: von Klitzing, K. (Hrsg.) *Psychotherapie in der frühen Kindheit.* Göttingen (Vandenhoeck & Ruprecht), S. 88–118.

Papoušek, M. (1999): Regulationsstörungen der frühen Kindheit: Entstehungsbedingungen im Kontext der frühen Eltern-Kind-Beziehungen. In: Oerter, R., C. von Hagen, G. Röper und G. Noam (Hrsg.) *Klinische Entwicklungspsychologie: Ein Lehrbuch.* Weinheim (Beltz), S. 148–169.

Papoušek, M. (2002a): Auswirkungen der Wochenbettdepression auf die kindliche Entwicklung. In: Braun-Scharn, H. (Hrsg.) *Depression im Kindes- und Jugendalter.* Stuttgart (Wissenschaftliche Verlagsgesellschaft), S. 201–229.

Papoušek, M. (2002b): Störungen des Säuglingsalters. In: Esser, G. (Hrsg.) *Lehrbuch der klinischen Psychologie des Kindes- und Jugendalters.* Stuttgart (Enke), S. 80–101.

Papoušek, M. (in Vorb.): *Regulationsstörungen der frühen Kindheit: Empirische Evidenz für ein neues diagnostisches und therapeutisches Konzept.*

Papoušek, M., N. von Hofacker, M. Malinowski, T. Jacubeit und B. Cosmovici (1994): Münchener Sprechstunde für Schreibabys: Erste Ergebnisse zur Früherkennung und Prävention von Störungen der Verhaltensregulation und der Eltern-Kind-Beziehungen. *Sozialpädiatrie in der Pädiatrie für Praxis und Klinik,* 16, 680–686.

Pedrina, F. (2001): *Beziehung und Entwicklung in der frühen Kindheit.* Tübingen (edition discord).

Radke-Yarrow, M., E. Nottelmann, P. Martinez, M. B. Fox und B. Blemont (1992): Young children of affectively ill parents: A longitudinal study of psychosocial development. *Journal of the American Academy of Child and Adolescent Psychiatry,* 68–77.

Riegel, K., B. Ohrt, D. Wolke und K. Österlund (Hrsg.) (1995): *Die Entwicklung gefährdet geborener Kinder bis zum fünften Lebensjahr. Die AVRO-YLLPÖ-Neugeborenen-Nachfolge-Studie in Südbayern und Südfinnland.* Stuttgart (Enke).

Rothbart, M. K. und J. E. Bates (1998): Temperament. In: Damon, W. und N. Eisenberg (Hrsg.) *Handbook of Child Psychology Development.* 5. Aufl., Bd. 3: Social, Emotional, and Personality. New York (Wiley), S. 105–176.

Rutter, M. (1990): Psychosocial resilience and protective mechanisms. In: Rolf, J., A. Masten und D. Cicchetti (Hrsg.) *Risk and Protective Factors in the Development of Psychopathology.* Cambridge (Cambridge University Press), S. 181–214.

Stern, D. (1992): *Die Lebenserfahrung des Säuglings.* Stuttgart (Klett-Cotta). Original: (1985) *The interpersonal world of the infant: A view from Psychoanalysis and Developmental Psychology.* New York (Basic Books).

Stern, D. (1998): *Die Mutterschaftskonstellation.* Stuttgart (Klett-Cotta). Original: (1995) *The Motherhood Constellation.* New York (Basic Books).

Thomas, A., A. Chess und H. G. Birch (1968): *Temperament and Behavior Disorders in Children.* New York (New York University Press).

von Hofacker, N. und M. Papoušek (1998): Disorders of excessive crying, feeding, and sleeping: The Munich Interdisciplinary Research and Intervention Program. *Infant Mental Health Journal,* 19, 180–201.

von Klitzing, K. (Hrsg.) (1998): *Psychotherapie in der frühen Kindheit.* Göttingen (Vandenhoeck & Ruprecht).

Werner, E. E. und R. Smith (Hrsg.) (1989): *Vulnerable but Invincible: A longitudinal Study of Resilient Children and Youth.* New York (Adams, Bannister and Cox).

Zentner, M. R. (2000): Das Temperament als Risikofaktor in der frühkindlichen Entwicklung. In: Petermann, F., K. Niebank und H. Schattauer (Hrsg.) *Risiken in der frühkindlichen Entwicklung.* Göttingen (Hogrefe), S. 257–282.

Zero to Three (1994): *Diagnostic Classification of Mental Health and Developmental Disorders of Infancy and Early Childhood.* Washington, DC (National Center for Clinical Infant Programs).

Ziegenhain, U. (1999): Die Stellung von mütterlicher Sensitivität bei der transgenerationalen Übermittlung von Bindungsqualität. *Praxis der Kinderpsychologie und Kinderpsychiatrie,* 48, 86–100.

Peter Riedesser

ENTWICKLUNGSPSYCHOPATHOLOGIE VON KINDERN MIT TRAUMATISCHEN ERFAHRUNGEN

In den vergangenen Jahrzehnten hat sich in der Fachwelt, aber auch in der Öffentlichkeit ein zunehmendes Interesse für das Thema »Psychische Traumatisierung« entwickelt. Die früher bestehende »Trauma-Blindheit« hat einer neuen Sensibilität und einem wachsenden Wissen über die Verletzlichkeit der kindlichen Psyche Platz gemacht. Zwar hatte Sigmund Freud schon vor über einem Jahrhundert als Ursache für die sogenannte weibliche Hysterie eine Traumatisierung des Kindes durch sexuellen Mißbrauch angenommen, diese These aber später modifiziert; viele Autoren konzentrierten sich danach nur noch auf die subjektive Welt der Phantasie und vernachlässigten über lange Zeit die differenzierte Erforschung realer traumatischer Situationen, zum Beispiel bei Mißhandlungen oder sexuellem Mißbrauch. Wir können dies als professionelle Trauma-Blindheit bezeichnen, die zwar deutlich zurückgegangen ist, aber in vielen Bereichen bis zum heutigen Tage zu beobachten ist.

Die Mißhandlung von Säuglingen und Kleinkindern wurde in der Kinderheilkunde bis weit in die fünfziger Jahre hinein für ein selten vorkommendes Phänomen gehalten und in der Fachliteratur nur in Einzelfällen beschrieben. Erst die bahnbrechenden Veröffentlichungen von Kempe aus Denver – übrigens eines deutschen Emigranten – über das »battered child syndrome« öffneten der internationalen Fachwelt die Augen, und erst von da an wuchs mit einiger Verspätung auch in Deutschland die Sensibilität für das Massenphänomen Kindesmißhandlung.

Die seelischen Verletzungen, die Kinder erleiden, die von ihren Eltern oder anderen Bezugspersonen mißhandelt werden, zählen zu den schlimmsten überhaupt; es gibt aber auch zahlreiche andere Möglichkeiten der Traumatisierung von Kindern.

Möglichkeiten von Traumatisierungen

a) Naturkatastrophen *(natural disasters)*
   - Erdbeben
   - Vulkanausbrüche
   - Hurrikane
   - Überschwemmungen

b) von Menschen hervorgerufene Katastrophen *(man made disasters)*
   - technologische Katastrophen:
     Verkehrsunfälle (Auto, Schiff, Zug, Flugzeug)
     Großbrände und ökologische Katastrophen, z. B. Kernkraftunfälle
   - Katastrophen als Folge menschlicher Aggressivität und Grausamkeit: Geiselnahme, Kidnapping, Terrorismus, Folter, Vergewaltigung, Krieg, Genocid

c) Katastrophen innerhalb der Familie
   - emotionaler, körperlicher und sexueller Mißbrauch, massive Vernachlässigung
   - Erleben schwerer Gewalttätigkeit
   - schwere Trennungserlebnisse
   - schwere eigene und familiäre Erkrankungen, Tod

Das »Traumatisierungspotential« dieser Ereignisse nimmt in der Reihenfolge ihrer Aufzählung zu, d.h. von Menschen verschuldete Unfälle haben ein höheres Potential, ein Kind seelisch zu verletzen, als Naturkatastrophen, jedoch ein geringeres als Kriegsgreuel oder Aggressivität oder Mißbrauch innerhalb der Familie.

Der Begriff Trauma ist auf zahlreiche, zum Teil stark voneinander abweichende Weisen definiert worden. Als wissenschaftlich und klinisch fruchtbar erwiesen hat sich die Definition von Fischer u. a. (1999):

> Vitales Diskrepanzerlebnis zwischen bedrohlichen Situationsfaktoren und individuellen Bewältigungsmöglichkeiten, welches mit dem Gefühl der Hilflosigkeit und schutzlosen Preisgabe einhergeht und so eine dauerhafte Erschütterung von Selbst- und Weltverständnis bewirkt.

Ein Trauma wird hier also als ein Angriff auf die gesamte biologische, psychische und soziale Existenz gesehen, der schon beim Säugling zu einer dauerhaften Dysfunktion nicht nur im intrapsychischen und interpersonellen Bereich, sondern auch auf der körperlich-neurobiologischen Ebene führen kann (Hüther, 2001).

Ob ein Ereignis auf ein Kind traumatisierend wirkt oder nicht, hängt von einer Reihe von Faktoren ab. Die beiden wichtigsten sind der Stand der kognitiven, emotionalen und sozialen Entwicklung des Kindes und die Konstellation der traumatischen Situation, aber auch das Vorhandensein protektiver Faktoren und postexpositorische Einflüsse bestimmen die traumatische Reaktion.

Ein Kind kann durch ein einmaliges Ereignis (Typ I oder »Schocktrauma« nach Terr, 1995) oder durch ein komplexes Geschehen über einen längeren Zeitraum (Typ II nach Terr) traumatisiert werden. Die Traumatisierung kann kumulativ erfolgen (Khan, 1963), indem mehrere Ereignisse auf das Kind einwirken, von denen jedes für sich genommen nicht unbedingt sichtbare Auswirkungen gehabt hätte, die aber in ihrer Gesamtheit eine seelische Verletzung verursachen; Keilson (1979) hat die »sequentielle Traumatisierung« verfolgter jüdischer Kinder beschrieben, bei der die zeitliche Abfolge einzelner Traumata und die Lebenssituation nach der Befreiung 1945 zentralen Einfluß auf die Persönlichkeitsentwicklung des Kindes hatten.

Die Bedeutung und die Auswirkungen, die eine oder mehrere »traumatische Situation(en)« für ein Kind haben, sind außer deren objektiver »Wucht« sehr stark von der Entwicklungsstufe abhängig, auf der sich das Kind gerade befindet. Das Kind interpretiert die Situation sowohl bewußt als auch unbewußt, und diese Interpretation ist der Dreh- und Angelpunkt der Bewältigung: Sie bestimmt Auswahl und Einsatz von Bewältigungsstrategien und ist entscheidend dafür, ob eine Belastung zu Symptomen führt, die auch über lange Zeiträume andauern können.

Auf der Grundlage der entwicklungspsychologischen Arbeiten von Anna Freud und Erik H. Erikson, aber auch Jean Piaget haben wir eine entwicklungspsychologische Matrix entwickelt, die sich – in Kombination mit der oben erwähnten Traumadefinition von Fischer u. a. (1999) – als klinisch und wissenschaftlich nützliches Modell erwiesen hat für das Verständnis der Entstehung einer »traumatischen Situation«, in der zahlreiche bewußte und unbewußte psychische Inhalte und Mechanismen wirksam sind. Diese hängen, wie oben bereits angesprochen, u. a. von Zahl und Intensität der bedrohlichen Ereignisse ab, von der Nähe zum Geschehen, davon, ob die Ereignisse überraschend eintreten oder erwartet wurden, von Art und Enge der Beziehung zu Tätern und anderen Opfern, dem Ausmaß der körperlichen Schmerzen und der

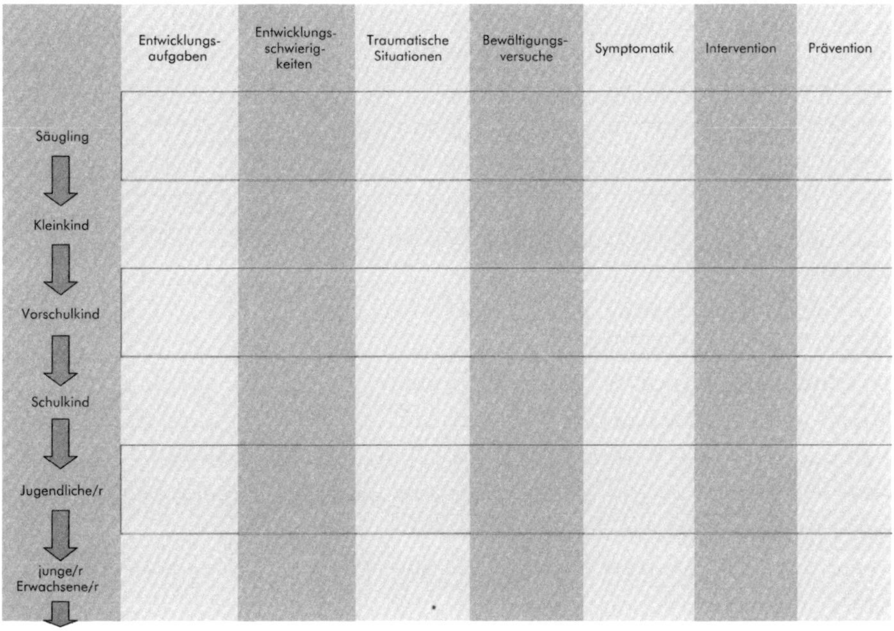

Abb. 1 Entwicklungspsychopathologischer Referenzrahmen

Schuldgefühle, die durch – manchmal auch magische – Kausalitätszuschreibungen oder Gedanken an versäumte Interventionen entstehen können.

In diesem entwicklungspsychopathologischen Referenzrahmen (s. Abbildung 1) lassen sich – getrennt für jedes Entwicklungsalter – die für die Auswirkungen eines belastenden Erlebnisses entscheidenden Faktoren nebeneinanderstellen:

Ein Kind in einem bestimmten Alter – mit altersspezifischen Entwicklungsaufgaben, möglicherweise mit Entwicklungsproblemen, und einem daraus resultierenden Reservoir an Bewältigungsfähigkeiten – ist einer potentiell traumatisierenden Situation ausgesetzt und entwickelt danach Symptome. Die Übersichtlichkeit des Schemas erleichtert die Analyse der traumatischen Situation, die entwicklungspsychologische Einordnung altersspezifischer Alarmreaktionen und Bewältigungsanstrengungen, die Identifizierung von Symptomen, die weit über das hinausführen können, was in den offiziellen Schemata der posttraumatischen Belastungsstörung (PTBS) beschrieben ist, und die Planung therapeutischer und präventiver Maßnahmen.

Es müssen nicht alle PTBS-Symptome vorliegen, damit ein Trauma diagnostiziert werden kann; und wenn sie vorliegen, kann es sein, daß sie nur die Spitze des Eisbergs bei einer akuten posttraumatischen Reaktion bilden. Diese kann von einer Fülle anderer, zum Beispiel regressiver Symptome begleitet werden, oft aber auch ohne auffällige Symptome verlaufen, zum Beispiel, wenn dissoziative Coping-Mechanismen wie De-Personalisation und De-Realisation wirksam werden und die Umwelt annimmt, das Kind sei symptomfrei.

In der ersten Spalte der »entwicklungspsychologischen Matrix« (siehe Abb. 1) werden die Entwicklungsaufgaben und -themen der jeweiligen Altersstufe eingetragen: So sind die primären Aufgaben des Säuglings und Kleinkindes der Aufbau einer sicheren Bindung mit konstanten Bezugspersonen und die damit verbundene Entwicklung der Fähigkeit zur Differenzierung der Regulation von Affekten, Körperfunktionen, kognitiver und motorischer Kompetenz sowie durch hinreichend gute Bespiegelung (den »Glanz im Auge der Mutter«) der Aufbau einer guten Besetzung der Selbstrepräsentanz.

Auf ähnliche Weise können für das Vorschulkind, das Schulkind und den Jugendlichen Entwicklungsaufgaben formuliert werden: z. B. die Fähigkeit zur Kontaktaufnahme zur »peer group« außerhalb der Familie, die Akzeptanz der körperlichen Veränderungen in der Pubertät, die Ablösung von der Familie und die Entwicklung sozialer und körperlicher Generativität in der Spätadoleszenz, wie u. a. von Erikson beschrieben.

In der zweiten Spalte wird das Thema Entwicklungsschwierigkeiten dargestellt, zum Beispiel die Schwierigkeit der Etablierung eines guten frühen Dialogs zwischen Baby oder Kleinkind und Elternfiguren beim chronisch unruhigen Säugling, Schwierigkeiten in der Übergangszeit in Kindergarten und Schule und auch die manchmal sehr lautstarke und heftige Auseinandersetzung zwischen Jugendlichen und ihren Eltern im Zuge der Ablösung in der Adoleszenz. Diese können, wie es Anna Freud nannte, »Reibegeräusche« einer normalen Entwicklung sein, aber auch gröbere Probleme darstellen, die sich zum Teil von selbst »auswachsen«, zum Teil durch Beratung oder Psychotherapie, meist in Form von Einzel- oder Familientherapie, lösbar sind.

In der dritten Spalte wird die traumatische Situation dargestellt. Hier sei noch einmal wiederholt, daß die Frage, ob ein Ereignis traumatisierend wirkt oder nicht, entscheidend vom Stand der kognitiven, emotionalen und sozialen Entwicklung eines Kindes abhängt. Was für einen Säugling traumatisierend sein kann, wie der längere zeitliche oder emotionale Verlust der Mutter, muß für einen Adoleszenten keine Belastung bedeuten; er übersteht eine mehrwöchige oder gar mehrmonatige Trennung von den Eltern ohne Schaden. Im Gegenteil: Solche »elternfreien Zonen« können die Entwicklung stimulieren. Andererseits ist es möglich, daß Ereignisse, die Adoleszente traumatisieren, zum Beispiel das Miterleben von Angriffen und Greueltaten im Krieg, für einen Säugling keine Belastung sind oder sogar ins »affektive Nichts« fallen, weil ihm die kognitive Kapazität zur Erkennung der lebensbedrohlichen Situation oder der Grausamkeiten gegen andere fehlt. Hierbei ist von entscheidender Bedeutung, daß seine Bezugspersonen psychisch kompensiert bleiben und dem auf ein positives »social referencing« angewiesenen Kind keine länger andauernde Depression oder Panikzustände vermitteln.

Im frühen Alter zählt zu den potentiell traumatischen Situationen die von René Spitz beschriebene Unterstimulation hospitalisierter Kinder, die auch heute noch bei schweren körperlichen Erkrankungen mit daraus resultierender langdauernder Krankenhausaufnahme vorkommen kann. In der Klinik kann das Kind dann durch vielerlei weitere Belastungen überfordert werden, so daß es zu kumulativen oder auch sequentiellen Traumatisierungen kommt: u. a. durch körperliche Schmerzen, durch die massive Bedrohung des Körperbildes durch Verstümmelungsängste, die dadurch aktivierten Vorstellungen über die Verursachung und, in der Stunde der größten Not, oft dadurch, daß es von den Eltern verlassen wird und sich im wahrsten Sinne des Wortes »im Stich« gelassen fühlt. In solchen Fällen kann das Vertrauen des Kindes in den Schutz durch mächtige, verläßliche Elternfiguren schwer beschädigt werden, ein Verlust, der oft mit elementarer Angst und Wut und dem zumindest vorübergehenden Zusammenbruch der positiven Wahrnehmung des eigenen Körpers und seiner Funktionen einhergeht. Diagnostische und therapeutische Überfälle auf unvorbereitete Kleinkinder, deren Eltern weggeschickt worden sind, gehören leider immer noch, wenn auch nicht mehr so häufig wie früher, zum Alltag der Kliniken.

Traumatische Situationen im Laufe der Entwicklung eines Kindes entstehen aber nicht nur dann, wenn das Kind selbst krank wird, sondern auch, wenn zentrale Bezugspersonen, d.h. meistens die Eltern, schwer erkranken. Säuglinge und Kleinkinder sind besonders bei Depressionen, Schizophrenien, Suchterkrankungen oder Borderline-Störungen der Mütter bedroht, weil diese als empathisch-stimulierende Partner im frühen Dialog ausfallen und die körperlich-pflegerischen und emotionalen Bedürfnisse nicht mehr befriedigen können. Darüber hinaus werden die Kinder solcher Mütter durch verwirrende, manchmal geradezu bizarre Beziehungsangebote gefährdet. Schwer depressive Mütter übertragen nicht selten ihre Symptome auf das Kleinkind. Tiffany Field (1990) hat in den »still face experiments« gezeigt, wie Säuglinge reagieren, wenn die Mutter für kurze Zeit ihr Gesicht versteinern läßt. Wenn das Kind über längere Zeit, statt den Glanz im Auge der Mutter wahrzunehmen, in einen blinden Spiegel schaut, tritt das auf, was der französische Psychoanalytiker André Green (1993) bei der Behandlung Erwachsener als das »Syndrom der psychisch toten Mutter« rekonstruiert hat.

Auf sehr beeindruckende Weise hat der englische Kinderarzt und -psychoanalytiker Donald Winnicott die Situation des Kindes depressiver Eltern beschrieben:

> Der Baum
> Mutter darunter weinte,
> weinte,
> weinte,
> So kannte ich sie
> Früher auf ihrem Schoß
> wie jetzt unter dem toten Baum
> lernte ich, sie zum Lächeln zu bringen,
> ihre Tränen anzuhalten,
> ihre Schuld ungeschehen zu machen,
> ihren inneren Tod zu heilen.
> Sie lebendig zu machen, war mein Leben.
> (Donald W. Winnicott, zitiert nach Stork, 2001, S. 314)

Die Verantwortung, die solche Kinder dann für ihre eigenen depressiven Eltern, vor allem die Mütter, fühlen, wurde in künstlerisch unübertrefflicher Eindringlichkeit von René Magritte 1936 in dem Bild »Der Geist der Geometrie« dargestellt.

Schwere, oft chronische Traumatisierungen können durch körperliche Mißhandlung entstehen: Statt dem Kind aus Zuständen affektiver oder psychosomatischer Dysregulation, die sich zum Beispiel in Schreien oder motorischer Unruhe äußern, durch Trost und beruhigende Gesten herauszuhelfen, werden Mutter oder Vater zum Aggressor. Das psychobiologische Schema der Schutzsuche bei der primären Bindungsperson in Zuständen von Angst und Not wird so blockiert, weil das Kind dort, statt Schutz zu finden, auf Aggressivität stößt. Dadurch werden elementare Verlassenheits- und Vernichtungsängste aktiviert und das Urvertrauen in sein Gegenteil verkehrt, wodurch ein Verhalten ausgelöst werden kann, das als »frozen watchfulness« beschrieben worden ist: ein chronischer Alarmzustand des psychobiologischen Systems. Wenn das mißhandelte Kind schon älter ist und über die Möglichkeit zur mentalen und sprachlichen Symbolisierung verfügt, versucht es oft verzweifelt, die Bindung an die Eltern dadurch zu retten, daß es die Schuld bei sich selbst sucht. Dadurch kann es die Illusion aufrechterhalten, daß die Eltern im Prinzip gute, verläßliche und schützende Bindungspersonen wären, wenn es nur selbst nicht so schlecht, unruhig, böse wäre und die Eltern zur Weißglut reizte. Dies ist der Schlüssel zu der klinischen Beobachtung, daß mißhandelte Kinder im Versuch, die Bindung zu retten, oft die Eltern schonen und zur Selbstbeschuldigung oder zur Selbstbeschädigung neigen; wir haben dies einmal sehr eindrucksvoll bei einem fünfjährigen, schwer mißhandelten Jungen einer Borderline-Mutter erlebt, der aus diesen Gründen, sich selbst anklagend, seinen Kopf gegen die Wand schlug.

In einer Entwicklungsphase, wo das Kind lustvoll seinen eigenen Körper entdeckt und die Zärtlichkeit mit den Eltern braucht und spielerisch ausprobiert, einschließlich der normalen ödipalen Phantasien, daß der Junge die Mama und das Mädchen den Papa heiraten möchte, können traumatisierende Konstellationen entstehen, wenn dieser spielerisch phantasiegeleitete »Als-ob-Raum« von übergriffigen, meist männlichen Erwachsenen mißbraucht und zerstört wird.

In allen Altersstufen sind traumatische Konstellationen denkbar, die durch schwere Unfälle oder körperliche Erkrankungen der Eltern entstehen, zum Beispiel wenn die Mutter eines Mädchens an Brustkrebs erkrankt, also ein bösartiges Brustwachstum erleidet, während das Mädchen gerade in die Pubertät eintritt und sich positiv mit dem gutartigen Brustwachstum auseinandersetzen und dieses in ein gutes Körperbild integrieren soll.

In die nächste Spalte der »entwicklungspsychologischen Matrix« werden die Bewältigungsversuche eingetragen. Schon Säuglingen stehen Coping-Strategien zur Verfügung. Selma Fraiberg (1982) hat in ihrem Aufsatz über pathologische Abwehrformen in der frühen Kindheit solche beschrieben, zum Beispiel Vermeidung (Avoidance), Erstarren (Freezing) oder Fighting, Mechanismen, die offensichtlich aus einem angeborenen Repertoire stammen, das wir aus der Verhaltensbiologie kennen, nämlich die Reaktionsalternative »fight, flight or freeze«.

Die bei traumatisierten Kindern zu beobachtende Symptomatik darf also nach allem, was bisher gesagt wurde, in der Regel nicht als sinnlose, unverständliche Symptomatik gesehen, sondern muß als psychobiologisch sinnvoller Selbsthilfeversuch verstanden werden. Traumatisierte Kinder jeglicher Altersstufe leisten psychische Schwerstarbeit, um aus den pathogenen Konstellationen einigermaßen heil herauszukommen. In den Fällen, in denen die Quelle der Traumatisierung in der Familie liegt, nehmen die Bewältigungsversuche der Kinder tragische Formen an, weil sie verzweifelt versuchen, die Bindungen zu ihren zentralen Bezugspersonen aufrechtzuerhalten, auch wenn diese Bindungen noch so pathologisch sind und sie diese eigentlich lösen müßten. Solche »tragischen Konstellationen« sind von der Säuglingszeit bis zur Adoleszenz zu beobachten, wo wir in der Klinik bei Jugendlichen, die schwerstkranke, oft traumatisierte Eltern haben, oft eine massive Ausbruchsangst und -schuld sehen, welche sich häufig in selbstschädigendem Verhalten manifestiert, wenn sie sich dann doch von ihren Eltern lösen – sie also subjektiv im Stich lassen.

Aus der Analyse der oben beschriebenen Entwicklungssituation, der Beziehungskonstellation und der traumatischen Situation leiten sich die Interventionen ab. Beim Säugling werden in der Regel die frühen Eltern-Baby-Beziehungen unterstützt. Es kann aber auch eine vorübergehende oder dauernde Trennung indiziert sein. Auch ältere Kinder brauchen zunächst Sicherheit vor Mißhandlung, Mißbrauch, Verfolgung, Krieg etc. und dann ein verständnisvolles Umfeld, Vermeidung unnötiger, zusätzlich belastender Trennungen von zentralen Bezugspersonen und die Möglichkeit zur symbolisierenden Verarbeitung ihrer traumatischen Erlebnisse. Traumatisierung ist ja nicht zuletzt eine Beschädigung oder gar Zerstörung der Symbolisierungsfähigkeit, des äußeren und inneren Spielraumes. Das Spielerische, das »Als-ob«, das Ausprobieren, das Rollenspiel, die spielerische Aneignung von Verhaltensformen und Erlebensmöglichkeiten in Phantasie und Spiel, wird durch das Trauma blockiert. Ein Ziel der Therapie ist also, daß das Kind wieder in die Lage versetzt wird, sich der Erinnerung an das Erlebte und dessen Bedeutung in individuell erträglicher Dosierung zu stellen, z. B. in Form von Spielen, die der kognitiven, emotionalen und sozialen Entwicklungsstufe Rechnung tragen. Levy hat schon im Zweiten Weltkrieg nach diesen Vorgaben gearbeitet und dies als »strukturierte Spieltherapie« bezeichnet. Bei iatrogen traumatisierten Kindern in den USA wurde »dramatic play«, ebenfalls eine Spieltherapie, angewendet.

Traumatisierte Kinder wiederholen oft das traumatische Ereignis im sogenannten »repetitiven Spiel« in endloser Folge oder reinszenieren Teile der traumatischen Erfahrung in automatisierten Verhaltensmustern. Darin ist ein verzweifelter Versuch zu sehen, diese Erfahrungen zu integrieren; in der Terminologie von Piaget: Das Kind unternimmt verzweifelte, vielleicht vergebliche Akkommodationsbemühungen, um das Überwältigende in kleinen Dosen doch noch verarbeiten zu können. Streeck-Fischer (1997) sieht einen großen Fortschritt, »wenn aus dem schrecklichen Erleben ein schreckliches Spiel geworden ist«. Es ist dem Kind nämlich dann gelungen, das Erlebte zumindest teilweise zu externalisieren, d. h. nach außen zu bringen, wodurch der Verarbeitungsprozeß leichter in Gang kommen und eine kognitive und emotionale Orientierung stattfinden kann.

Zusammenfassend soll nochmals festgehalten werden, daß die in den diagnostischen Schemata zusammengefaßte Symptomatik der posttraumatischen Belastungsstörung (PTBS) die komplexen Konfigurationen, die sich in traumatischen Situationen und posttraumatischen Verlaufsprozessen ausbilden können, noch nicht hinreichend beschreibt. Es ist für Diagnose und Therapie, aber auch für die weitere Forschung sinnvoll, die Symptome als Coping-Bemühungen, also als im Grunde sinnvolle und aus der Situation heraus verständliche Maßnahmen des traumatisierten Kindes zur Überwindung der traumatischen Erfahrungen und zur Verhinderung von deren Wiederholung zu betrachten.

Hier ein paar Beispiele:

- Die intrusiven Symptome und die Hypervigilanz der posttraumatischen Phase haben den psychobiologischen Sinn, den Organismus für die Fight-Flight-Reaktion hellwach und handlungsfähig zu machen.
- Das »numbing«, die Unterdrückung von Gefühlen, hat den Sinn, den Organismus vor einer erneuten Überwältigung durch innere und äußere Reize zu schützen.
- Regressionen sind als Bemühen zu verstehen, auf das sichere Fundament früherer, prätraumatischer Entwicklungsphasen zurückzukehren in der Hoffnung auf einen Neuanfang; außerdem sind sie Appelle an die primären Bindungspersonen, das Kind schonend zu behandeln und ihm Zuwendung und Aufmerksamkeit wie einem Kleinkind zu schenken.

- Auch Dissoziation ist eine Möglichkeit, emotional unerträgliche Wahrnehmungen und Erfahrungen zu bewältigen; jeder von uns, der einmal in einem schweren psychischen Schockzustand »außer sich« war, zum Beispiel nach einem Unfall, hat diese Fähigkeit unseres psychischen Systems, Emotionen abzuspalten und sie so nicht mehr zu fühlen, schon als hilfreich empfinden können.

Eine hinreichende Diagnostik bei Verdacht auf psychische Traumatisierung eines Kindes hat sich also nach einem entwicklungspsychopathologischen Modell zu richten und zu berücksichtigen,
- auf welchem Stand seiner biologischen, psychischen und sozialen Entwicklung das Kind durch das Trauma getroffen wurde,
- ob das Trauma durch ein einmaliges Ereignis oder durch lang dauernde Belastungen verursacht wurde (»Beziehungstrauma«),
- welches die bewußten und unbewußten Aspekte der traumatischen Situationen sind,
- welche Entwicklungslinien dadurch beschädigt wurden und
- welche protektiven Faktoren und Ressourcen im Kind selbst und in seiner Umgebung vorhanden sind und genutzt werden können, um eine Chronifizierung der Traumatisierung zu verhindern und einen Heilungsprozeß in Gang zu setzen.

Psychische Traumatisierung kann ein Kind nicht nur sein Leben lang psychopathologisch belasten (vgl. Egle u.a., 1997), sondern auch wesentlich zu Kriminalität, Militarismus, Terrorismus und barbarischen Erziehungsideologien beitragen, die dazu führen, daß die Traumatisierung von Generation zu Generation weitergegeben wird.

Literatur

Egle, U.T., S.O. Hoffmann und P. Joraschky (Hrsg.) (1997): *Sexueller Mißbrauch, Mißhandlung, Vernachlässigung.* Stuttgart/New York (Schattauer).

Field, T., B. Healy, S. Goldstein und M. Guthertz (1990): Behavior-state matching and synchrony in mother-infant interactions of nondepressed vs. depressed dyads. *Dev. Psychology,* 26, 7–14.

Fischer, G. und P. Riedesser (1999): *Lehrbuch der Psychotraumatologie.* 2. Aufl. München (Reinhardt).

Fraiberg, S. (1982): Psychological defences in infancy. *Psychoanalytic Quarterly,* 51, 612–635.

Green, A. (1993): Die tote Mutter. *Psyche,* 47, 205–240.

Hüther, G. (2001): Die neurobiologischen Auswirkungen von Angst und Streß und die Verarbeitung traumatischer Erinnerungen. In: Streeck-Fischer, A., U. Sachsse und I. Özkan (Hrsg.) *Körper, Seele, Trauma. Biologie, Klinik, Praxis.* Göttingen (Vandenhoeck & Ruprecht), S. 94–114.

Keilson, H. (1979): *Sequentielle Traumatisierung bei Kindern.* Stuttgart (Enke).

Khan, M. M. R. (Hrsg.) (1963): *The Privacy of the Self.* London (Hogarth).

Stork, J. (2001): Der Mensch Donald Woods Winnicott und sein Werk. *Kinderanalyse,* 3, 309–321.

Streeck-Fischer, A. (1997): Verschiedene Formen des Spiels in der analytischen Psychotherapie. *Forum Psychoanalyse,* 13, 19–37.

Terr, L. C. (1995): Childhood traumas: An outline and overview. In: Everly, G. S. und J. M. Lating (Hrsg.) *Psychotraumatology: Key Papers and Core Concepts in Post-traumatic Stress.* New York, S. 301–319.

Arne Hofmann und Lutz-Ulrich Besser

PSYCHOTRAUMATOLOGIE BEI KINDERN UND JUGENDLICHEN

Grundlagen und Behandlungsmethoden

Einleitung

Es ist seit langem bekannt, daß schwere psychische Traumatisierungen langfristig schwere Folgeschädigungen haben können (Oppenheim, 1889). In neuerer Zeit sind die Folgeschäden psychischer Traumatisierungen jedoch erst wieder seit der Aufnahme der posttraumatischen Belastungsstörungen (PTBS) in das diagnostisch-statistische Manual der amerikanischen psychiatrischen Fachgesellschaft (American Psychiatric Association APA, 1980) ins Blickfeld gekommen. Wesentliche Ursache für die Aufnahme der Diagnose in die internationalen Klassifikationen war die Beobachtung, daß bis dahin bei vielen Störungen herkömmliche Psychotherapien bei den Opfern schwerer traumatischer Belastungen teilweise nur wenig effektiv waren. Spürbar wurde dies in Amerika gesellschaftlich nach der Rückkehr Tausender traumatisierter junger Soldaten aus dem Vietnamkrieg. Von diesen Soldaten wußte man, daß die meisten als durchschnittlich 19jährige, gesunde Amerikaner ausgezogen waren. Gleichzeitig wurden immer mehr Studien veröffentlicht, die zeigten, daß Opfer schwerer sexueller Mißhandlungen, vor allem in der Kindheit, häufig ähnliche Symptome zeigten, wie die schwierig zu behandelnden Rückkehrer des Vietnamkrieges. Ende der siebziger Jahre begann so in Amerika eine Serie von Forschungsarbeiten, die versuchen sollten, die Grundlagen der schweren Traumafolgestörungen in ihrer neurobiologischen Basis zu erforschen und gleichzeitig effektivere Behandlungsmethoden für sie zu entwickeln. Das aus dieser gesellschaftlichen und wissenschaftlichen Diskussion entstandene diagnostische Konstrukt der posttraumatischen Belastungsstörung (PTBS) ist bis heute eine wesentliche Grundlage zum diagnostischen Verständnis aller Folgestörungen nach schweren traumatischen Belastungen (American Psychiatric Association APA, 1980).

Grundlagen der Psychotraumatologie

In vier verschiedenen Kriterien versuchen diagnostische Klassifikationen heute das Störungsbild der PTBS (für Erwachsene) zu erfassen. Das *A-Kriterium* beschreibt eine Gruppe von belastenden Ereignissen, die normalerweise mit dem subjektiven Erleben von Lebensgefahr einhergehen (z.B. Naturkatastrophen, Unfälle, Gewaltübergriffe, Folter, sexuelle Gewalt). Von Kindern ist – im Gegensatz zu Erwachsenen – bekannt, daß sie deutlich sensibler gegenüber derartigen Traumatisierungen sind und häufiger auf traumatisierende Ereignisse mit der Ausbildung einer PTBS reagieren. In der Folge des belastenden Ereignisses treten so auch bei ihnen Störungen auf, die sich am ehesten mit dem Bild einer »Physio-Neurose« (Kardiner, 1941) beschreiben lassen: schlagartig auftauchende Erinnerungen an das belastende Ereignis oder Erinnerungsfragmente des Ereignisses *(B-Kriterium)*. Diese Erinnerungsfragmente oder Erinnerungen können visuellen Charakter (ein unbewegtes Bild oder eine kurze laufende Bilderfolge), gefühlsmäßigen Charakter oder auch die Qualität von Tönen haben. Manchmal werden dabei auch Geräusche oder erinnerte Stimmen wahrgenommen. Als ungewöhnliche Form von Erinnerungen treten nicht selten auch taktile Erinnerungen (eine Berührung durch einen Täter oder eine Verletzung durch einen Unfall) oder auch Geruchseindrücke auf, die denen im Augenblick des belastenden Ereignisses entsprechen. Bei vielen Patienten mit solchen eindringlichen Erinnerungen bildet sich ein Muster von Vermeidung von Situationen aus, in denen diese Erinnerungen ausgelöst werden *(C-Symptomatik)*. Der Neurobiologie der posttraumatischen Störung kommt auch die im *D-Kriterium* beschriebene Symptomatik nahe. Hier werden nach belastenden Ereignissen auftretende Erinnerungslücken (Amnesien) beschrieben *(D1-Symptomatik)*. Alternativ dazu (gelegentlich auch kombiniert damit) treten Symptome von Übererregung *(D2-Symptome)* auf, denen in einigen Fällen erst nach einer längeren Untersuchung ein auslösendes traumatisches Ereignis zugeordnet werden kann. Im einzelnen können dies Ein- und Durchschlafstörungen, verstärkte Schreckreaktionen, aber auch aggressives Verhalten sowie Konzentrations- und Aufmerksamkeitsdefizite sein.

Schon an der Beschreibung der Symptomatik wird besonders bei den Aufmerksamkeits- und Hyperaktivitätsstörungen deutlich, daß bei Kindern hier ein breites differentialdiagnostisches Feld besteht (Brisch, 2002c; Schepker, 1997; Tinker und Wilson, 1999).

Ein wesentliches Problem in der Diagnosestellung einer posttraumatischen

Belastungsstörung bei Kindern und Adoleszenten besteht darin, daß die meisten Forschungsdaten zur posttraumatischen Belastungsstörung und neurobiologischen Veränderungen fast ausschließlich an erwachsenen Patienten erhoben wurden. Erst in den letzten Jahren kommen zunehmend Studien zustande, die über die Beschreibung von Einzelfällen oder einer Serie von Einzelfällen hinausgehen. So hat die amerikanische Fachgesellschaft für Kinder- und Jugendpsychiatrie erst 1998 eine Empfehlung für die Diagnostik und Behandlung von Kindern und Jugendlichen mit posttraumatischer Belastungsstörung ausgesprochen (American Association for Child and Adolescent Psychiatry AACAP, 1998). In dieser wichtigen Veröffentlichung wurde erneut der bereits aus vielen Fällen bekannte, nicht unerhebliche Unterschied zwischen einer posttraumatischen Belastungsstörung (PTBS) bei einem Erwachsenen und der gleichen Störung bei Kindern und Jugendlichen festgestellt:

1. Kinder und Jugendliche mit einer klinischen PTBS erfüllen selten alle formalen Kriterien der posttraumatischen Belastungsstörung.
2. Der Wechsel von Symptomen ist deutlich schneller und stärker ausgeprägt als bei Erwachsenen (z. B. der Wechsel von Übererregung und Dissoziation).
3. Die bei vielen Erwachsenen sehr auffällige B-Symptomatik (intrusive Erinnerung) ist bei Kindern und Jugendlichen viel versteckter und kann häufig erst bei genauerer Untersuchung herausgefunden werden.
4. Kinder und Jugendliche zeigen häufig andere Gruppen von Symptomen als Erwachsene. Diese Symptomausprägungen hängen dabei eng mit dem Entwicklungsstand und der Altersgruppe der betroffenen Kinder zusammen und verändern sich auch bei der weiteren Entwicklung entsprechend (z. B. Übererregungs- und Schreisymptomatik bei sehr kleinen Kindern oder aggressives Externalisieren bei älteren Kindern).
5. Insgesamt wird von der AACAP die Empfehlung gegeben, ein Kind oder einen Jugendlichen mit einer posttraumatischen Belastungsstörung dann als behandlungswürdig anzusehen, wenn das Alltagsleben des Kindes oder Jugendlichen beeinträchtigt ist, auch wenn nur ein einziges Kriterium erfüllt ist.

Chronisch traumatisierte Kinder zeigen, ähnlich wie erwachsene Traumaopfer, mit zunehmenden Jahren der Traumafolgestörung auch eine zunehmende »Komorbidität« zur PTBS-Kernsymptomatik (Egle u. a., 1997; Carlson, 1998).

Häufig treten diese Komorbitäten klinisch so sehr in den Vordergrund, daß es unter Umständen schwierig sein kann, das dahinterliegende PTBS überhaupt zu diagnostizieren. Derartige Komorbiditäten bei Kindern und Jugendlichen sind: aggressive Störungen, Angststörungen (z. B. Phobien), somatoforme Störungen und vor allem nicht selten komplexe dissoziative Störungen. Letztere können, da sie häufig mit (Teil-)Amnesien bezüglich des belastenden Erlebnisses verbunden sind, lange unentdeckt bleiben. Bei älteren Kindern und bei Jugendlichen können auch eine Sucht oder selbstverletzendes Verhalten auftreten. Seit einigen Jahren kommen auch zunehmend die zum Teil transgenerationalen Bindungs- und Beziehungsaspekte von Traumafolgestörungen ins Blickfeld von Forschung und Diagnostik (Main und Hesse, 1990; Schore, 1994; Brisch, 1999; 2002 a; b; Hesse und Main, 2002).

Neurobiologische Perspektiven

In den letzten 10 Jahren kam ein wesentlicher Fortschritt in der Erforschung psychischer Traumatisierungen und ihrer Folgestörungen durch eine intensive neurobiologische Forschung mit bildgebenden Verfahren zustande. Für die posttraumatische Belastungsstörung konnten deutlich nachweisbare funktionelle Gehirnveränderungen in mehreren Studien bestätigt werden. Auffällig verändert sind hier vor allem die Gehirnstrukturen, die normalerweise emotionale autobiographische Erinnerungen verarbeiten und sich zum Teil über einen längeren inneren Verarbeitungsprozeß in der Hirnrinde als Langzeiterinnerung konsolidieren. Es sind dies vor allem die limbischen Strukturen des Großhirns rund um den Mandelkern und den Hippokampus.

Während bei der Aktivierung einer traumatischen Erinnerung eher im vorderen Temporallappen im Mandelkernbereich Hyperaktivitäten nachweisbar waren, schienen höhere kortikale Strukturen – das Broca-Areal und Teile des frontalen Kortex – unterdrückt (Rauch u. a., 1996; Shin u. a., 1999). Insgesamt scheint bei der posttraumatischen Belastungsstörung (beim Erwachsenen) die zentrale Informationsverarbeitung auf der Ebene des limbischen Systems unterbrochen (van der Kolk, 1996). Gleichzeitig gibt dieses eng mit den Stammhirnarealen verbundene, überaktive Hirnareal starke Impulse an das vegetative Nervensystem (vor allem an den Sympathikus) ab. Diese Aktivität dürfte wahrscheinlich eine der wesentlichen Ursachen der D2-Symptomatik sein. Bei Kindern und Jugendlichen könnte sich zusätzlich auch die Unterdrückung frontaler (eher dämpfender) Hirnareale sowie die Unterdrückung (und eventuelle gesamte Unterentwicklung) u.a. des orbito-frontalen Kortex, der als ein Zentrum emotionaler und sozialer Entwicklung gilt, längerfristig problematisch auswirken (Benes, 1998; Bremner und Narayan, 1998; Schore, 1996).

Auch wenn klinisch glücklicherweise mit verschiedenen Behandlungsmethoden gute Erfolge bei PTBS dokumentiert sind, ist es lediglich beim Erwachsenen (in bisher nur einer Studie) belegt, daß sich diese komplexe funktionelle neurobiologische Störung, die sich klinisch als posttraumatische Belastungsstörung zeigt, unter effektiver Psychotherapie aufzulösen scheint (Levin u.a., 1999).

Behandlungsmethoden

Im Bereich der posttraumatischen Belastungsstörung gibt es für Erwachsene bereits eine ganze Reihe vorliegender kontrollierter klinischer Studien, die auch in Meta-Analysen die Effektivität mehrerer Verfahren zur Behandlung der PTBS belegen (van Etten und Taylor, 1998). Dies hat für Erwachsene bereits auch in Deutschland zum Entstehen von wissenschaftlichen, evidenzbasierten Leitlinien geführt, die von der Arbeitsgemeinschaft wissenschaftlicher medizinischer Fachgesellschaften (AWMF) anerkannt und veröffentlicht wurden (Flatten u.a., 2001). Auch für Kinder und Jugendliche gibt es bereits Leitlinien, die im Internet verfügbar sind (www.uni-duesseldorf.de/AWMF).

Charakteristisch für alle im Bereich der posttraumatischen Belastungsstörungen effektiven therapeutischen Ansätze sind zwei Grundlagen:

1. Bereits seit langem bekannt ist die Notwendigkeit von therapeutischen Phasen in der Behandlung von Traumafolgestörungen (Janet, 1925). Hierbei handelt es sich vor allem darum, daß der Diagnose einer Traumafolgestörung zunächst eine Phase der Stabilisierung (körperlich-sozial-psychisch) folgen muß, bevor eine Traumaverarbeitung erfolgen kann. Erst in einem weiteren Schritt kann dann eine Phase der Integration und Neuorientierung folgen.
2. Bei allen psychotherapeutischen Verfahren wird der Wert einer sicheren therapeutischen Beziehung als Grundlage einer weiteren Traumabehandlung betont (Brisch, 2002a; b). Dies gilt insbesondere bei chronisch gestörten Patienten. Diese sichere therapeutische Beziehung dient auch der Rückgewinnung von Kontrolle für die Patienten, und Erfahrungen von Kontrollverlust teilen fast alle traumatisierten Kinder. Wichtig ist dies vor allem bei den akut Traumatisierten, weil ein nicht unerheblicher

Teil von traumatisierten Opfern nach der ersten Traumatisierung erneut traumatisiert wird.

3. Im Rahmen einer sicheren therapeutischen Beziehung kann der – vor allem kurz nach einem belastenden Ereignis starken – Selbstheilungstendenz von Traumaopfern Rechnung getragen werden. Diese Selbstheilungskräfte zu unterstützen oder erneut zu aktivieren ist ein wesentlicher Schritt jeder Traumabehandlung. Bei Gewaltopfern ist bekannt, daß zwei Drittel der Betroffenen – wenn sie nicht erneut traumatisiert werden – auch ohne therapeutische Unterstützung im Verlauf der ersten sechs bis 12 Monate nach dem Ereignis die Diagnose (nicht unbedingt alle Symptome!) einer posttraumatischen Belastungsstörung spontan wieder verlieren (Rothbaum und Foa, 1992).

In diesen Kontext gehört die Intervention der »Normalisierung der Symptome«. Hier werden vor allen Dingen den erwachsenen Patienten auf verständlichem Niveau die Ursachen vor allem ihrer irritierenden intrusiven Symptome (z. B. traumabedingte Störungen der inneren Informationsverarbeitung) erklärt. So können Betroffene erleichtert feststellen, daß sie doch nicht »verrückt« sind oder werden, sondern eine meist gut behandelbare Störung erlitten haben.

Auch wenn es mehrere Methoden gibt, mit denen Traumafolgestörungen erfolgreich behandelt werden können, ist das zugrundeliegende (neurobiologische) Grundproblem der Behandlung der posttraumatischen Belastungsstörung die Integration der abgespaltenen (dissoziierten) traumatischen Erinnerung in das mehr oder weniger starke »Alltagsbewußtsein« des Menschen. Dabei ist ein wesentliches Ziel der Behandlung, die Fähigkeit des »Alltagsbewußtseins« wiederherzustellen, innere seelische Zustände überhaupt aktiv zu regulieren. Dies ist eine Voraussetzung dafür, daß der Betroffene die Wiederbegegnung mit der traumatischen Erinnerung strukturieren kann. In den Behandlungsstudien für erwachsene Patienten haben sich hier vier Behandlungsmethoden als effektiv gezeigt (Flatten u. a., 2001).

Alle vier Methoden scheinen auch bei Kindern und Jugendlichen Erfolge in der Behandlung der posttraumatischen Belastungsstörungen aufweisen zu können:

1. Analytisch-tiefenpsychologische Methoden (Terr, 1990).
   Hier kann die Wiederbegegnung mit dem belastenden Ereignis auch mit Methoden der Externalisierung (Spieltherapie, Maltherapie) stattfinden.

2. Kognitiv-behaviorale Methoden (Cohen u. a., 2000).
   Wie bei den analytisch-tiefenpsychologischen Ansätzen werden auch hier häufig systemisch-familientherapeutische Ansätze in die Behandlung einbezogen.
3. Hypnotherapeutisch-imaginative Verfahren
   Diese finden zum Teil auch im Rahmen der oben genannten Methoden ihre Anwendung (Reddemann und Sachsse, 1996).
4. Die EMDR-Methode (Hofmann, 1999).
   Entwickelt wurde der Behandlungsansatz des EMDR (Eye Movement Desensitization and Reprocessing) 1989 bis 1991 von Francine Shapiro in Palo Alto (Kalifornien, USA), vor allem für erwachsene Traumaopfer (Shapiro, 2000). Mitte der neunziger Jahre wurde die Methode von Tinker und Mitarbeitern für Kinder und Jugendliche modifiziert, nachdem sich gezeigt hatte, daß auch kleinere Kinder, die nur über gering ausgeprägte kognitive Strukturen verfügen, erfolgreich damit behandelt werden können (Tinker und Wilson, 1999). Ein Prinzip der EMDR-Methode besteht darin, nach der Auslösung der belastenden Erinnerungszustände gleichzeitig bestimmte bilaterale taktile oder auditive Stimulationen vorzunehmen. Augenbewegungen können wegen der bei Kindern meist zu kurzen Aufmerksamkeitsspanne eher bei Erwachsenen oder Adoleszenten zur bilateralen Stimulation eingesetzt werden.

Obwohl für den Bereich der Behandlung traumatisierter Kinder und Jugendlicher derzeit nur wenige kontrollierte Studien vorliegen, ist doch davon auszugehen, daß – ähnlich wie im Erwachsenenbereich – bei komplizierteren Fällen nicht eine einzelne Methode, sondern eine entsprechende Kombination von Methoden die besten Behandlungschancen hat (Schepker, 1997; Tinker und Wilson, 1999). Speziell trifft dies auf den Bereich der dissoziativen Traumafolgestörungen bei Kindern und Jugendlichen zu (International Society for the Study of Dissociation – Task Force on Children and Adolescents ISSD, 2000).

Einen Einblick in die Möglichkeiten traumazentrierter Psychotherapie auch bei schwertraumatisierten Kindern soll der folgende Fallbericht von Bob Tinker geben:

Davy (Name geändert) war ein kleiner Junge, der sich mit 14 Monaten ein zweites Mal einer Lippen-Kiefer-Gaumenspalten-Operation hatte unterziehen müssen. Nach der Operation entwickelte er über Monate hinweg eine schwere Störung mit Ängsten und nächtlichen Schreianfällen. In diesen »Anfällen« war er voll Panik (zum Teil 45 Minuten lang) und reagierte nicht auf eine Ansprache. Er zeigte Angst vor Trennung, fremden Menschen, enger Kleidung und hellem Licht. Erst nachträglich wurde klar, daß es sich um Auslöser der erinnerten OP-Situation handelte. Nach eineinhalb Jahren erfolgloser Therapieversuche wurde der Verdacht einer psychotraumatischen Erkrankung geäußert (wie sich später zeigte, zu Recht, denn den Eltern war bis dahin nicht bekannt, daß Davy in der zweiten Operation auf dem OP-Tisch erwacht war). Die genervten und erschöpften Eltern brachten das Kind in die Behandlung von Dr. Tinker, einem erfahrenen Kindertherapeuten. Schon nach zwei Sitzungen, in denen Dr. Tinker mittels der EMDR-Methode direkt auf belastende Erinnerungen fokussierte, reduzierte sich das traumabedingte auffällige Verhalten. Da Davy im übrigen über gute Ressourcen verfügte, konnte nach einer kurzen Reihe von Sitzungen die Therapie insgesamt erfolgreich abgeschlossen werden (Hofmann und Musaeus-Schürmann, 1997).

Im folgenden Fallbeispiel der kleinen 4½jährigen Jessika (Name geändert) soll sowohl die Bedeutung einer traumazentrierten diagnostische Erfassung und Zuordnung der Symptomatik als auch die spezifische, kurze und erfolgreiche Behandlung der traumainduzierten PTBS-Symptomatik mit dem EMDR verdeutlicht werden.

In Ergänzung zu den grundsätzlichen Ausführungen oben soll hier anhand der folgenden Darstellung der sogenannten »traumatischen Zange« noch einmal die wesentliche Konstellation bei Erlebnissen veranschaulicht werden, die als Trauma bezeichnet werden. Sie gehen mit veränderten neurophysiologischen Informationsverarbeitungs- und Gedächtnisbildungsprozessen einher und lassen somit traumainduzierte Symptombildungen verständlich werden. Bedrohung, Angst und Ausweglosigkeit lassen ein Ereignis zum Trauma werden, in dessen Folge dann häufig posttraumatische Störungen entstehen.

Jessika wurde mir von ihrer Mutter mit der Frage vorgestellt, ob sie als Mutter möglicherweise in der Erziehung und im Umgang mit ihrer jüngeren Tochter etwas falsch gemacht habe, da sie im Rahmen ihrer eigenen traumazentrierten Therapie mehrere Symptome im Zusammenhang mit einer eigenen belastenden Geschichte in ihrer Ursprungsfamilie durchzustehen und durchzuarbeiten hatte.

Sie berichtete, daß Jessika immer wieder aus heiterem Himmel völlig ausraste, schreie und um sich schlage und so außer sich sei, daß sie für einige Augenblicke niemand erreichen oder gar stoppen könne. In jenen Tobsuchtsanfällen sei sie »blind vor Wut«. Weiterhin bestünden Unruhe und Schlafstörungen. Auch das Familienleben sei dadurch immer wieder stark belastet, weil niemand irgend etwas dazu beitragen könne, daß diese »Anfälle« aufhörten.
Sie sei diesen Wutausbrüchen ihrer Tochter gegenüber so ohnmächtig, daß sie selbst in Rage gerate und aufpassen müsse, die Kleine nicht zu heftig anzuschreien oder anzupacken. Sie sei also in Gefahr, auch außer sich zu geraten, behalte jedoch noch die Kontrolle.
Dennoch frage sie sich, ob sie bisher zu heftig, zu ungeduldig oder sonst irgendwie falsch reagiert habe und es ihre Schuld sei, daß Jessika so ausraste und auffällig sei. Sonst sei sie ein kleines, liebenswertes und pfiffiges Mädchen. Auch die drei Jahre ältere Schwester leide darunter, daß es ständig diesen Streß gäbe.
Diagnostisch kamen hypothetisch auf dem Boden dieser Schilderung z. B. eine entwicklungsbedingte »prolongierte Trotzphase«, eine »emotionale Störung im Kindesalter mit Trennungsangst oder Geschwisterrivalität«, eine »Kontakt- und Bindungsstörung« sowie möglicherweise eine gestörte Mutter-Kind-Beziehung oder eine schwierige Familieninteraktion mit entsprechender Symptombildung in Frage.
In zwei diagnostischen Familiengesprächen zeigten sich beide Eltern nicht nur in ihrer Berufsrolle, sondern auch als Eltern liebevoll und kompetent im Umgang mit den Kindern; die Geschwister hatten einen altersentsprechenden Umgang miteinander, wobei »die Kleine« durch Charme und Brillanz eine angemessene Bewunderung bzw. Rivalität gegenüber der größeren und kompetenteren Schwester gut auszugleichen in der Lage war. Die Ältere wirkte eher scheu und zurückhaltend, während sich Jessika häufiger den Mittelpunkt eroberte. Auch im Kontaktverhalten und in den emotionalen Beziehungssequenzen ergaben sich keine Auffälligkeiten, bis auf die Verunsicherung der Eltern, insbesondere der Mutter, etwas falsch gemacht zu haben, was in leichte Schuldgefühle eingemündet war.
Auch der Vater berichtete bei deutlich spürbarer, intensiver väterlicher Zuneigung zu beiden Kindern, daß er häufig ganz ratlos sei und versuche, etwas gelassener als seine Frau zu reagieren, wenn Jessika so ausraste, was ihm jedoch durchaus auch schwer falle.
Die »Neben-sich-Stehen-Wutanfälle« hätten sich im Laufe der letzten zwei

Jahre entwickelt und gesteigert und seien bei genauerer Betrachtung deutlich anders als das, was beide Eltern auch leicht als Trotz in der entsprechenden Phase erkannt hatten. In Augenblicken des Trotzes verweigere sie sich wie jedes Kind oder stampfe auch einmal auf und sei kindlich sauer und bockig, könne sich jedoch relativ gut wieder »einkriegen«, während jene »Anfälle« das besagte »Neben-sich-Stehen« und »Außer-sich-Sein« beinhalteten.

Organische Untersuchungen hatten Jessika als gesundes Kindergartenkind gezeigt. Aus der weiteren Anamnese ging dann jedoch hervor, daß der Verlauf der Schwangerschaft schwierig und belastend gewesen war, die Mutter hatte an Übelkeit, Blutungen und vorzeitigen Wehen im 7. bis 8. Monat gelitten. Daraufhin mußte sie mehrfach für 8 bis 10 Tage ins Krankenhaus und wurde mit wehenhemmenden Mitteln behandelt.

Schließlich sei es zu einer Kaiserschnittentbindung wegen Schädelquerlage gekommen und sie habe 14 Tage mit dem Neugeborenen im Krankenhaus verbracht. Das Baby habe eine Allergie gegen ein gerinnungshemmendes Medikament mit Nekrosenbildung an Bauch und Oberschenkel entwickelt und mußte wochenlang ständig schmerzhafte Kontrolluntersuchungen über sich ergehen lassen.

Jessika sei 3 Tage »verkabelt« und mit Schläuchen versehen auf der Intensivstation und 10 Tage auf der Kinderstation behandelt worden. Nach der Entlassung habe im Rahmen der Nachsorge wegen einer Herzrhythmustörung häufig Blut aus der Kopfvene zur engmaschigen Kontrolle des Medikamentenspiegels entnommen werden müssen. Als Kleinkind habe sie sich dann nach dieser schwierigen Startzeit gut entwickelt.

In der zusätzlichen Trauma-Anamnese wurde deutlich, daß das Kind bereits Situationen erlebt hatte, die mit der Erfahrung verbunden waren, daß keine Flucht (»no flight«) und auch kein Kampf (»no fight«) als möglich erschienen, um der traumatischen Situation zu entrinnen. Diese Erfahrung der Ausweglosigkeit wird auch als »traumatische Zange« beschrieben.

Die Eltern berichteten nach einigem Nachdenken, dass Jessika als Kleinkind drei Unfälle und Stürze erlebt hatte:

Ca. 1 bzw. 1½jährig sei sie aus dem Hochstuhl gefallen. Etwa 1jährig habe sie sich eine Platzwunde an der Stirn durch einen Sturz beim Laufen zugezogen und habe geröntgt und genäht werden müssen. Dabei sei sie in Panik und völlig außer sich geraten.

Im Alter von etwa 1½ bis 2 Jahren sei es zu einem erneuten Sturz bei einem Wettlauf gekommen. Dabei sei sie mit dem Gesicht aufgeschlagen, habe sich

das Lippenbändchen eingerissen. Bei der ambulanten Behandlung im Krankenhaus habe sie entsetzlich geschrieen und um sich geschlagen. Sie mußte festgehalten werden, damit die Wunde genäht werden konnte.
An dieser Stelle der Schilderungen erinnerten sich die Eltern, daß es in der bisherigen Entwicklung auch Phasen gegeben habe, in denen sich Jessika selbst schlug. Sie hatte gewissermaßen Risikoverhalten oder auch Anzeichen von selbstverletzendem Verhalten gezeigt. Sie sei in der Familie deshalb auch als »Kamikaze« bezeichnet worden. Sie stürze auch heute noch ständig und habe daher häufig blaue Flecke.
Nach ihren Wut- und Verzweiflungsanfällen sei sie oft traurig und hilflos und sitze manchmal einfach nur ratlos da. Auffällig sei bei ihr auch eine gewisse Schmerz- und Angstfreiheit.

Anhand dieser anamnestisch gut faßbaren prä-, peri- und postnatalen Traumatisierungen durch intrauterinen Streß (Angst der Kindsmutter um das Ungeborene, Wehenhemmung, Kaiserschnittgeburt), der postnatal notwendigen intensivmedizinischen Behandlung – diese wurde von den Eltern als Tortur bezeichnet – sowie den bedrohlichen Unfällen und Krankenhausbehandlungen in den ersten Lebensjahren läßt sich zusammen mit den Symptomen die Diagnose einer kindlichen posttraumatischen Belastungsstörung mit dissoziativer Symptomatik stellen.

Entsprechend den Ausführungen im Grundlagentext weiter oben lassen sich die Symptome der kleinen Jessika den 4 Symptombereichen der PTBS zuschreiben:

- Wiedererleben (Intrusion),
- Vermeidung (Konstriktion),
- Übererregung (Hyperarousal) und
- Mechanismen zum Selbstschutz bei Reizüberflutung (dissoziative Phänomene).

Dabei entspringen Jessikas Unruhezustände, Schlafstörungen und Streßanfälligkeit der nicht integrierten Übererregung durch den extremen körperlichen Streß, die Wutanfälle und Impulsdurchbrüche mit intrusiven und dissoziativen Aspekten und die Angst- und Schmerzlosigkeit der Vermeidung durch eine sensorische Empfindungslosigkeit und Abspaltung von Affekten.

Wenn man sich diese frühkindliche Multi-Traumatisierung wie einen »alten Film« mit »eingefrorenen« Details anschaut, könnte sich die vegetative Übererregbarkeit des Kreislaufsystems durch die Schwangerschaftskomplikationen und die pränatal notwendig gewordene, körperlich hochgradig streßvolle Behandlung mit wehenhemmenden Medikamenten ergeben haben. Diese führte als Nebenwirkung zu einer Steigerung der Herzfrequenz bei der Mutter.

Nach der Geburt zeigte sich auch bei Jessika über längere Zeit eine erhöhte Herzfrequenz, die medikamentös behandelt werden mußte. Dies war mit schmerzhaften Blutentnahmen aus der Kopfvene zur ständigen Kontrolle der Blutwerte verbunden und führte damit zu einer weiteren präverbalen traumatisierenden Körpererfahrung für Jessika.

Angst, Schmerz, Wut, Verzweiflung und Kontrollverlust im Sinn einer vegetativ-affektiven Übererregung entspringen den Erfahrungen von Hilflosigkeit, Ohnmacht und Ausgeliefertsein (»traumatische Zange«). In der Fallschilderung wird deutlich, daß diese Erfahrungen schon perinatal gemacht wurden und in der späteren Unfall- und anschließenden intensivmedizinischen Versorgungssituation fortgeführt wurden. Die Zustände des »Neben-sich-Stehens« sind als Ausdruck dissoziativer Abschalt- und Schutzmechanismen zu verstehen, um sich vor Angst- und Streßüberflutung zu schützen.

Den motorischen Aggressionsentladungen des wie »blind vor Wut um sich Schlagens« entspricht das »eingefrorene« affektive motorische Skript des sich wehren Wollens, jedoch nicht Könnens (»no fight«). Diese nicht integrierten Ohnmachtserfahrungen in den verschiedenen – jedoch ähnlichen – traumatischen Situationen der ersten zwei Lebensjahre setzte sich dann in der Ohnmacht gegenüber den symptomatischen Kontrollverlusten, den Wutanfällen im Hier und Jetzt fort.

Da bei Jessika sensorische und affektive Anteile des Erlebens aus traumatischen Erfahrungen fragmentiert und nicht integriert waren, diese teilweise auch noch aus einer vorsprachlichen Zeit stammten, wurde die Therapie als traumazentrierte Einzeltherapie mit der EMDR-Methode durchgeführt.

Therapiesystematik und -verlauf

Nach der spielerischen Beziehungsaufnahme mit der 4½jährigen Jessika zu Beginn der Einzeltherapie ermöglicht die metaphorische Benennung und Externalisierung der Wutausbrüche als »Ausflippvogel, der manchmal kommt und die kleine Jessika packt«, ein schuld- und schamentlastendes Ansprechen der Symptomatik. Es passiert etwas mit ihr, was sie nicht absichtlich macht und nicht unter Kontrolle hat, das sie jedoch sehr stört und belastet. Dadurch werden Motivation und Hoffnung geweckt, daß sie sich von der Symptomatik befreien könnte.

Ein weiterer wesentlicher Schritt besteht im Erzählen der Traumageschichte. Der Therapeut kleidet das, was dem ganz kleinen Mädchen bzw. sogar dem Baby damals passiert ist, in kindgemäßer Sprache in eine zusammenhängende Geschichte. Die Schaffung von Narrationen und damit von Verständnis für das, was passiert ist, was die Kleine erlebt, körperlich empfunden, gefühlt und später gesehen hatte, ist eine Voraussetzung für die Synthese und Integration einer fragmentierten Geschichte, die nun eine Neubewertung und Vergangenheitsqualität bekommen kann.

Die Technik der bilateralen Stimulation (EMDR) wird – überwiegend taktil – als »Trommelspiel« durchgeführt, indem das Kind aufgefordert wird, mit seinen Händen abwechselnd links und rechts im Rhythmus auf die Hände des Therapeuten zu »trommeln«. Eine andere Form der Stimulation stellt das »Tapping« dar, bei dem der Therapeut mit seinen Fingerspitzen auf die Handinnenflächen oder die Fingerspitzen des Kindes im rhythmischen Wechsel zwischen rechts und links »trommelt« und hierdurch ebenfalls eine sensorische Stimulation auslöst. Dauer und Intensität der Stimulation sind von dem beobachtbaren affektiven Prozessieren beim Kind während der bilateralen Stimulation abhängig.

Diese Form der Stimulation wird beim Kind ganz spielerisch, aber rhythmisch im Wechsel zwischen linker und rechter Hand durchgeführt. Bei älteren Kindern kann auch versucht werden, die bilaterale Stimulation durch rhythmische Augenbewegungen im Wechsel zum linken und zum rechten Augenwinkel hervorzurufen, indem das Kind mit seinen Augen dem vor seinen Augen bewegten Finger des Therapeuten folgt.

Diese Arbeit erfolgt entlang einem systematischen Vorgehen mit Lenkung der Wahrnehmung auf die verschiedenen Informationskanäle und Erlebnisqualitäten (bildhafte, kognitive, emotional-affektive und körperlich-sensorische Repräsentationen der Traumata).

Dieses Vorgehen ermöglicht schließlich die systematische Reintegration und Synthese der fragmentierten Details der traumatischen Erlebnisse und deren nachträgliche Neubewertung als etwas Vergangenes und tapfer Überstandenes, das keine Angst, Ohnmacht und Wut mehr auszulösen braucht, weil diese Affekte »sinnvolle« Teilaspekte einer alten »bisher noch nicht verdauten« Realität waren.

Eine EMDR-Sitzung wird entlang einem systematischen Protokollablauf durchgeführt, bei dem je nach Alter und Entwicklungsstand des Kindes verschiedene Punkte auch weggelassen und bei viel Erfahrung des Therapeuten auch Modifikationen vorgenommen werden können.

Standardmäßig werden zwei Durchgänge gestaltet. Im ersten wird nacheinander das Ereignis oder Symptom ausgewählt, mit dem gearbeitet werden soll. Dieses traumatische Ereignis wird dann wie ein »alter Film« in der Erinnerung aufgerufen und in folgenden Aspekten visuell, kognitiv, emotional und sensorisch-körperlich in der aktuellen Wahrnehmung fokussiert. Die kurzen, gezielten Fragen des Therapeuten gelten folgenden Bereichen:

- dem schlimmsten Bild oder
- der belastendsten Vorstellung des Gesamtereignisses,
- der damit einhergehenden negativen Selbstbewertung im »Hier und Jetzt« (negative Kognition),
- einer wünschenswerten alternativen positiven Selbstaussage (positive Kognition),
- der Messung der kognitiv-emotionalen Dissonanz, die sich zwischen der positiven Kognition und der belastenden Erinnerung ergibt (diese wird auf einer 7stufigen Skala zur Messung der »Stimmigkeit der Kognition« erfragt),
- den bei der Wiederherstellung des belastenden Bildes und
- der Wiederholung (inneres Aussprechen) der negativen Kognition aufkommenden Gefühle,
- deren subjektiven Belastungsgrad (wird auf einer 10stufigen Skala eingeschätzt)[1]
- und der lokalen Repräsentation dieses Belastungsempfindens im Körper.

Nach diesem »ersten Durchgang« mit einer Fokussierung auf allen wesentlichen Teilaspekte eines Ereignisses (Bild, Kognition, Gefühl, Körperempfinden) beginnt das sogenannte »Prozessieren der Assoziationskanäle« bzw. Informationsketten durch rhythmische, abwechselnde Stimulation der rechten und der linken Gehirnhälfte. Diese erfolgt durch rhythmische Augenbewegungen (Eye Movements EM) oder durch Berührungsstimulation (»Tap-

[1] Am Anfang wird der »subjektive Belastungsgrad« vom Kind auf einer mehrstufigen Skala eingeschätzt, die unterschiedliche Gesichter eines Clowns zeigen. Diese sind auf der positiven Seite der Skala sehr fröhlich und verändern sich über »neutral«, »betroffen«, »traurig«, »ärgerlich« bis zu »außer sich«.

ping« oder bei kleineren Kindern durch das »Trommelspiel«, s. oben). Beim Trommelspiel fordert der Therapeut etwa das Kind auf, in rhythmischem Wechsel in seine linke bzw. rechte Hand zu trommeln, oder der Therapeut trommelt mit seinen Fingerspitzen in rascher rhythmischer Folge auf die besonders sensiblen Fingerspitzen oder die Handinnenflächen des Kindes (»Tapping«). Diese Methode des Tapping kann auch bei erwachsenen Patienten Anwendung finden, wenn diese etwa auf rhythmische Augenbewegungen mit Schwindelgefühl reagieren. Wegen der großflächigen Repräsentation etwa der Fingerspitzen und Handinnenflächen im sensorischen Bereich des Großhirns kommt es durch diese Form der Berührung zu einer intensiven abwechselnden Stimulation der rechten bzw. linken Gehirnhälfte. Eine bilaterale Stimulation ist auch durch akustische Signalgebung möglich, die abwechselnd auf dem linken oder dem rechten Ohr in Form von kurzen Lautimpulsen angeboten wird.

Nach einem jeweiligen Durchgang einer Stimulationsfolge (»Set«) wird zum »Ausblenden und tief Luft holen« aufgefordert und nach Veränderungen gefragt (»Was taucht auf?« oder »Was geht oder kommt?«). Dieses Vorgehen beschleunigt den assoziativ ablaufenden Prozeß, der entlang verschiedener Assoziationsketten bzw. Assoziationskanäle abläuft. Hierbei wird oft ein emotionaler Streßgipfel erreicht, und es kommt zu einer sogenannten emotionalen »Abreaktion«. Danach erfolgt oftmals eine Veränderung der Affektlage in Richtung Wiederherstellung eines ausgeglichenen vegetativen und emotionalen Zustandes in Ruhe, eines Gefühls von mehr Sicherheit und oft sogar Zufriedenheit oder gar Frohsinn, wie das folgende Fallbeispiel mit der kleinen Jessika zeigen wird. Der Beobachter gewinnt den Eindruck, daß die durch das Trauma blockierten Selbstregulations- bzw. Selbstheilungskräfte des psychischen Apparates mit dem EMDR wieder in Gang gesetzt werden können. Abgespaltene Affekte – in der amerikanischen Literatur spricht man auch von eingefrorenen Affekten (»freeze«) als besonderer Form der psychischen Abwehr gegen die Erinnerung von traumatischen Erfahrungen – werden durch die EMDR-Behandlung nachträglich wiedererlebbar. Auf diese Weise kommt es sowohl zu einer Verarbeitung dieser Affekte als auch zu einer kognitiven Neubewertung und Integration der traumatischen Erfahrung in die Erinnerung. Dabei ist es besonders eindrucksvoll, daß sich die negativen Selbstüberzeugungen meist in generalisierbare positive Selbstaussagen wandeln und so eine positive Selbstakzeptanz und Einsicht in das damalige traumatische Ereignis entsteht. Auf diese Weise können traumatische

Erfahrungen zur bewältigten und integrierten psychischen Vergangenheit werden (Besser, 2002). Zur präzisen Durchführung des EMDR-Protokolls wird am Ende des zweiten Durchgangs noch die mehrfache Überprüfung des Wertes der subjektiven Belastung, die sogenante Verankerung der positiven Kognition sowie der Körpertest durchgeführt.

Das anschließende ausführliche Therapieprotokoll gibt einen anschaulichen Einblick in den Verlauf des durch EMDR ermöglichten nachträglichen Verarbeitungsprozeß des bisher fragmentiert gespeicherten Traumaskripts und seiner assoziativen Verknüpfungen.

EMDR-Sitzung mit Jessika

Verbatim-Transkript nach Videoaufzeichnung, Dauer 45 min.
J = Jessika; Th = Therapeut
Set = ein Durchgang mit bilateral sensorischer Stimulation durch das oben beschriebene »Trommelspiel« oder »Tapping« durch den Therapeuten

Th: Wir lassen jetzt die Kamera laufen, während wir das Trommelspiel machen. Gut Jessika, sag mal, wenn der Ausflippvogel kommt und du so richtig ausrastest, was passiert dann? Hast du ja eben schon mal erzählt, was passiert dann? Was machst du dann, erzähle mal?

J: Weiß nicht mehr.

Th: Doch, weißt du noch. Du schreist, was noch?

J: Ich schlag um mich rum.

Th: Du schlägst um dich rum. Genau. Was noch?

J: Mehr weiß ich nicht.

Th: Kannst gar nicht mehr aufhören. Stimmt das? Ist so ganz doll dann und hinterher, hat Mama erzählt, bist du ganz traurig darüber, die anderen sind sauer auf dich und du bist ganz traurig. Tja, kann ich gut verstehen.

J: Manchmal bin ich traurig und Mama ist böse.

Th: Und Mama ist böse? Du bist traurig und Mama ist böse? Aha, ja, und wenn das passiert, und der Ausflippvogel kommt. Guck mal auf diese Bilder – *(Therapeut zeigt ihr die Clowngesichterskala von 1 bis 10 zur Einschätzung des subjektiven Belastungsgrads)* – Wie schlimm ist das dann für dich, gucke mal, hier ist ›gar nicht schlimm‹, und da ist ›ganz schlimm‹, ›überhaupt nicht schlimm‹, ›bißchen schlimm‹, ›mittelschlimm‹, ›ziemlich schlimm‹, ›ganz doll schlimm‹. Wie schlimm ist das, wenn der Ausflippvogel kommt, für dich?

J: Ich glaube, so. – *(sie zeigt auf ein Gesicht im mittleren Bereich der Skala)*

Th: So in der Mitte, so schlimm ist das. Gib es noch was Schlimmeres?

J: Is'n Mädchen? *(fragt, ob das Clowngesicht der Skala von einem Mädchen ist)*

Th: Ja, also so in der Mitte schlimm, so schlimm ist das für dich. Du möchtest ihn ja gerne loswerden. Ja. Was denkst du dann über die Jessika, wenn der Ausflippvogel kommt? Was denkst du dann über dich? Ich bin was? *(Dies ist eine gezielte Frage nach der negativen Kognition, die mit dem Ereignis gespeichert ist.)*

J: Der Bruder von meiner Freundin, der ist immer böse, da war nämlich früher unsere Tagesmutter und da haben wir auch Mittagspause manchmal gemacht. Und da schießt er drinne rum mit dem Ball gegen die Kellertür. *(Jessika projiziert spontan die negative Selbstüberzeugung bzw. negative Kognition »ich bin böse« auf Beispiele von anderen Kindern, die ›böse‹ sind.)*

Th: Ja, der ist böse dann.

J: Nein, der will dann Fußball spielen innen drin.

Th: Ja, und was passiert dann?

J: Dann lachen wir ihn ein bißchen aus.

Th: Mh.

J: Und einmal war ein Dieb beim Auto, bei so einem Automaten. Und dann, da haben Diebe nämlich Zigaretten weggenommen.

Th: Zigaretten weggenommen?

J: Und da stand schon die Polizei und hat überlegt, wer es war.

Th: Aha.

J: Und Mama und Susanne (Name geändert) haben das nämlich gesehen. Die wußten das.

Th: Jetzt fallen dir lauter Geschichten von bösen Leuten ein.

J: Nein, das stimmt echt. *(Jessika versteht unter ›Geschichten‹ ausgedachte Dinge und korrigiert deshalb...)*

Th: Ja, die schlechte Sachen machen, ja, das dürfen die auch nicht. Ja, und was denkst du über die kleine Jessika, über dich, wenn du so einen Ausflippvogel hast, denkst du dann auch, daß du schlecht bist?

J: *(Kopfschütteln. Es ist ihr sichtbar unangenehm und peinlich.)*

Th: Aber die anderen sind dann sauer auf dich.

J: *(Schulterziehen, peinlicher Gesichtsausdruck.)*

Th: Und was denkt Jessika über sich, wenn die anderen sauer sind? Am meisten, weißt du, wo du am meisten ausgeflippt bist in deinem Leben? Das hat mir Mama erzählt, als du mal ins Krankenhaus mußtest.

J: Das weiß ich.

Th: Das weißt du noch? Was war da?

J: Da wollte ich nicht ins Krankenhaus.

Th: Ja, warum?

J: Weil ich was genäht kriegen sollte.

Th: Du mußtest was genäht kriegen. Da hast du ganz doll Angst gehabt. Ja, das kann ich verstehen. Und da hast du auch um dich geschlagen, weil du es nicht wolltest.

J: Warum kommen mir immer Tränen? *(Jessika reibt sich die Augen, in denen plötzlich Tränen stehen. Es handelt sich um eine einschießende Erinnerung, einen emotionalen flash-back aus der damaligen traumatischen Krankenhaussituation, die sie als Zweijährige erlebt hatte!)*

Th: Weil das was Trauriges war. Das ist o. k. *(An dieser Stelle erfolgt der erste Durchgang des Trommelspiels: 1. Set)* Komm Jessika. Jetzt immer abwechselnd trommeln. *(EMDR – Spontaner Beginn des Prozessierens durch bilaterale Stimulation in Form von Trommeln mit den Händen in die Hände des Therapeuten; Beginn, da Symptom, traumatische Krankenhausszene, negative Kognition (Ich bin böse) und Affekt (Traurigkeit) fokussiert bzw. ausgelöst (getriggert) sind.)*

Ja genau, die eine Hand, die andere, immer weiter. So ist gut. Gut machst du das. *(Jessika schlägt abwechselnd mit ihrer rechten und ihrer linken Hand wie beim Trommeln in die rechte und linke Hand des Therapeuten.)* Und denk dabei immer an das Krankenhaus, wo du nicht genäht werden wolltest. Eine nach der anderen, nächste Hand. Nächste. Gut machst du das. Gut, gut. Und Weiter. Gut, und weiter. Eine nach der anderen, und weiter, weiter, weiter. Und einmal tief atmen ... Was merkst du jetzt bei dir?

J: An Susanne. *(Hier beginnt ein neuer Assoziationskanal. Jessika assoziiert spontan Erinnerungen an ihre ältere Schwester.)*

Th: An Susanne denkst du gerade, an deine Schwester. Mh. *(2. Set)* Ja, gut machst du das, gut, weiter, gut. Ganz gut machst du das. Gut und immer weiter. O. k. Gut. Laß dir Zeit. Was ist jetzt, was merkst du jetzt?

J: Von Mama. *(Assoziationskanal: Familie; spontane assoziative Erinnerung an ihre Mutter)*

Th: *(3. Set)* Was ist jetzt?

J: Von Mama.

Th: Du denkst an Mama.

J: Warum geht meine Schleife auf? *(Jessika bindet ihre seitliche Rockschleife neu.)*

Th: Und was denkst du von Mama?

J: Weiß ich nicht.

Th: Ja, gut. Dann machen wir wieder Trommeln. *(4. Set)* Setz dich gerade hin, das ist leichter, gut, weiter, weiter, weiter. Eine nach der anderen. Eins, zwei. Gut, tief atmen. Pause. An was denkst du jetzt?

J: An niemand. *(Ende des Assoziationskanals)*

Th: An niemand, Mh. *(5. Set)* Langsam, so. Sehr gut, und weiter, und weiter, und weiter ... Doller, eins und zwei und drei und vier, und weiter, und noch mal, gut, mach weiter, zack, und zack, nächste, doller, gut, doller und noch doller. *(Jessika schlägt mit ihren Händen kräftig zu),* nur noch einen und zack, gut, jetzt hast du es, gut und tief atmen.

...Kannst du noch mal an den Ausflippvogel denken? Wenn du hinterher ganz traurig bist, wenn der Ausflippvogel so gekommen ist und du ganz wütend bist, haust um dich und hinterher bist du ganz traurig. *(Assoziationskanal: neue Emotion ist Wut. Diese wird aktiv durch den Therapeuten fokussiert.)*

J: Hab ich meinen Pony selbst geschnitten. Schief, einmal zack, zack und wieder zack. *(Jessika assoziiert Erlebnis, bei dem sie Ärger hatte und sich die Haare verschnitten hatte, und zeigt das motorisch spontan mit ihren Fingern und Haaren.)*

Th: Hast du selber geschnitten?

J: Ja, Mh.

Th: Denk noch mal an den Ausflippvogel. Die kleine Jessika wird von dem Ausflippvogel gepackt. *(Refokussierung auf das Symptom unkontrollierbare Wut) (6. Set)*

J: Du hast vergessen, mich zu fragen, was ich denke.

Th: Frage ich dich gleich, mach weiter. Gut, du machst das toll. Doller, etwas doller, gut und mehr, gut und mehr. *(Assoziationskanal Wut: Jessika schlägt kräftiger auf die Hände des Therapeuten. Motorisch und auch in der Mimik ist der Affekt ›Wut‹ zu erkennen.)*

J: Und wann gehen wir hier wieder raus?

Th: Nachher. Und atmen. Was ist jetzt?

J: Denk an mich.

Th: Bitte?

J: Ich denk jetzt an mich. *(Jessika ist ärgerlich, beleidigt, da der Therapeut sie nicht verstanden hat.)*

Th: Und wie denkst du an dich?

J: Im Krankenhaus. *(Assoziationskanal: neue Szene/Bild von ihrem traumatischen Ausgeliefertsein im Krankenhaus.)*

Th: Im Krankenhaus. Was ist da jetzt im Krankenhaus. *(7. Set)* Gut machst du das. Erzähl, was du jetzt an dich denkst.

J: Weiß nicht.

Th: *(8. Set)* Gib mir mal deine Hände, jetzt mach ich mal, du hast schon so viel gearbeitet *(Th. trommelt rhythmisch im Wechsel zwischen links und rechts mit seinen Fingern auf die Handinnenflächen und Finger von Jessika)*

J: *(Lacht.)* Es tut ein bißchen weh. Da, der rutscht so. Kann ich mich heute abend nicht mehr so gut waschen, heute abend.

Th: Warum?

J: Weil das weh tut, hier. *(neuer Assoziationskanal: Körper, Schmerz, Unfall)*

Th: An der Nase, da hast du dich verletzt, nicht? Und was war das damals für eine Verletzung im Krankenhaus?

J: Bin ich auf die Stirn gefallen.

Th: Da gibt es noch eine kleine Narbe, nicht, die ist noch ganz wenig zu sehen, ja, aha. *(9. Set)* Komm, noch eine kleine Runde, denk noch mal an das Krankenhaus.

J: Ich denke gar nichts, irgendwo.

Th: Ja?

J: Mit einer Feuerqualle. *(Jessika assoziiert ein weiteres schmerzhaftes Ereignis)*

Th: Was ist da?

J: Da habe ich mich mal hier verletzt.

Th: Hat das weh getan?

J: In Griechenland.

Th: *(10. Set)* Gut machst du das. Und wieder einen tiefen Atemzug nehmen. Und erzähl mir was – und erzähl mir, was du an dir bemerkst, denkst oder fühlst, oder was in deinem Körper oder in deinen Gedanken vor sich geht. Was siehst du innerlich?

J: Ich will jetzt zu Mama – *(spontan einsetzendes Weinen, Jessika schluchzt bitterlich. Assoziationskanal: Emotion Trauer, Verzweiflung; spontane Ab-*

reaktion des in der traumatischen Situation dissoziierten (eingefrorenen) Affekts, der auch die Alltagssymptomatik aufrechterhielt)

Th: Willst jetzt zur Mama, kannst du ja auch gleich. Gib mir mal deine Händchen. *(11. Set)* Das ist gut, daß das jetzt kommt. Gut, bleib bei mir. Gut machst du das *(langes Set ›Trommelspiel‹, bis Affekt abklingt!)* – und wieder einen tiefen Atemzug nehmen und erzähl mir, was jetzt ist, vielleicht siehst du irgendwas innerlich?

J: *Weint* – Will zu Mama. *(Assoziationskanal: Trauer, Verzweiflung, Wut; läuft in abschwächender Form weiter)*

Th: Gut, bleib ruhig bei mir, Mama geht nicht weg. *(12. Set)* Gut Jessika, die kommt gleich zum Teetrinken wieder runter. Schau, sie ist ja nur eine Treppe hochgegangen. Ja, das machst du ganz gut, das kommt von damals *(Jessika weint leiser, sitzt ganz ruhig und tapfer auf ihrem Stuhl, wie ein alleingelassenes Kind)*. Hier weißt du ja, daß Mama nur da oben ist, sie ist nachher wieder hier, das weißt du ja auch. Damals ist Mama weggegangen, da mußte sie weggehen, als du im Krankenhaus warst. Und da warst du ganz traurig, so wie jetzt.

J: *Weinen* – Ich will aber zu Mama. *(Affekt schwingt in Richtung Auflehnung, Ärger, Trotz und repräsentiert den damaligen »Kampf« um die Aufrechterhaltung bzw. Wiederherstellung der Bindung zur Mutter, als sie eine Nacht getrennt im Krankenhaus bleiben mußte.)*

Th: Die kommt ja gleich wieder. *(13. Set)* Gut machst du das, Jessika. Gleich geht die Traurigkeit weg, wirst du gleich merken. Ja, das machst du ganz gut.

J: *Starkes Weinen und Schluchzen*

Th: Gib mir noch mal deine Fingerchen *(13. Set, Fortsetzung)*. Das machst du so prima, Jessika. Ein Mädchen, das das so prima macht, habe ich überhaupt noch nicht gesehen. Ein Kleines, das so groß ist.

J: *Hört auf zu weinen*

Th: Ja, einmal tief atmen. Willst du ein Taschentuch haben? *(Jessika schüttelt den Kopf und wischt sich mit dem Ärmel die Tränen weg)* Geht so, mh. Gut, jetzt darfst du noch mal trommeln.

J: *(14. Set)* Händetrommeln. *(Jessika schlägt kräftig im Wechsel links und rechts in die Hände des Therapeuten.)*

Th: Gut, noch ein bißchen mehr. Gut, gut. Und wieder tief atmen. – Hey, machst du das prima! Was hat sich geändert jetzt bei dir?

J: Nichts. *(Assoziationskanal: Emotionen – Trotz und Ärger)*

Th: Was ist jetzt?

J: Nichts! *(Trotz und Ärger)*

Th: Was bist du jetzt?

J: Nichts! *(Verweigerung/Ärger)*

Th: Ah, das ist gut. Merkst du es auch? Jetzt bis du ärgerlich, nicht? Sag mal, was bist du jetzt?

J: Ich will jetzt zu Mama. *(Trotz und Durchsetzungskraft/Stärke)*

Th: Na ja, die kommt ja gleich. Die ist ja nur die drei Meter da drüben die Treppe hoch. Die kommt ja gleich wieder runter. Aber komm, ich mach noch mal mit den Händen weiter. Mama ist nicht weg, nur im Wartezimmer, daß wir beide hier arbeiten können. *(15. Set) (Th. trommelt entlang der Finger von Jessika)* – Und wie immer tief atmen. Sehr gut. Ist irgendwas ein bißchen anders jetzt? ... Was ist jetzt?

J: Nichts.

Th: Mh, wie sauer bist du jetzt? *(Th. zeigt Jessika die Clown-Gesichter-Skala zur Bewertung ihres Ärgers)*

J: So. *(Jessika zeigt spontan eins der freundlicheren Gesichter)*

Th: Der ist ja ganz freundlich. So, so, so oder so?

J: So. *(Jessika korrigiert in Richtung unfreundliches Gesicht)*

Th: So wie der oder ein bißchen so wie der.

J: So.

Th: Aha, gut, o.k. Ja, gut.

J: *(16. Set) Händetrommeln.*

Th: Gut, gut, Jessika. Gut, tief atmen. Wie jetzt?

J: Immer noch so.

Th: Genau noch wie der, ich dachte wie der?

J: *Kopfschütteln.*

Th: Aha, was brauchst du noch, um dahin zu kommen?

J: Null.

Th: *Lachen* – Null, genau null – dann wärst du gar nicht mehr sauer. Mh, der sieht ganz fröhlich aus.

J: Stimmt.

Th: Stimmt das? Und der, wie ist der? Der ist ein bißchen – ein bißchen schlechte Laune hat der schon, nicht? Der ist so traurig mit einer Träne, der ist ziemlich mürrisch und der ist also völlig ... Was ist mit dem?

J: Da kommt der Ausflippvogel. *(Jessika assoziiert spontan ihr Verhaltenssymptom)*

Th: Da kommt der Ausflippvogel, das glaub ich auch.

J: Und hier, hier ist er fröhlich, hier ist er fröhlich, schaurig.

Th: Schaurig, und da?

J: Traurig.

Th: Traurig? Traurig, schaurig, traurig. Ja – *Lachen* – traurig, schaurig, traurig. *(humorvolles Wortspiel)*

J: Und hier kommt auch der Ausflippvogel. *(Jessika zeigt erleichterten Umgang mit belastenden Affekten)*

Th: Wow, der sieht ein bißchen anders aus.

J: *(17. Set)* Händetrommeln.

Th: Ich auch noch mal, gut. *(Th. trommelt weiter, Jessika hält ihm die Hände entgegen)*

J: Lacht.

Th: Gib mir nochmal deine Finger, mh, so. *(18. Set)*

J: In den Daumen tut es meistens weh. *(Assoziationskanal: Schmerz bei recht sanftem Trommeln an den Fingern)*

Th: Weh tun will ich dir nicht. Das mache ich ganz vorsichtig, dann mache ich es jetzt sanfter.

J: *(Zieht die Nase hoch).* Die spielen vielleicht Kniffel oben. *(Jessika hört Geräusche aus dem Wartezimmer)*

Th: Die spielen vielleicht Kniffel oben?

J: Ja, die haben eben »buff« gemacht *(Jessika zeigt das Umstülpen eines Würfelbechers mit ihren Händen)*

Th: Ah, hast du gehört? – Aha, da kannst du nachher gleich mitspielen.

J: Hast du das gehört?

Th: Ne, ich hab es nicht so gut gehört wie du. Das stimmt, die sitzen da ja nur eine Treppe höher. Sag mal, Jessika, jetzt, wie fühlt es sich jetzt an, im Augenblick? *(Th. zeigt die Clown-Gesichter-Skala)*

J: Ich glaub so. *(Jessika zeigt auf ein neutrales Gesicht, Wert 3)*

Th: Glaubst du, oder doch mehr wie der? *(Überprüfen der Einschätzung auf der Gesichterskala mit Hinweis auf die negativere Bewertungsmöglichkeit)*

J: Mehr wie der. *(Jessika bleibt bei ihrer Einschätzung neutral bis positiv)*

Th: Mehr wie der hier? So freundlich fühlt sich das jetzt an? Jetzt laß uns noch mal was überprüfen, Jessika. Wenn du jetzt noch mal an die viel kleinere Jessika im Krankenhaus denkst, aber die da gar nicht gerne rein wollte, aber die hatte leider eine Wunde, mußte genäht werden, hatte aber Angst... Wenn du jetzt noch mal an die denkst, wie geht es dir da, wenn du an die denkst? Wenn du an die Jessika denkst von damals, als sie ins Krankenhaus mußte?

J: Ungefähr ... so *(Jessika schaut gleichzeitig auf die Skala zur »Subjektiven Belastungsintensität« und auf die Skala zur »Stimmigkeit der positiven Kognition«. Diese Skalen zeigen verschiedene Clown-Gesichter, die unterschiedlichen Intensitäten entsprechen.)*

Th: Nimm nur eine Skala, entweder diese oder diese. Wir können die nehmen, die du willst.

J: Ungefähr.

Th: Willst du lieber diese hier nehmen?

J: Ja, ungefähr so.

Th: So, dann denk noch mal an die kleine Jessika, von damals, die jetzt schon viel größer geworden ist. *(19. Set: Tapping)*

J: Und wann kommen sie runter?

Th: Wenn wir beide Schluß machen hier.

J: Und wann ist Schluß?

Th: Bald. *(Fortsetzung des Trommelns)*

J: *Lacht.*

Th: Was kommt jetzt, Jessika?

J: Nichts. *(Jessika wirkt tapfer im Umgang mit aufflackernder Traurigkeit)*

Th: Nichts? Ein bißchen Traurigkeit von damals ist o. k., das geht gleich weg. Da warst du ein sehr trauriges kleines Mädchen und jetzt bist du ein so großes. Mach einen tiefen Atemzug! *(Jessika hechelt belustigt wie wild und lacht)* Das ist ja doll tief – *beide lachen.* Und jetzt denkst du bitte mal an die kleine Jessika von damals.

J: Ich denke immer an die kleine Jessika, Mensch! *(Jessika schnauzt Therapeuten an, d. h. sie reagiert ärgerlich und traurig auf den Hinweis, an die »kleine innere Jessika«, also das verletzte Kind zu denken!)*

Th: Ich weiß, das tust du schon die ganze Zeit, solange wir das hier machen. Du kannst auch mit deinen Augen, jetzt machen wir das nicht mit den Fingern. Guck mal auf meine Finger, kommst hier nach vorne, so, jetzt folge mal mit deinen Augen meinen Fingern. *(20. Set) (Stimulation erfolgt jetzt mit Augenbewegungen, abwechselnd nach links und rechts).* Ja, das machst du prima, so, so, hierhin gucken. Gut, hey, das machst du toll. Immer weiter gucken, das machst du sehr gut. Das machst du prima. Ein bißchen noch, gut machst du das. Oh, wieder tief atmen, mach mal die Augen zu, daß du Ruhe hast.

J: *Lautes Atmen, – lachen.* So heftig.

Th: So heftig kannst du atmen.

J: Oder so …, *(heftiges Atmen. Jessika zeigt demonstrativ ihr Können)*

Th: Das ist ja zu doll, da wird dir ja gleich schwindelig. Komm, nur noch einmal, wir sind bald fertig.

J: *Händeklatschen. (21. Set) Trommeln.*

Th: Bißchen noch, bißchen noch, bißchen noch, gut. Nacheinander, so, eine nach der anderen.

J: *Händeklatschen. Fortsetzung des Trommelns*

Th: Gut, tief atmen.

J: *Herzhaftes Lachen und wiederum heftiges lustiges Hecheln.*

Th: Das ist ja viel zu dolle! *(Therapeut lacht auch amüsiert)*

J: *weiter verspieltes mehrfaches tiefes Atmen – Lachen.*

Th: Das ist zu dolle geatmet, du kannst ja vielleicht tief atmen *(Therapeut bestätigt ihre Kooperation und Fähigkeit)*

J: *Fortsetzung dieses Spiels, mehrfaches tiefes Atmen – (Lachen und gelöste fröhliche Atmosphäre)*

Th: Da bleibt mir ja gleich die Luft weg, wenn du so doll atmest. Wenn du jetzt an die kleine Jessika von damals aus dem Krankenhaus denkst, wo die Mama weggehen mußte, weil die Ärzte die Jessika im Krankenhaus behalten mußten – vielleicht nicht so lange, aber ein bißchen, damit sie wieder gesund wurde; wie traurig fühlt sich das an? *(nochmalige Überprüfung der Intensität des Affekt-Werts durch Refokussierung, um einen möglicherweise noch belastenden Restaffekt prozessieren zu können)*

J: So. *(Jessika zeigt auf ein fröhliches Gesicht auf der Gesichterskala, Wert = 2)*

Th: So, nicht mehr so doll, ein bißchen weniger. Mh. Gib mir mal deine Hände. Du machst das so schön, obwohl du erst $4\frac{1}{2}$ Jahre alt bist, schon so groß. *(22. Set)* Trommeln.

J: Ich komme mit meiner Freundin in die Schule, vielleicht fahren wir mit dem gleichen Bus. *(Jessika ist jetzt das große Schulmädchen und nicht mehr die verlassene, geängstigte Kleine)*

Th: In zwei Jahren.

J: Die ist aber erst in den Kindergarten gekommen.

Th: Du bist schon die Ältere. Dann kommst du vielleicht vorher in die Schule, das kann gut sein. Dann bist du vielleicht schon in der zweiten Klasse, wenn sie in die Schule kommt.

J: Wir wissen es noch nicht, ob wir in die gleiche Klasse kommen. Vielleicht kommen wir in die gleiche.

Th: Ja, das wäre gut, nicht. Ist das deine beste Freundin?

J: *Nickt.*

Th: Tief atmen.

J: Lachen, tief atmen.

Th: Wenn du jetzt an den Ausflippvogel denkst, wie schlimm ist das, wenn du an den Ausflippvogel denkst, im Augenblick? *(Refokussierung auf das aktuelle belastende Symptom und Wert Überprüfung des subjektiven Belastungswerts)*

J: Ungefähr so.

Th: Gar nicht mehr so schlimm, nicht?

J: *Lacht* – ja.

Th: Ja, schön. Wie fühlt sich das an?

J: Gut.

Th: Gut, nicht wahr, im Augenblick.

J: Ja.

Th: Und du fühlst dich ganz wohl?

J: Ja.

Th: Dann mach du noch mal mit deinen Händen zum Schluß. *(Verankerung der positiven Empfindungen mit Trommeln)*

J: *(23. Set) Trommeln, Händeklatschen.* Und jetzt kommt meine Mama?

Th: Mama kann runterkommen. Gleich kommt Mama, genau. Ich zähle mal bis 50, mal sehen, ob du es durchhältst. Weiter, gleich fertig. *(abschließendes Set mit Trommeln zur Verankerung der positiven leichten Empfindungen)*

J: *Lacht.*

Th: Gut!

J: *Lacht.*

Th: Wie geht es dir jetzt?

J: Gut.

Th: Und daß Mama da oben sitzt, ist das noch schlimm?

J: Nö.

Th: Wie kommt das denn?

J: *Lacht.* Jetzt bin ich ungefähr so. *(Jessika zeigt spontan auf das fröhlichste, unbekümmertste Gesicht der Skala)*

Th: Jetzt sooo? So fröhlich fühlt sich das jetzt an? Und vorher hat es sich so und so angefühlt.

J: Ja. *(Jessika hat emotional auch die traumatische Trennungserfahrung integriert und ist frei und ohne Verlustangst)*

Th: Und auch, daß Mama da oben sitzt, ist so fröhlich? Weil du weißt, die ist nur ein paar Meter da oben weg. Das gefällt mir gut! Du, ich glaube, dann machen wir Schluß für heute und wir können ja gucken, ob wir in ein paar Wochen noch mal ein Trommel- und Fingerspiel machen, wenn du willst, oder wenn der Ausflippvogel noch so oft kommt.

J: Wenn er einmal oder am nächsten Tag nicht kommt, dann …

Th: Dann macht das nichts. *Beide lachen.* Jetzt guck ich mal kurz auf die Kamera und dann machen wir Schluß. Ob die Kamera uns überhaupt aufgenommen hat, während wir das Fingerspiel gemacht haben? Ich gucke mal eben gerade. Bleib mal sitzen! Oh, die hat uns gut aufgenommen! Ganz prima.

J: Darf ich auch mal gucken?

Th: Du möchtest mal gucken? Ich kann euch das ja überspielen. Möchtest du das noch mal sehen?

J: Ja.

Th: Für euch alle? Na gut, Jessika, das können wir ja ein andermal, kann ich euch ja ein Band davon machen. Sag mal, willst du Mama und Susanne runterholen? Dann setzen wir uns noch mal zusammen und ihr könnt noch mal fünf Minuten Trampolin springen. Einverstanden? Hast du schön gemacht. Prima. *Jessika geht leicht und fröhlich eine Treppe hoch ins Wartezimmer, holt ihre Mutter runter, und es erfolgt eine kurze Nachbesprechung über die Sitzung und wie toll Jessika alles gemacht hat. Die Mutter wird gebeten, Jessika in nächster Zeit auf Veränderungen irgendwelcher Art hin zu beobachten und diese zu notieren.*

Es ist eindrucksvoll, daß neben der Anamnese- und Familiensitzung sowie einer weiteren Sitzung zum Kennenlernen und Aufbau von Kontakt und Vertrauen nur zwei EMDR-Sitzungen erforderlich waren, um die belastende Symptomatik für das knapp 5jährige Kind und die gesamte Familie dauerhaft zum Abklingen zu bringen.

Begünstigend war dabei sicherlich die gute emotionale Beziehung innerhalb der Familie, die ungewöhnliche intellektuelle Differenziertheit und Entwicklung der kleinen Jessika sowie die Tatsache, daß es sich trotz der auch präverbalen und multiplen Traumatisierung in den ersten zwei Lebensjahren um ein *Trauma-Cluster,* d.h. um ähnliche traumatische Erfahrungen handelte und somit eine schnelle und rasche nachträgliche Integration möglich war.

Innerhalb der Familie kam es rasch zu einer Entlastung der sonst häufig aufgeheizten Familiendynamik. Geriet im Alltag ein Familienmitglied ganz normal in Ärger und Rage, so wurde dessen »Ausflippvogel« von den anderen Familienmitgliedern aufgefordert, in den Garten des Therapeuten zu fliegen, in dem eine Vogelvoliere mit Futter steht.

Zusammenfassung

Posttraumatische Belastungsstörungen bei Kindern und Jugendlichen sind in Deutschland vermutlich deutlich unterdiagnostiziert. Besonders Störungen mit Konzentrationsproblemen, einer Hyperaktivitätssymptomatik sowie externalisierendem aggressivem Verhalten im Schulalter können einen posttraumatischen Hintergrund haben, werden jedoch häufig als hyperkinetisches Syndrom bzw. Aufmerksamkeitsstörung diagnostiziert und dann oftmals nur medikamentös behandelt.

Da posttraumatische Belastungsstörungen gerade bei Kindern und Jugendlichen insgesamt auch bei komplizierten Verläufen keine schlechte Prognose haben, sind differenzierte Prävalenzstudien sowie kontrollierte Interventionsstudien verschiedener umschriebener Altersgruppen von Kindern und Jugendlichen – auch zur langfristigen Kostenreduktion der Traumafolgestörungen – sicher anzustreben.

Niemand sollte allerdings ohne systematische Weiterbildung in Psychotraumatherapie und eine EMDR-Ausbildung versuchen, die EMDR-Methode bei Patienten zu praktizieren, so wie auch kein Arzt irgendeiner anderen Fachrichtung ohne Ausbildung schnell zum Skalpell greifen würde, um eine ganz einfach ausschauende Blinddarmentzündung operativ anzugehen und damit einen Heilungsversuch zu unternehmen. Der Vergleich mit dem scharfen Skalpell ist bewußt gewählt, weil EMDR einen Eingriff in das Informationsverarbeitungssystem des menschlichen Gehirns darstellt. Es bedarf einer speziellen Ausbildung und einer mehrjährigen klinischen psychotherapeutischen Erfahrung, um Reaktionen der Patienten darauf richtig bewerten und steuern zu können.

Traumaspezifisch modifizierte psychotherapeutische Interventionen bzw. spezielle traumabezogene Methoden wie die EMDR-Methode erwiesen sich in den bisher vorliegenden Studien als brauchbar in der Behandlung posttraumatischer und dissoziativer Störungen bei Erwachsenen. Die bisherigen klinischen Erfahrungen mit der Anwendung von EMDR in der Therapie posttraumatischer Belastungsstörungen bei Kindern und Jugendlichen zeigen, daß diese ebenfalls erfolgversprechend behandelt werden können.

Literatur

American Association for Child and Adolescent Psychiatry AACAP (1998): Summary of the practice parameters for the assessment and treatment of children and adolescents with posttraumatic stress disorder. *Journal of the American Academy for Child and Adolescent Psychiatry,* 997–1001.

American Psychiatric Association APA (1980): *Diagnostic and Statistical Manual of Mental Disorders – DSM III.* Washington DC (American Psychiatric Association).

Benes, F. M. (1998): Human brain growth spans decades. *American Journal of Psychiatry,* 1489.

Besser, L.-U. (2002): Vom Vergessen und Wiederholen medizinischer Traumata zum heilsamen Erinnern. Posttraumatische Belastungs- und Somatisierungsstörungen bei Frühgeborenen und Kleinkindern. In: Sachsse, U., I. Özkan und A. Streeck-Fischer (Hrsg.) *Traumatherapie – Was ist erfolgreich?* Göttingen (Vandenhoeck & Ruprecht), S. 174–193.

Bremner, D. und M. Narayan (1998): The effects of stress on memory and the hippocampus throughout the life cycle: Implications for childhood developement and aging. *Developemental Psychopathology,* 871–888.

Brisch, K. H. (1999): Familiäre Bindungen – Die transgenerationale Weitergabe familiären Bindungsverhaltens. In: Reinke, E. (Hrsg.) *Psychoanalyse der Familie,* Bd. 2. Gießen (Psychosozial), S. 7–16.

Brisch, K. H. (2002 a): Bindungsstörungen – Theorie, Psychotherapie, Interventionsprogramme und Prävention. In: Brisch, K. H., K. E. Grossmann, K. Grossmann und L. Köhler (Hrsg.) *Bindung und seelische Entwicklungswege – Grundlagen, Prävention und klinische Praxis.* Stuttgart (Klett-Cotta), S. 353–373.

Brisch, K. H. (2002 b): Die Bedeutung von Vernachlässigung und Gewalt gegenüber Kindern und Jugendlichen aus der Sicht der Bindungstheorie. In: Finger-Trescher, U. und G. Molitor (Hrsg.) *Mißhandlung, Vernachlässigung und sexuelle Gewalt in Erziehungsverhältnissen.* Gießen (Psychosozial), S. 91–104.

Brisch, K. H. (2002 c): Hyperaktivität und Aufmerksamkeitsstörung aus der Sicht der Bindungstheorie. In: Bovensiepen, G., H. Hopf und G. Molitor (Hrsg.) *Unruhige und unaufmerksame Kinder. Psychoanalyse des hyperkinetischen Syndroms.* Frankfurt/M. (Brandes & Apsel), S. 45–69.

Carlson, E. A. (1998): A prospective longitudinal study of attachment disorganization/disorientation. *Child Development,* 69, 1107–1128.

Cohen, J. A., L. Berliner und A. P. Mannarino (2000): Treating traumatized children: A research review and synthesis. *Trauma, Violence, and Abuse: A Review Journal,* 29–46.

Egle, U. T., S. O. Hoffmann und P. Joraschky (Hrsg.) (1997): *Sexueller Mißbrauch, Mißhandlung, Vernachlässigung.* Stuttgart/New York (Schattauer).

Flatten, G., A. Hofmann, P. Liebermann, W. Wöller und E. R. Petzold (Hrsg.) (2001): *Leitlinien Posttraumatische Belastungsstörung.* Stuttgart (Schattauer).

Hesse, E. und M. Main (2002): Desorganisiertes Bindungsverhalten bei Kleinkindern, Kindern und Erwachsenen – Zusammenbruch von Strategien des Verhaltens und der Aufmerksamkeit. In: Brisch, K. H., K. E. Grossmann, K. Grossmann und L. Köhler (Hrsg.) *Bindung und seelische Entwicklungswege – Grundlagen, Prävention und klinische Praxis.* Stuttgart (Klett-Cotta), S. 219–248.

Hofmann, A. (1999): *EMDR in der Therapie psychotraumatischer Belastungssyndrome.* Stuttgart (Thieme).

Hofmann, A. und B. Musaeus-Schürmann (1997): Therapie der posttraumatischen Belastungsstörung bei Erwachsenen und Kindern mit EMDR. *Psycho*, 670–673.

International Society for the Study of Dissociation – Task Force on Children and Adolescents ISSD (2000): Guidelines for the evaluation and treatment of dissociative symptoms in children and adolescents. *Journal of Trauma and Dissociation,* 1, 109–134.

Janet, P. (1925): *Psychological Healing.* New York (Macmillan).

Kardiner, A. (1941): *The Traumatic Neuroses of War.* Washington DC (National Research Council).

Levin, P., S. Lazrove und B. A. van der Kolk (1999): What psychological testing and neuroimaging tell us about the treatment of posttraumatic stress disorder (PTSD) by eye movement desensitization and reprocessing (EMDR). *Journal of Anxiety Disorders,* 13, 159–172.

Main, M. und E. Hesse (1990): Parents' unresolved traumatic experiences are related to infant disorganized attachment status: Is frightened and/or frightening parental behavior the linking mechanism? In: Greenberg, M., D. Cicchetti und E. M. Cummings (Hrsg.) *Attachment in the Preschool Years: Theory, Research, and Intervention.* Chicago (University of Chicago Press), S. 161–182.

Oppenheim, H. (1889): *Die traumatischen Neurosen – nach den in der Nervenklink der Charité in den letzten 5 Jahren gesammelten Beobachtungen.* Berlin (Hirschwald).

Rauch, S. L., B. A. van der Kolk, R. E. Fisler, N. M. Alpert, S. P. Orr und C. R. Savage (1996): A symptom provocation study of posttraumatic stress disorder using positron emission tomography and script driven imagery. *Archives of General Psychiatry,* 53, 380–387.

Reddemann, L. und U. Sachsse (1996): Imaginative Psychotherapieverfahren zur Behandlung in der Kindheit traumatisierter Patientinnen und Patienten. *Psychotherapeut,* 41, 169–174.

Rothbaum, B. O. und E. B. Foa (1992): Subtypes of postraumatic stress disorders and duration of symptoms. In: Davidson, J. R. T. und E. B. Foa (Hrsg.) *Posttraumatic Stress Disorder – DSM-IV and beyond.* Washington DC (American Psychiatric Press), S. 23–36.

Schepker, R. (1997): Posttraumatische Belastungsstörungen im Kindesalter – Diagnose, Verlaufsprädiktoren und therapeutische Strategien. *Zeitschrift für Kinder und Jugendpsychiatrie,* 46–56.

Schore, A. N. (1994): *Affect Regulation and the Origin of the Self: The Neurobiology of Emotional Development.* Hillsdale, NJ (Lawrence Erlbaum).

Schore, A. N. (1996): The experience-dependent maturation of regulatory system in the orbital prefrontal cortex and the origin of developmental psychopathology. *Development and Psychopathology,* 59–87.

Shapiro, F. (2000): *Eye Movement Desensitization and Reprocessing: Basic Principles, Protocols, and Procedures.* New York (Guilford).

Shin, L. M., S. M. Kosslyn, R. J. McNally, N. M. Alpert, W. L. Thompson und S. L. Rauch (1999): Regional cerebral blood flow during script driven imagery in childhood sexual-abuse related PTSD. *American Journal of Psychiatry,* 575–584.

Terr, L. C. (1990): *Too Scared to Cry.* New York (Basic Books).

Tinker, R. H. und S. A. Wilson (1999): *EMDR mit Kindern.* Paderborn (Junfermann).

van der Kolk, B. A. (1996): Trauma and memory. In: van der Kolk, B. A., A. MacFarlane und L. Weisaeth (Hrsg.) *Traumatic Stress.* New York (Guilford), S. 279–302.

van Etten, M. und S. Taylor (1998): Comparative efficacy of treatments for posttraumatic stress disorder: A meta-analysis. *Clinical Psychology and Psychotherapy,* 126–144.

Jaroslav Šturma

PSYCHISCHE DEPRIVATION ALS PATHOPLASTISCHER UND PROGNOSTISCHER FAKTOR BEI KINDERN MIT MINIMALER ZEREBRALER DYSFUNKTION

Während der langen Jahre meiner Tätigkeit in der Kinderpsychiatrischen Heilanstalt in Dolni Pocernice hatte ich Gelegenheit, mich im Rahmen des ganzen Spektrums von pädopsychiatrischen Störungen oft mit Kindern zu beschäftigen, denen wir besondere Aufmerksamkeit widmeten. Unabhängig von der damaligen internationalen Entwicklung hat das Team für Forschung und Therapie um den Oberarzt Otakar Kucera (1961) die Problematik der Kinder mit einer leichten Schädigung des ZNS entdeckt, für die der Begriff »leichte Kinderenzephalopathie« geschaffen wurde. In der internationalen Forschung wurden damals ähnliche Konzepte unter der Bezeichnung »minimale zerebrale Dysfunktion« formuliert. Die betroffenen Kinder zeigten Verhaltensauffälligkeiten, deren Ursache in einer Hirnreifestörung gesehen wurde und deren Symptomatik den heute häufig diagnostizierten Störungen der Aufmerksamkeit und dem Hyperkinetischen Syndrom ähnlich ist (Šturma, 1970). Ähnlich wie bei uns war damals die Situation in einem anderen nahegelegenen Land mit einem vergleichbaren Schicksal, in der ehemaligen DDR, wo Göllnitz zum selben Resultat kam, nur unter der Bezeichnung »Enzephaloperoma« (Göllnitz, 1973).

Die tägliche Praxis der psychiatrischen Anstalt, wohin die Kinder wegen der unentbehrlichen Hilfe und Heilung kamen, brachte viel klinisches Material, das nicht zuvor nach einer entsprechenden Klassifizierung oder einem konzeptionellen Rahmen sortiert war. Im Rahmen einer langfristigen und therapeutischen Arbeit mit diesen Kindern und ihren Familien konnten wir nicht übersehen, daß bei sehr vielen Kindern mit derselben Diagnose bedeutende Differenzen im klinischen Bild vorlagen. Die Erfahrung hat gezeigt und die Forschungen haben bestätigt, daß die signifikant verschiedenen Verhaltenstypen und die unterschiedliche Art und Weise des Krankheitsverlaufs des öfteren mit den Angaben aus der Anamnese zur Lebensgeschichte der Individuen korrelierten. Damals wurde bei uns aufgrund der Pilotuntersuchungen von Zdeněk Matějcěk und Josef Langmeier (1977) auch die Problematik der psychischen Deprivation aktuell. Deshalb kamen wir auf den Gedanken, unsere kleinen Patienten mit leichten neurologischen Defiziten gerade unter dem Gesichtspunkt der Deprivationserfahrungen zu untersuchen. Damit stießen wir, ohne uns in dieser Richtung auf einen erarbeiteten konzeptionellen Rahmen stützen zu können, auf die Problematik der schwächenden, vorwegnehmenden und andererseits schützenden Faktoren in der Entwicklung des Kindes. Im Rahmen der Erforschung der Ätiopathogenese der Störungen unserer Kinder gelangten wir zu den pathoplastischen Faktoren, die das Bild der Störung und ihre Prognose auf eine grundlegende Art und Weise beeinflussen.

Zu der entsprechenden Untersuchung haben wir aus der Gruppe von insgesamt 838 Jungen (bei denen die Störungen dieser Art viel häufiger vorzufinden war als bei Mädchen) im Schulalter, die in der Kinderpsychiatrischen Heilanstalt in Dolni Pocernice behandelt wurden, aufgrund einer eingehenden Analyse der Anamnese und der Kontakte mit den Familien der Kinder eine Gruppe von 144 Jungen ausgesucht, bei denen eine psychische Deprivation als belastender Faktor mit der größtmöglichen Wahrscheinlichkeit ausgeschlossen wurde. Die Untersuchungen an einer Kontrollgruppe von 105 Jungen mit schwerwiegender emotionaler Deprivation in der Anamnese ergaben deutliche Hinweise darauf, daß sich diese Umstände auf die zerebrale Funktion ausgewirkt hatten.

Zu diesem Zweck haben wir ein Inventar von Deprivationsumständen zusammengestellt, deren Ausmaß wir jeweils empirisch mit Punkten bewerteten. Die Summe dieser Punkte lieferte uns einen Wert für die Schwere der Deprivationserfahrung.

Die erste interessante Feststellung war, daß die deprivierten Kinder mit einer leichten zerebralen Dysfunktion wesentlich jünger waren, als sie zum erstenmal für einen Aufenthalt in die Heilanstalt aufgenommen worden waren (8,7 im Vergleich zu 9,6 Jahre). Daraus kann man folgern, daß die Beschwerden der Kinder mit Deprivation sich früher und deutlicher bemerkbar gemacht hatten als die Symptome von Kindern, die nicht von der Deprivation betroffen gewesen waren. Zweifellos muß man auch berücksichtigen, daß eine Institution oder eine Familie, die die psychischen Bedürfnisse des Kindes permanent vernachlässigte, diese Kinder mit leichterem Herzen zur Behandlung übergab.

Darüber hinaus haben wir beide Gruppen bezüglich des Auftretens von mehreren psychopathologischen Verhaltensmerkmalen verglichen. Die folgende Tabelle 1 zeigt eine Übersicht:

Tabelle 1 Unterschiede zwischen Kindern mit minimaler zerebraler Dysfunktion ohne Deprivation und mit Deprivation in Hinblick auf psychopathologische Verhaltensmerkmale

Symptom	**ohne Depriv.**	**(N = 144) %**	**mit Depriv.**	**(N = 105) %**	**P**
Hyperaktivität	70	48,7	71	67,5	0,0005
Abnorme Reaktionen, Affektausbrüche	32	22,2	44	41,9	0,001
Aggressivität	41	28,5	63	60,0	0,0005
Delinquenz	16	11,1	22	24,9	0,05
Negativismus	30	20,8	49	46,6	0,0005
Lügen	24	16,6	31	29,5	0,025
Destruktivität	5	3,5	12	10,4	0,025
Neurotisches Syndrom	17	11,8	3	2,9	0,025
Minderwertigkeitskomplex	21	14,6	7	6,7	0,05 (Grenze)
Tic	31	21,5	9	8,6	0,01
Balbuties	27	18,7	9	8,6	0,025
mangelnde Körperhygiene	0	0,0	4	3,8	0,031
Enuresis	43	29,8	45	42,8	0,05
Eßstörungen	14	9,7	1	0,9	0,005
Autoerotische Aktivitäten: Daumenlutschen	1	0,07	6	5,7	0,025
Autoerotische Aktivitäten: Masturbation	15	10,4	25	23,8	0,01

Wir sind uns dessen bewußt, daß den festgestellten Unterschieden nicht nur die psychische Deprivation zugrunde liegt, sondern auch mehrere weitere Ursachen, die besonders mit der Deprivation verbunden werden. Hiermit meine ich die These von Heuyer, daß Fälle von reiner Deprivation selten vorkommen. Man muß etwa mit den Einflüssen genetischer Belastung rechnen, den Faktor der erzieherischen Vernachlässigung in Betracht ziehen sowie grobe erzieherische Fehler berücksichtigen. Dennoch bestärkt uns die festgestellte Konsistenz der erhobenen Befunde mit den Ergebnissen zahlreicher Studien aus dem Bereich der Deprivationsforschung in der Auffassung, daß die Anwesenheit oder Nicht-Anwesenheit von Deprivationserlebnissen zu den festgestellten Unterschieden wesentlich beitrug.

Wenn man einige Befunde näher betrachtet, dann erkannte man bei den deprivierten Kindern deutlich mehrere Verhaltensstörungen wie etwa abnormale Reaktionen mit Affektausbrüchen, Aggressivität, Negativismus, Lügen, Destruktivität und Diebstählen. Bei einem Kind mit minimalen neurologischen Defiziten gelang es nicht einmal unter beseren Milieubedingungen, es vor diesem devianten Verhalten zu schützen. Die Störungen im Sozialverhalten waren Ausdruck der Spannung, die sich im Inneren des Kindes aufgrund von unbefriedigten Bedürfnissen aufstaut hatte. Über die Zusammenhänge zwischen Verhaltensstörungen und psychischer Deprivation liegen unzählige Publikationen vor.

Das viel häufigere Vorkommen von motorischer Hyperaktivität bei deprivierten Kindern verweist auf ein gefährliches Zusammentreffen und eine potentielle gegenseitige Verstärkung der Tendenz zur Hyperaktivität, die durch Defizite in der zerebralen Regulation entstehen kann, und die Unruhe, die aus der unwillkürlichen Suche des deprivierten Kindes nach Befriedigung der unerfüllten Bedürfnisse (Schutz, Sicherheit, Versorgung, adäquate Stimulation) gegeben ist. Langmeier und Matějcěk haben in ihren richtungsweisenden Arbeiten den Typus des sozial hyperaktiven Kindes als die möglicherweise häufigste Persönlichkeitsstörung deprivierter Kinder beschrieben.

Im Gegensatz dazu finden wir bei hyperaktiven Kindern ohne Merkmale der Deprivation viel häufiger Störungen aus dem neurotischen Bereich, etwa Minderwertigkeitsgefühle oder -komplexe oder Tics. Man könnte daraus schließen, daß deprivierte Kinder ohne eine sichere Bindungsbeziehung die Tendenz haben, sich mit der Umgebung maladaptiv auseinanderzusetzen, Kinder ohne Deprivation aber eher dazu neigen, ihre aus einem frühen Trauma resultierenden Probleme zu verinnerlichen. Vielleicht ist darin auch der Grund für das Bemühen des Kindes zu suchen, den geliebten Bindungspersonen nach außen hin entgegenzukommen. Es ist offensichtlich, daß Eltern, die ihr Kind wertschätzen, eher zu einer schützenden Erziehung neigen.

Eine deutlich häufigere Tendenz der deprivierten Kinder, Ersatzbefriedigung in autoerotischen Aktivitäten wie Daumenlutschen oder Masturbation zu suchen, kann man vor dem Hintergrund der Nichtbefriedigung grundlegender psychischer Bedürfnisse deuten.

Nach unserer Beobachtung weisen deprivierte Kinder auch eine erhebliche Störung in ihrer Selbstwertentwicklung auf. Dies ist nicht verwunderlich, da man sich nicht vorstellen kann, wie ein Kind wertschätzend mit sich selbst und anderen umgehen sollte, wenn es diese Wertschätzung durch liebevolle Bezugspersonen selbst nie erfahren hat.

In diesem Kontext kann man auch häufiger nächtliches Einnässen bei deprivierten Kindern feststellen. Hinzu kommt eine fehlende Motivation zum Erwachsenwerden; daher verharren sie eher in früherern Entwicklungsstadien oder regredieren in schwierigen Situationen auf frühkindliche Verhaltensweisen.

Die frühkindliche Deprivationserfahrung führte vermutlich bei Kindern in psychiatrischen Heimen zu einer Zunahme der Hirnreifestörung und in der Folge zu den beschriebenen Verhaltensauffälligkeiten, die sich in dieser Ausprägung und Intensität unter günstigen Milieubedingungen und bei emotional verfügbaren Bezugspersonen nicht geäußert hätten. Dies ist wahrscheinlich einer der Gründe, warum Verhaltensstörungen bei Heimkindern in Kinderheimen häufiger diagnostiziert werden (laut Matějcěk in der normalen Population 5 Prozent, in Kinderheimen 20 Prozent). Die unzureichenden Anreize in Heimen tragen zusätzlich zur verspäteten Reifung des Nervensystems bei, so daß primitivere Verhaltensweisen, teilweise mit Automatismen und hyperaktiven Reaktionen, die nicht ausreichend gedämpft werden, über lange Zeit bestehen bleiben.

Nach unseren Erkenntnissen hat es den Anschein, daß die psychische Deprivation gerade in denjenigen Entwicklungsbereichen negative Auswirkungen zeigt, in denen ein Kind mit einer Hirnreifungsstörung am verletzlichsten ist. Dies betrifft besonders die in präfrontalen Hirnregionen angesiedelten Funktionen der Impuls- und Affektsteuerung (siehe hierzu auch den Beitrag von Hüther in diesem Band). Bei diesen Kindern überwiegen wahrscheinlich aufgrund der zerebralen Unreife primitivere und spontanere, weniger differenzierte Verhaltensweisen, mit denen sie auf die Reize aus ihrer Umgebung reagieren.

Das beschriebene phänotypische Erscheinungsbild der Verhaltensstörung bei deprivierten Kindern ist ein Ergebnis weitreichender gegenseitiger Einwirkung von primären Dysfunktionen, Einflüssen der Umwelt und der psychischen Struktur. Birch schrieb im Jahre 1964:

> Wir sehen nie ein Individuum, dessen Verhalten eine direkte Folge einer zerebralen Schädigung wäre. Statt dessen treffen wir auf Individuen mit einer Schädigung des zentralen Nervensystems, die vielleicht in eine primäre Desorganisation ausgeartet ist. Im Laufe der Zeit können sich atypische Beziehungen zum Entwicklungsumfeld, das zwischenmenschliche Beziehungen, Beziehungen zu Gegenständen und zur Gemeinschaft einschließt und gewisse Verhaltensmuster entwickelt haben. Verhaltensstörungen, die wir bei Kindern beobachten, sind also Produkte einer Entwicklung und nicht nur Äußerungen der geschädigten Teile des kindlichen Gehirns. (zit. nach Černá, 1999)

Auch die Prognose der Entwicklungsstörungen von deprivierten Kindern hängt sehr von der Interaktion und der Dynamik aller erwähnten Einflüsse ab. Die Hoffnung auf eine erfolgreiche Entwicklung und auf das endgültige Erreichen eines sozial akzeptablen Niveaus der Anpassung im Verhalten und der emotionalen Entwicklung ist günstiger, wenn auch die äußeren Umstände entwicklungsfördernder sind. Somit hängt die Prognose nicht nur vom Ausmaß der Verhaltensstörung ab, sondern auch von der entwicklungsfördernden Qualität der Umgebung, in der die Kinder in einem sicheren Umfeld tiefe und dauerhaft positive Beziehungserfahrungen machen können. Darin liegt die Gefahr für diese Kinder, aber gleichzeitig auch ihre Hoffnung.

Literatur

Birch, H. G. und L. Belmont (1964): Auditory-visual integration in normal and retarded readers. *Amer. J. Orthopsychiat.*, 34, 852–861.

Černá, M. u. a. (1999): *Minimale zerebrale Dysfunktion*. Prag (Karolinum).

Göllnitz, G. (1973): *Neuropsychiatrie des Kindes- und Jugendalters*. Jena (VEB Gustav Fischer Verlag).

Kucera, O. u. a. (1961): *Psychopatologické projevy pri lehkych detskych encefalopatiích (Psychopathologische Erscheinungen bei leichten frühkindlichen Enzephalopathien)*. Praha (Státní zdravornické nakladatelství).

Langmeier, J. und Z. Matějcěk (Hrsg.) (1977): *Psychische Deprivation im Kindesalter – Kinder ohne Liebe*. München/Wien/Baltimore (Urban und Schwarzenberg).

Šturma, J. (1970): *Psychická deprivace, lehká mozková dysfunkce a disharmonicky vyvoj u chlapcu (katamnestická studie). (Psychische Deprivation, minimale zerebrale Dysfunktion und disharmonische Entwicklung bei Kindern)*. Dissertation. Karls-Universität, Prag.

Anni Bergman

ASPEKTE VON BINDUNG UND TRAUMA IN DER LANGJÄHRIGEN BEHANDLUNG EINES AUTISTISCHEN KINDES

Die Behandlung von Rosie fand im Masters Children Center von 1963 bis 1980 statt und basierte auf der Entwicklungstherapie von Margaret S. Mahler und Kollegen. In ihrem Buch »On Human Symbiosis and the Vicissitudes of Individuation« (1968, dt.: 1973) sagte Mahler, daß sich die gesamte Symptomatik und das Verhaltensmuster des kindlichen Autismus um die Tatsache kristallisieren, daß der autistische Säugling oder das Kind unfähig ist, die helfenden und/oder ausführenden Funktionen des symbiotischen Partners – der Mutter – zu verwenden, um sich in der inneren und/oder äußeren Welt zu orientieren.

Die Behandlung autistischer Kinder im Masters Children Center war darauf ausgerichtet, eine Beziehung zwischen Kind und Mutter zu schaffen, wobei der Therapeut als Katalysator agierte und dem Kind half, die Mutter für seine emotionale Entwicklung zu nutzen. Diese Behandlungsmethode mit Mutter, Kind und Therapeut – genannt *Dreierbehandlung* – ist in »Symbiose und Individuation« (Mahler, 1973, S. 186–195) und in »Ich und Du« (Bergman, 2001) beschrieben.

Bei meiner eigenen Arbeit stellte ich fest, daß Winnicotts Konzept der Objektbeziehungstheorie mir bei der Behandlung dieses sehr schwierigen, autistischen und später psychotischen Kindes half. Winnicott schrieb:

> Daraus leitet sich ein neuer Gesichtspunkt für die Theorie der Objektbeziehungen ab. Das Subjekt sagt gewissermaßen zum Objekt: »Ich habe dich zerstört«, und das Objekt nimmt diese Aussage an. Von nun an sagt das Subjekt: »Hallo, Objekt! Ich habe dich zerstört! Ich liebe dich! Du bist für mich wertvoll, weil du überlebt hast, obwohl ich dich zerstört habe! Obwohl ich dich liebe, zerstöre ich dich in meiner (unbewußten) *Phantasie*.« Dies ist der eigentliche Anfang der Phantasie im Menschen. Das Subjekt kann jetzt das Objekt,

> das überlebt hat, *verwenden*. Es ist wichtig festzuhalten, daß das Subjekt das Objekt nicht nur deshalb zerstört, weil das Objekt außerhalb des Bereiches seiner omnipotenten Kontrolle steht. Es ist ebenso wichtig, dies auch von der anderen Seite her zu sehen: daß nämlich das Objekt erst durch die Zerstörung in den Bereich außerhalb der omnipotenten Kontrolle des Subjekts gestellt wird. So entwickelt das Objekt seine eigene Autonomie und sein eigenes Leben auf zweierlei Art und steht, wenn es überlebt, je nach seinen eigenen Eigenschaften dem Subjekt zur Verfügung. (Winnicott, 1979, S. 105)

Um die Behandlung zu ermöglichen, muß der Therapeut danach trachten, eine Brücke zwischen Mutter und Kind zu schaffen, der Mutter zu helfen, die verzerrten Signale des Kindes zu entziffern, und dem Kind zu helfen, die Fürsorge der Mutter zu akzeptieren. In diesem Prozeß wird der Therapeut intensiv mit Mutter und Kind in Kontakt kommen und muß dabei immer im Auge behalten, daß die primäre Beziehung des Kindes zur Mutter besteht. Es ist das Ziel der Behandlung, die Möglichkeit der Beziehung von Mutter und Kind zueinander wieder herzustellen. Der Therapeut muß für jeden einzeln zur Verfügung stehen und auch für beide, um der Förderer der Beziehung zu sein.

Vom Standpunkt der Bindungstheorie über Rosie nachdenkend, würde ich ihre Bindung zur Mutter sowohl als vermeidend als auch als stark desorganisiert einschätzen. Daraus müßte folgen, daß ihre Mutter die Last eines ungelösten Traumas und der damit zusammenhängenden Trauer trug (Main und Hesse, 1990). Ziel der Behandlung ist es, der Mutter durch analytische Arbeit mit ihr zu helfen, das ungelöste Trauma zu betrauern und die Wunden daraus zu heilen, sich gleichzeitig dem schweren und narzißtischen Schlag eines Kindes gegenübersehen, zu dem sie keinen Bezug hat, das sie nicht trösten und nicht verstehen kann. Ein behindertes Kind zu haben, das – wahrscheinlich aus Gründen, die zumindest teilweise genetisch und neurologisch sind – verwundbar ist[1], wiederholt das Trauma der eigenen Kindheit, wo doch die Mutter hoffte, das Kind würde die Entbehrungen, die sie in der eigenen Kindheit erlitt, wiedergutmachen.

Ich möchte gern andere psychoanalytische Ansätze zum kindlichen Autismus erwähnen, die mein Denken beeinflußt haben, obwohl die Behandlung

[1] In der modernen neurologischen Forschung zeigen sich die Grenzen zwischen Genetik und Psychologie mehr denn je als fließend und unscharf (Schore, 1994).

nicht mit Mutter und Kind erfolgte. Ich verweise auf die Arbeit von Frances Tustin (1986; 1988; 1989; 1990) und Anne Alvarez (1992; 2001). Besonders Anne Alvarez' Konzept der Heilung/Besserung gefällt mir. Die Therapeutin fordert das Kind für die menschliche Welt zurück, indem sie sich selbst als »lebendige Gesellschaft« anbietet, um dem Kind zu helfen, die einschränkende autistische Abwehr aufzugeben, um sich der menschlichen Welt anzuschließen. Ich meine, das ist ziemlich dasselbe, was ich in Rosies Fall tat. Dieser Idee möchte ich noch hinzufügen, daß das Kind für die Mutter und die Mutter für das Kind eingefordert werden müssen.

Da ich den Fall Rosie schon an anderer Stelle beschrieben habe, gebe ich hier keinen umfassenden Bericht des Behandlungsverlaufs und ihrer Entwicklung ab. Statt dessen möchte ich versuchen, die Art hervorzuheben, wie Rosie Musik und Kunst verwendete, um sich in der Behandlung auszudrücken.

Rosie war ein Kind mit höchst ungewöhnlichen Begabungen. Obwohl zu Beginn der Behandlung stumm bis zum Alter von etwa 8 Jahren, drückte sie ihre Gefühle und Gedanken durch das Klavier aus. Sie teilte ihre Stimmungen am Klavier mit. Darüber hinaus half ihr die Mutter, die bei der Therapie anwesend war, manchmal bei der Auswahl der Stücke, damit sie sich eine Situation von zuhause in Erinnerung und in Verbindung mit dem Spiel bringen konnte. Damit war es besser möglich, die Art zu verstehen, in der sie mittels des Klavierspiels eine besondere Bedeutung übertrug.

Rosie war ein wildes Kind, das oft ziellos herumsprang und ihre Umgebung zu zerstören versuchte. Obwohl sie manchmal das Klavier zu lieben schien, attackierte sie es zu anderen Zeiten mit Gewalt. Als sie schließlich das Klavier im Behandlungsraum beschädigte, wurde ein zweites Klavier bereitgestellt, das sie nicht anfassen durfte. Es stellte sich die Frage, ob man die wilden Angriffe auf die Umgebung erlauben durfte. Es schien notwendig, alle ihre Aktionen als Kommunikation zu betrachten, weil sie sich zu Beginn der Behandlung nur durch Taten ausdrücken konnte. Sicher war es sehr schwierig, die Grenzen zu definieren, die ich Rosie bei der Ausübung ihrer zerstörerischen Impulse setzen konnte. Hätte ich all diese verhindert, hätte ich sie so stark einschränken müssen, daß ich meine Fähigkeit zur Auslegung ihrer Aktivitäten nicht hätte anwenden können. Andererseits mußte ich mich selbst und Rosie und ihre Mutter schützen. Es gab eine lange Behandlungsperiode, wo Rosie mich als ihren Verfolger behandelte. Sie erlebte jeden Kommentar oder jede Auslegung meinerseits als Angriff, und sie floh oft blitzartig aus dem

Behandlungsraum und versteckte sich, z. B. unter dem Schreibtisch im Arbeitszimmer der Sekretärinnen. Wenn ich kam, um sie zu suchen, schauten mich die Sekretärinnen entsetzt an und fragten sich, was ich dem Kind angetan hätte, daß es vor mir davongelaufen war und sich versteckte, wo ich doch nur einen deutenden Kommentar versucht hatte, um ihrem anscheinend chaotischen Benehmen einen Sinn zu geben. Aus dem Kontakt mit ihren Eltern wußte ich, daß ihr zerstörerisches Verhalten daheim sich oft auf das Klavier oder das Klavierspiel der Eltern richtete. Das Klavier hatte sehr komplizierte Bedeutungen für Rosie. Es trennte und verband sie gleichzeitig mit ihren Eltern, und ihre zwiespältigen Gefühle zu ihren Eltern drückten sich in der Art und Weise aus, wie sie das Klavier behandelte: manchmal in liebevoller Ekstase, manchmal in wilder Zerstörungswut.

Rosies Behandlung begann im Alter von 3 Jahren und endete, als sie mit 18 an der Highschool ihren Abschluß machte. Zu jener Zeit schien es fraglich, ob sie von daheim weggehen sollte, um aufs College zu gehen. Ihre Eltern waren erschöpft, besonders da die Zeit ihres Heranwachsens außerordentlich turbulent und schwierig gewesen war. Damals war ich äußerst besorgt über ihre Selbstmordneigung, und es gab Zeiten, wo sie so verzweifelt und manchmal aggressiv in den Therapiesitzungen wurde, daß ich glaubte, es sei gefährlich, wenn sie allein wegginge; ich bestand dann darauf, daß ihre Eltern herkamen und sie abholten. Inzwischen waren ihre Eltern durch dieses Verhalten völlig erschöpft, und sie beschlossen, sie auf ein College außerhalb New Yorks gehen zu lassen. Sie besuchte ein College auf dem Land, wo sie sich anscheinend sehr einsam fühlte. Sie lernte einen Indonesier kennen und folgte ihm nach Indonesien, ohne ihre Eltern oder mich über ihre Pläne zu informieren. Dort angekommen, heiratete sie den Mann, bekam zwei Kinder und lebte in einem großen Familienverband. Ich konnte einen Studenten zur Beobachtung und zu Videoaufnahmen hinschicken, auch zur Hilfe während der ersten beiden Jahre der Mutterschaft. Wir besitzen Videobänder, auf denen wir sie als Mutter ihres ersten Kindes erleben und beobachten können, wie feinfühlig sie mit ihm umging, obwohl sie manchmal ungeschickt war. Sie erhielt keine Hilfe bei der Geburt des ersten Kindes, aber ihre Schwiegermutter übernahm indessen das Füttern des Kindes.

Während Rosie in Indonesien war, blieb sie in Kontakt mit den Eltern und mit mir; sie schrieb mir oft. Sie war eine talentierte Künstlerin und verbrachte viel Zeit mit Malen und Musikhören, und sie widmete sich intensiv der Fürsorge für ihre Kinder. Als die Kinder herangewachsen waren, kehrte sie mit ihnen nach New York zurück, und zum ersten Mal in ihrem Leben handelte sie vollkommen selbständig für ihren Haushalt und sich selbst. Sie hatte eine gute Beziehung zu ihrem Vater, den sie bewunderte, und eine schwierigere Beziehung zu ihrer Mutter. Damals nahm sie die Behandlung wieder auf, aber vor etwa einem Jahr beschloß sie, die Behandlung zu beenden.

Im folgenden gebe ich eine kurze Beschreibung ihrer Behandlung und ihres Lebens, und ich verwende einige ihrer Zeichnungen und Auszüge aus Therapiesitzungen, um Behandlung und Entwicklung zu illustrieren.

In den ersten Jahren der Behandlung kam Rosie viermal pro Woche zu zweistündigen Sitzungen, manchmal allein, manchmal mit ihrer Mutter und manchmal auch mit ihrem Vater. Die Mutter kam auch in getrennte Therapiesitzungen zu mir. Sie erzählte dabei eine Geschichte, die mit einem schweren Trauma und seelischen Schmerzen verbunden war. Ihre eigene Mutter konnte sich nicht um sie kümmern, und sie wuchs auf einer Farm bei ihren Großeltern auf. Sie hatte Erinnerungen des Sehnens, der Einsamkeit und des Lebens bei einer verhaßten Großmutter. Ihrer unglücklichen Kindheit entkam sie durch das College, wo sie ihren späteren Ehemann kennenlernte, den sie in sehr jungen Jahren heiratete. Bald wurde sie schwanger, und sie freute sich auf die Geburt ihres Kindes. Sie genoß die Zeit des Stillens und die totale Abhängigkeit, fühlte sich jedoch bald durch die Anstrengungen der Mutterschaft überfordert. Der Höhepunkt kam, als Rosie ein Kleinkind war und in Konflikt mit dem Bedürfnis der Eltern, das Klavierspiel zu üben, kam. Sie vernichtete die Noten und versuchte das Klavier zu zerstören; oft konnte man sie nur bändigen, indem man sie in ihrem Zimmer einsperrte, durch ein Gitter von den Eltern getrennt. Ihre Eltern brachten sie zur Behandlung, als sie 3 Jahre alt war. Sie war stumm und äußerst desorganisiert, sie vermied jeglichen Augenkontakt. Das Ziel war, den Kontakt zwischen Mutter und Kind wiederherzustellen. Sie sperrte sich gegen die Sauberkeitserziehung, was ein Thema großer Schande für sie blieb. Das Klavier wurde zum psychotischen Fetisch: Manchmal behandelte sie es zärtlich, dann wieder sehr aggressiv.

Als sie ungefähr 4 Jahre alt war, konnte ihre Mutter während der Sommerferien nicht mehr mit ihr fertigwerden, und Rosie wurde in ein Sommerlager für autistische Kinder geschickt. Nach dem ersten Sommer kam Rosie sauber und zivilisierter zurück, sie war aber wieder zu ihrem früheren Autismus zurückgekehrt. Sie schaute mich nicht mehr an oder spielte nicht mehr mit mir, und die Sitzungen mit ihr wurden sehr entmutigend. Nach der Theorie von Mahler und Furer (1968) war ich ihr *symbiotischer Partner* geworden, aber nach der traumatischen Trennung wies sie all meine Anstrengungen, sie einzubeziehen, zurück. Schließlich gab es eine dramatische Sitzung, als ihre Mutter weggegangen war. Es war ein später Winternachmittag, und draußen wurde es dunkel. Rosie bekam plötzlich Angst, die Mutter würde nicht zurückkehren. Sie spielte still im Sandkasten. Sie begrub die Babypuppe im Sand, und so konnte ich deuten, wie sie sich während der sommerlichen Trennung gefühlt hatte. Sie glaubte, daß sie mich oder ihre Mutter nie wiedersehen werde. Die Auslegung dieses Spiels wurde zum Angelpunkt, und Rosie war wieder bereit, mit mir und ihrer Mutter in Beziehung zu treten.

Während der Trennung im Sommer hatte Rosie das Klavierspiel aufgegeben, und obwohl sie wieder mit mir in Beziehung trat, kam sie nie mehr darauf zurück. Zum Glück war sie mit vielen Talenten ausgestattet. Obwohl sie mit dem Klavierspiel aufgehört hatte, kommunizierten wir weiterhin durch Musik und Lieder, und schließlich begann sie zu zeichnen. Es zeigte sich, daß sie hier ebenso talentiert war und daß sie ihre Gedanken und Gefühle in ihren Zeichnungen ausdrücken konnte.

Als Rosie etwa 8 Jahre alt war, fing sie zu reden an. Ihre Sprechfähigkeit entwickelte sich langsam und war eigentlich sehr ähnlich der Art, wie normale Kleinkinder zu sprechen beginnen. Sie interessierte sich besonders für Dinge, die in Verbindung zu mir oder ihrer Mutter standen, wie z. B. Schmuck oder Brillen (Bergman und Lefcourt, 1994). Ihre Sprache war anfangs schwer zu verstehen, wurde aber schließlich sehr ausdrucksvoll und wohlüberlegt. Gleichzeitig wurde ihr Spiel immer symbolischer und ausgeprägter. Am Schluß begann sie zu zeichnen und fand auf diese Weise einen neuen Weg, ihre Gedanken und Gefühle auszudrücken.

Im Alter von 11 Jahren berichtete sie über einen Traum: Sie sagte, in ihrem Traum sei sie erst 6 Jahre alt. Sie hätte weder Mama noch Papa, weil die Mutter sich das Bein gebrochen habe und im Krankenhaus sei. Ihr Vater sei in Hawaii. Sie lebe ganz allein und habe niemanden, der ihr abends sage, wann sie zu Bett gehen solle. New York war in ihrem Traum ein seltsamer Ort. Es gab keine Autos, nur Fahrräder, so mußte sich niemand Gedanken wegen Umweltverschmutzung machen. Da war auch ein großes Haus, und manche Leute konnten dort in einem Baumhaus wohnen. Da es nur ein Baumhaus gab, mußten sich die Leute abwechseln. Schließlich zeichnete Rosie ein Bild von dem Baumhaus.

Rosie sagte, daß sie in ihrem Traum nicht viel von Mama und Papa hielt; sie machte sich keine Sorgen ihretwegen, sie waren schon lange von ihr weg. Sie sagte, in ihrem Traum sei es auch in Ordnung, daß die Mutter im Krankenhaus war, weil sie keinen Schmerz verspürte. Niemand konnte in dem Traum Schmerzen fühlen, die Leute mußten auch nicht schlafen, nicht essen oder das WC benutzen. Niemand wurde wütend, alle waren immer glücklich. Niemand starb, denn wenn die Leute sehr alt geworden waren, wurden sie wieder jünger. Schließlich sagte Rosie, daß die Leute in ihrem Traum sehr seltsam waren. Eigentlich waren es keine menschlichen Wesen, es waren un-menschliche Wesen. Das bedeutete, daß sie nicht auf normalem Weg geboren waren. Sie schlüpften aus Eiern, und dann, wenn sie alt waren, wurden sie wieder kleiner, bis sie ins Ei zurückkamen und dann wiedergeboren wurden. Sie sagte, ich sei im Traum vorgekommen, sie sah mich wieder klein werden und ins Ei zurückkehren. Die einzige Person im Traum, die ein echter Mensch war, und kein unechter, war ihre Mutter. Sie war anders als alle anderen.

In diesem Traum, der Rosies Lebensängste zu lösen schien, war die Mutter nicht enthalten in der Phantasie der allmächtigen Gewalt. Es ist auch wichtig zu bemerken, daß dieser Traum, der alle Probleme der Abhängigkeit löste, gleichzeitig klarmachte, daß solch ein Leben nicht menschlich, sondern »unmenschlich« wäre. So bestätigte Rosies Ausschluß der Mutter von der »un-menschlichen« Phantasie, daß ihre autistische Welt damit stand oder fiel, ob sie mit ihrer Mutter in Beziehung war oder nicht.

Als sich Rosies Sprachfähigkeiten entwickelten und sie sich selbst hauptsächlich durch Zeichnungen ausdrückte, äußerte sie mehrere psychotische Zwangsvorstellungen, durch die sie ihre Konflikte und Ängste mitteilte, die sich auf Gewalt, Folter, Verfolgung und Trennung bezogen. Es ist nicht möglich, hier auf die Einzelheiten dieser Zwangsvorstellungen einzugehen, die sehr peinigend waren. Eine davon in der Behandlung zu analysieren führte nur zum Auftauchen einer weiteren.

Ich füge hier einige ihrer Zeichnungen ein, die meiner Ansicht nach am besten ihr psychotisches Denken während dieser Behandlungsphase zeigen. Die meisten dieser Zwangsvorstellungen waren mit der Angst vor Gewalt und Zerstörung verbunden. Zum Beispiel war Rosie schon lange vor dem 11. September von der Angst besessen, daß Flugzeuge in Wolkenkratzer stürzen könnten (s. Abb. 3).

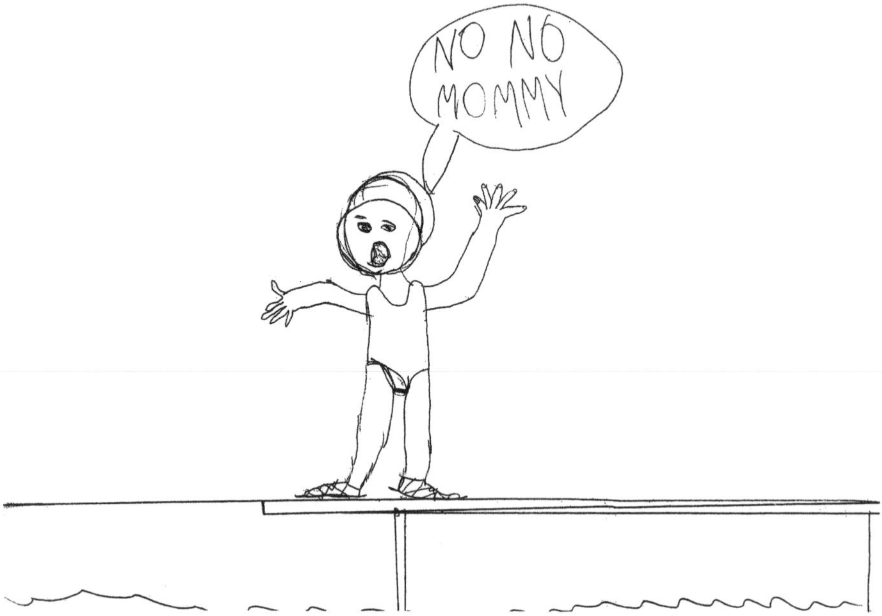

Abb. 1

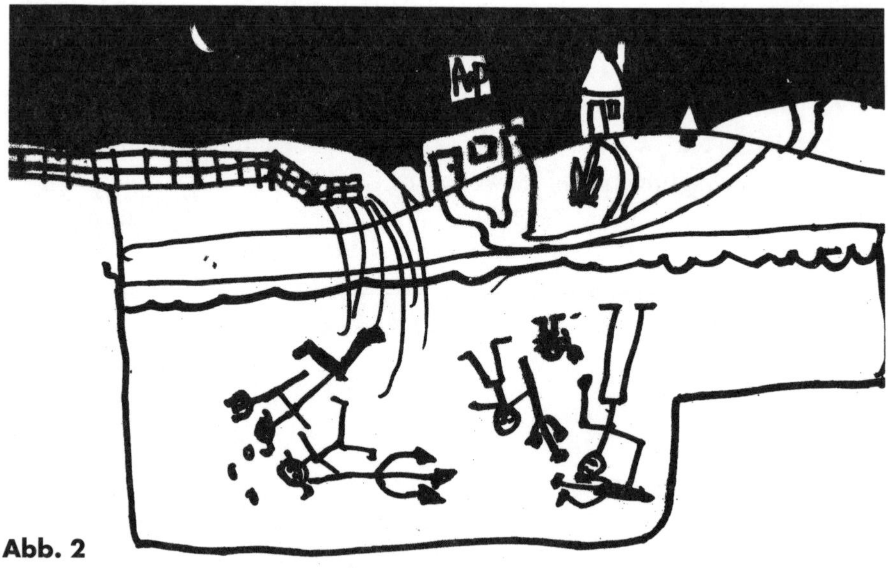

Abb. 2

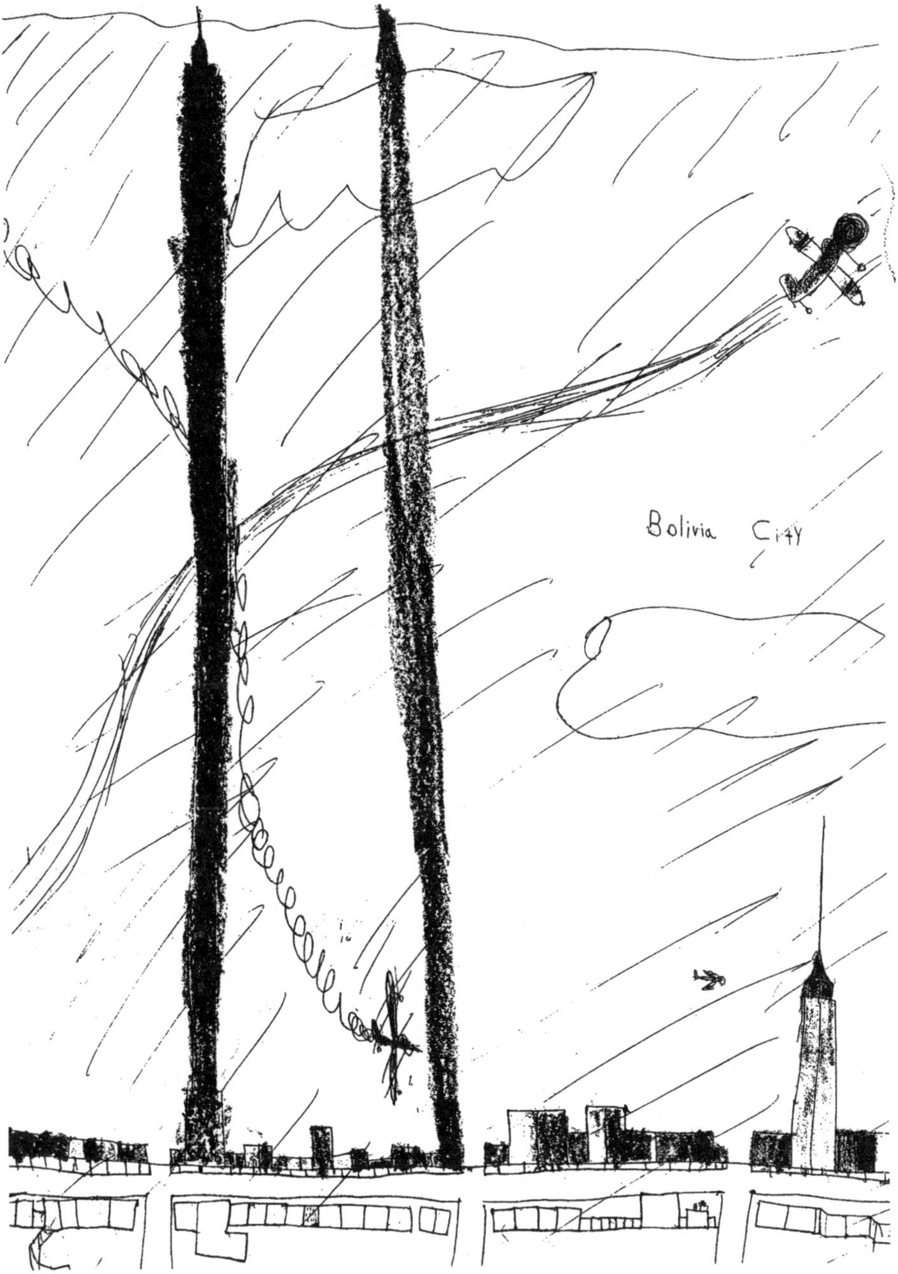

Abb. 3

Ferner zeichnete sie während der berühmten Gefängnisrevolte immer wieder Bilder von den Gefangenen, mit denen sie sich identifizierte. Ihre erste Zwangsvorstellung – schon während ihrer verbalen Zeit – handelte von Menschenmengen und verstopften Autobahnen (s. Abb. 4).

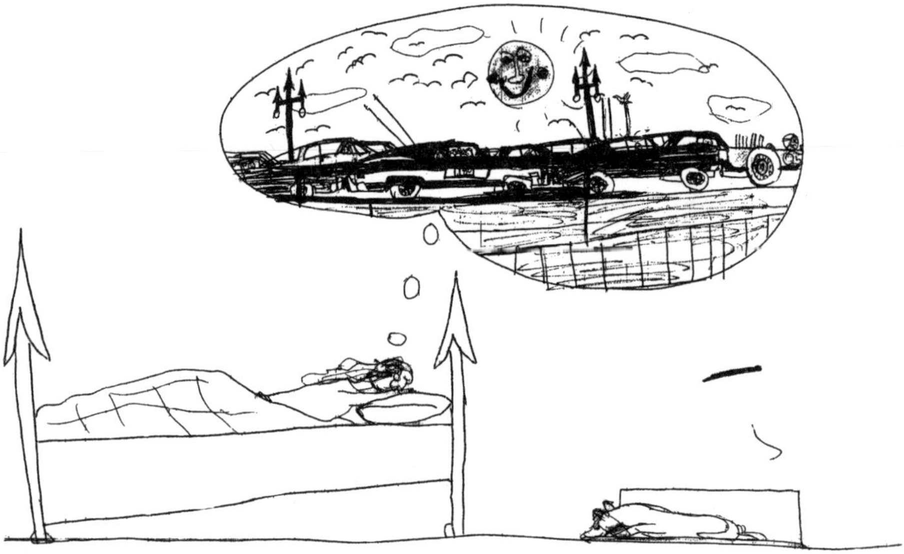

Abb. 4

Diese stellten wahrscheinlich ihre inneren Empfindungen von Beengtsein dar, immer in Gefahr, durch ihre inneren Objekte zerstört zu werden. Sie war auch besessen vom Bedürfnis, die richtigen Kleidungsstücke zu haben und besonders solche, die in Farbe und Muster zusammenpaßten (s. Abb. 5).

Obwohl Themen und Ausführung ihrer Zeichnungen sehr verschieden waren, schien das beherrschende Thema Tod und Gewalt zu sein, im Gegensatz zum Wunsch nach Leben, Schönheit und Harmonie (s. Abb. 6 und 7).

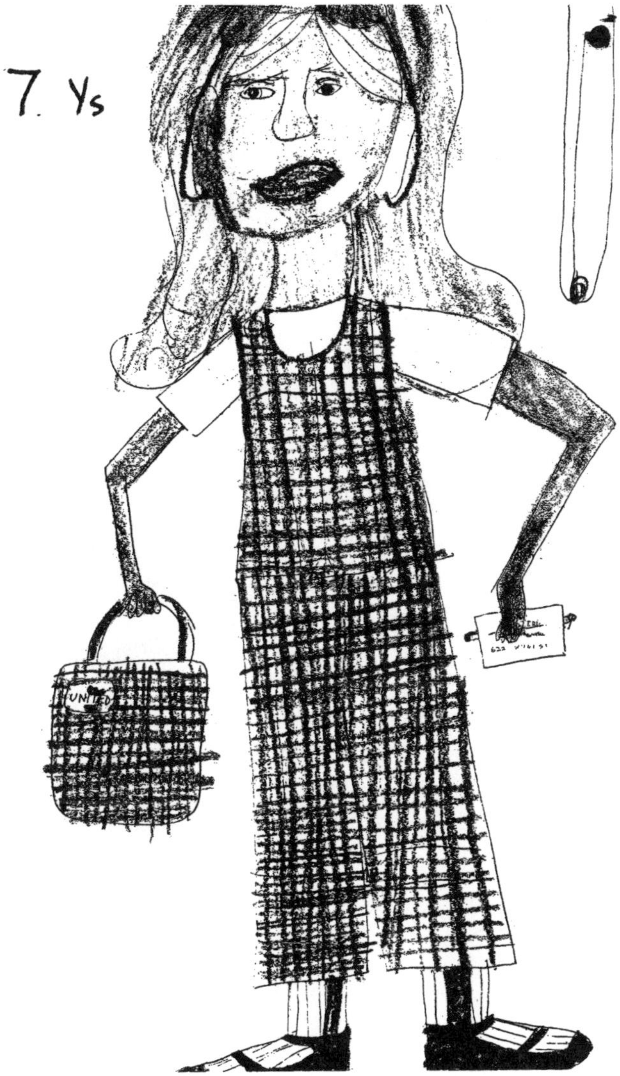

Abb. 5

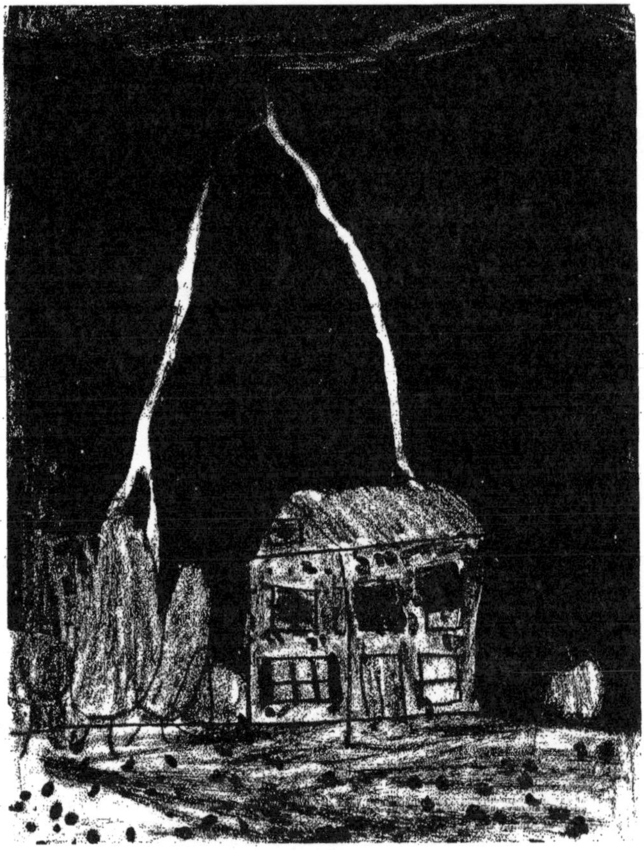

Abb. 6

Manche Zeichnungen vermittelten den Kontrast zwischen Einsamkeit und Gedränge, Gewalt und Friedfertigkeit, und zwanghafte Verwendung von Mustern und Einzelheiten. Nachdem es Rosie viel besser ging und sie ein normaleres Leben führen konnte, äußerten sich die Zwangsvorstellungen schließlich darin, daß sie sich bestimmte Lieder anhören mußte.

Als Rosie dann im Highschool-Alter war, konnte sie in eine normale Schule gehen. Ihre Therapiesitzungen klangen dann oft wie die Therapiesitzung eines normalen heranwachsenden Mädchens mit vielen Konflikten in Zusammenhang mit Kampf um Autonomie und Trennung von ihren Eltern,

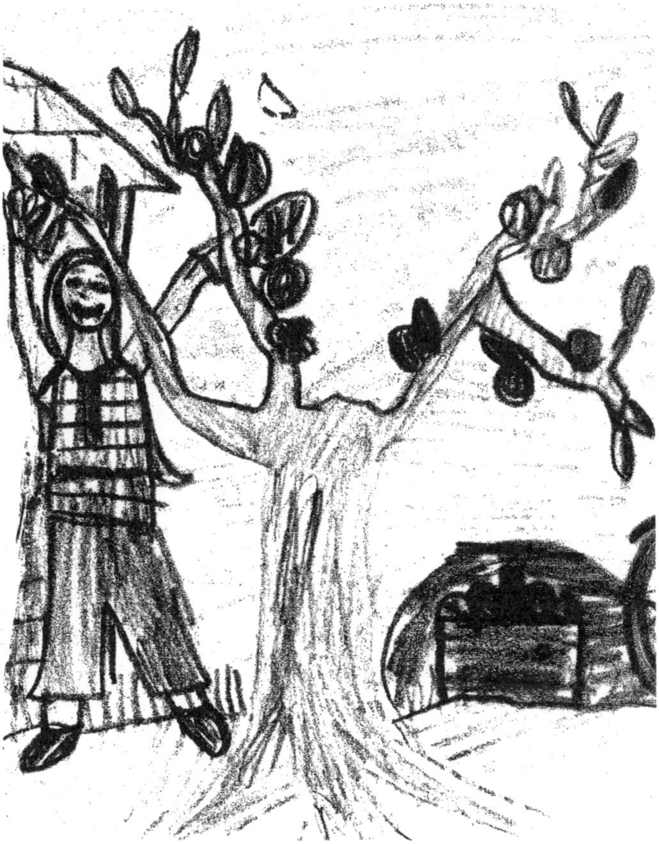

Abb. 7

besonders von der Mutter. Ihre Beziehung zum Vater war insgesamt nicht so voller Gewalt und Konflikte wie die mit ihrer Mutter und manchmal in der Übertragung mit mir.

Zum Schluß möchte ich noch berichten, wie Rosie nach der Rückkehr aus Indonesien zum ersten Mal in ihrem Leben versuchte, die Dinge des Alltags selbständig zu bewältigen. Sie besuchte einen Computergrafikkurs und wußte einfach nicht, wie sie den Computer bedienen sollte. In einer Therapiesitzung sagte sie:

> Gestern war ich frustriert, weil ich mein Zip-Laufwerk gesucht habe. Eine Stunde habe ich gebraucht. Und dann dachte ich, das ist das Leben. Man muß zur Sache kommen. Gestern war es so frustrierend, ich konnte meine Hausaufgabe nicht fertig machen, eine Grafiktabelle. Der Lehrer war so geduldig mit mir. Er sagte: »Nicht jeder kann alles gut. Meine Stärke sind die Bilder. Aber jeder muß Computer lernen um wettbewerbsfähig zu sein. Ich muß es, damit ich meine Rechnungen bezahlen kann. Ich werde richtig sentimental, wenn ich Reggaemusik höre. Aber es scheint, ich werde ein normaler Mensch: meine Rechnungen pünktlich zahlen und wie ich denke. Nicht an Phantasien, sondern an all die Dinge, die ich tun muß. Wenn ich eine Möglichkeit hätte, nach Indonesien zurückzugehen, glaube ich nicht, daß ich sie ergreifen würde. Es gefällt mir nicht, ein Kind zu sein, beschützt zu werden. Ich bin normal geworden. Ich weiß, es gibt keine Wahl. Das Leben ist viel Frustration, und vieles geht nicht so, wie man es will. Manches geht schief, und man muß geduldig sein.

Vor kurzem hat Rosie nach langjähriger Therapie beschlossen, damit aufzuhören. Sie schrieb mir einen Brief und erklärte darin, warum sie mit der Analyse aufhören will. Darin sagte sie: »Ich weiß, daß Du mich immer lieben wirst und daß ich zurückkommen kann, wenn ich es brauche, aber ich möchte versuchen, auf meine Weise zurechtzukommen.«

Literatur

Alvarez, A. (1992): *Live Company. Psychoanalytic Psychotherapy with autistic, borderline, deprived and abused Children.* London/New York (Routledge). Deutsch (2001): *Zum Leben wiederfinden. Psychoanalytische Psychotherapie mit autistischen, Borderline-, vernachlässigten und mißbrauchten Kindern.* Schriften zur Psychotherapie und Psychoanalyse von Kindern und Jugendlichen, Frankfurt/Main (Brandes & Apsel).

Bergman, A. (1999): *Ours, Yours, Mine: Mutuality and the Emergence of the Separate Self.* Northvale, New Jersey/London (Jason Aronson). Deutsch (2001): *Ich und Du. Die Individuations- und Separationstheorie in psychoanalytischer Forschung und Praxis.* Stuttgart (Klett-Cotta).

Bergman, A. und I. Lefcourt (1994): Self-other action play: A window into the representational world of the infant. In: Slade, A. und D. Wolf (Hrsg.) *Children at Play: Clinical and Developmental Approaches to Meaning and Representation.* New York (Oxford University Press), S. 133–147.

Mahler, M. S. (1968): *On Human Symbiosis and the Vicissitudes of Individuation.* Madison, CT (International Universities Press). Deutsch (1973): *Symbiose und Individuation. Psychosen im frühen Kindesalter.* 7. Aufl. 1998. Standardwerke der Psychoanalyse, Bd. 1: Psychosen im frühen Kindesalter. Stuttgart (Klett-Cotta).

Main, M. und E. Hesse (1990): Parents' unresolved traumatic experiences are related to infant disorganized attachment status: Is frightened and/or frightening parental behavior the linking mechanism? In: Greenberg, M., D. Cicchetti und E. M. Cummings (Hrsg.) *Attachment in the Preschool Years: Theory, Research, and Intervention.* Chicago (University of Chicago Press), S. 161–182.

Schore, A. N. (1994): *Affect Regulation and the Origin of the Self: The Neurobiology of Emotional Development.* Hillsdale, NJ (Lawrence Erlbaum).

Tustin, F. (1988): *Autistische Barrieren bei Neurotikern.* Frankfurt/Main (Nexus). Original: (1986).

Tustin, F. (1989): *Autistische Zustände bei Kindern.* Stuttgart (Klett-Cotta).

Tustin, F. (1990): *The Protective Shell in Children and Adults.* London (Karnac).

Winnicott, D. W. (1979): *Vom Spiel zur Kreativität.* 9. Aufl. 1997. Stuttgart (Klett-Cotta). Original (1971): *Playing and Reality.* London (Tavistock).

Daniel S. Schechter

GEWALTBEDINGTE TRAUMATA IN DER GENERATIONENFOLGE

Bericht über eine laufende klinische Studie mit Müttern und Kleinkindern

Diese Arbeit stellt zwei Thesen vor, die aus der noch laufenden Studie zu sozial schlechter gestellten Müttern mit erlittenen Gewalttraumata und ihren Kleinkindern hervorgehen:

1. Traumatisierte Pflegepersonen mit den Symptomen einer posttraumatischen Belastungsstörung übermitteln ihr traumatisches Erlebnis während der ständigen Interaktion mit ihren Kindern durch Handlung und Sprache.
2. Die Kinder reagieren auf die Kommunikation der Pflegeperson und werden zu einem aktiven, aber unpassenden Teilnehmer bei dem Versuch der Mutter, angesichts von Destruktivität und physiologischer Dysregulation Sinn und Ruhe zu finden. Die daraus folgende Interaktion führt zu einer Variation des Motivs des ursprünglichen Traumas. Dieses spiegelt sich dann erneut in der Psyche von Mutter und Kind wider und beeinflußt die kindliche Entwicklung der Affektregulation.

Die Abbildung 1, gezeichnet von einem kleinen Mädchen, zeigt eine Monster-Mutter, die ihr Baby fressen will. »Die Mutter«, so sagt es, »hat Angst und weint, weil sie keine Mutter hat.« Die Mutter des Kindes litt an einer posttraumatischen Belastungsstörung, sie war von ihrer Mutter verlassen worden, hatte körperliche Mißhandlungen durch ihre Stiefmutter erlitten und war vor dem Alter von 9 Jahren sexuell mißbraucht worden. Die Zeichnung entstand, als das Mädchen $4\frac{1}{2}$ Jahre alt war, ein Jahr nach der Teilnahme an unserer Studie.

Ich danke meiner Frau Christine Breed-Schechter ganz herzlich für ihre Unterstützung bei der Übersetzung dieses Beitrags.

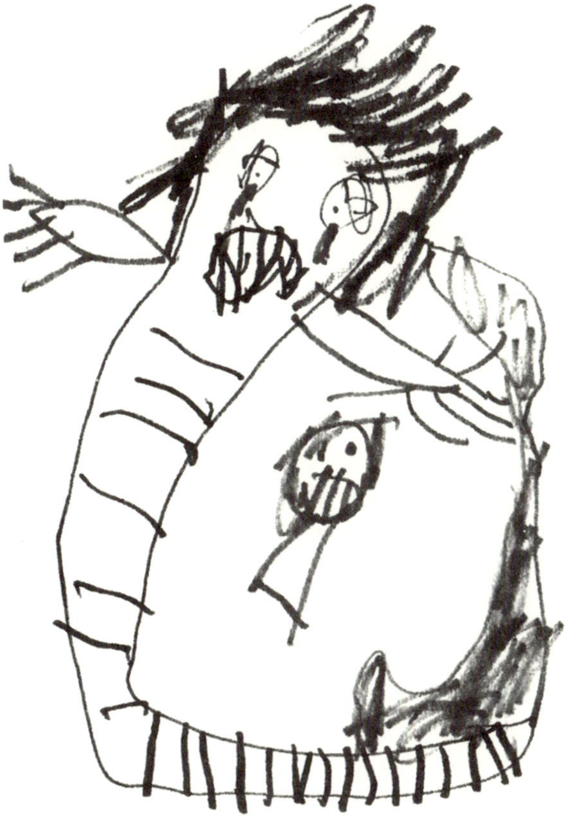

Abb. 1

Dieser Vorgang in der Generationenfolge ähnelt einer Scharade, bei der die Pflegeperson rätselhafte, oft erschreckende Signale an das Kleinkind aussendet, das noch nicht die Fähigkeit entwickelt hat, darüber nachzudenken, was die Mutter beabsichtigt.

Dasselbe Kind, das im Alter von 15 Monaten während der Untersuchung der Bindungsqualität[1] die Monster-Mutter gezeichnet hatte, konnte nur schwer beruhigt werden. Seine Mutter beachtete die offensichtliche Verzweiflung ihres Kindes überhaupt nicht und schwenkte lächelnd einen großen ausgestopften Gorilla vor dem Gesicht ihres Kindes. Sogar als das Kind sich abwehrend die Augen zuhielt, verstand die Mutter die Botschaft des Kindes

1 Diese wurde mit der »Fremden Situation« nach Ainsworth im Forschungslabor von Dr. Beatrice Beebe im New York State Psychiatric Institute bestimmt.

nicht und streckte weiterhin, noch breiter lächelnd, den Gorilla in das Gesicht des Kindes, was seine Verzweiflung noch steigerte.

Kinder von traumatisierten Pflegepersonen reagieren manchmal pseudopositiv auf deren ausgeprägt unfeinfühlige Verhaltensweisen (siehe obiges Fallbeispiel), um den affektiven Kontakt mit ihren Pflegepersonen auf jeden Fall aufrechtzuerhalten. Sie sind sogar bereit, sich den negativen Verhaltenszuschreibungen ihrer Pflegepersonen anzupassen und sich entsprechend diesen Zuschreibungen zu verhalten. Diese negativen Zuschreibungen entstehen durch die Projektion von Gefühlen und Phantasien auf das Kind, die aus den unverarbeiteten traumatischen Erfahrungen in den Pflegepersonen entstanden sind.

Ein Beispiel dafür zeigt die Abbildung 2, gezeichnet von demselben Mädchen. Diese Zeichnung wurde im Alter von 48 Monaten gemalt und zeigt ein »weinendes Baby« mit einem »lachenden (männlichen) Monster«, das das Baby fressen will.

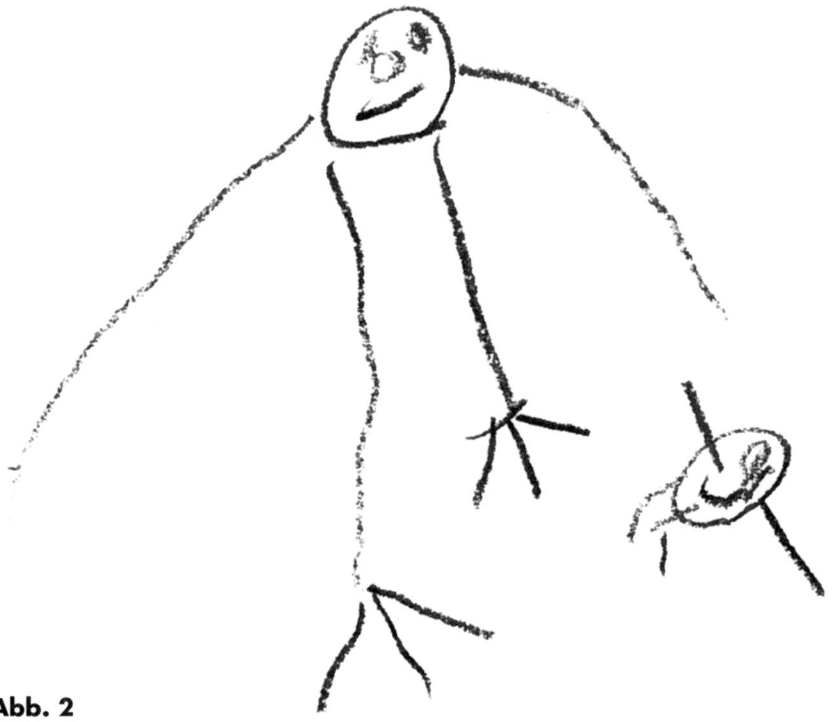

Abb. 2

Forschungsfragen und Hypothesen

Wie laufen die Mechanismen ab, mit denen traumatisierte Eltern bei ihren Kindern die eigene Gewalterfahrung wiederholen?

In der Abbildung 3 stellt der Kasten einen Ausschnitt der psychischen Prozesse der traumatisierten Mutter dar. Rechts sieht man das Kleinkind, das durch sein Verhalten entsprechende Streßsignale sendet. Die Pfeile zeigen traumatische Erinnerungen und Affekte, die von Verhaltensweisen des Kindes aktiviert werden und besonders bei Müttern mit Gewalterfahrung die negative Beeinflussung ihres Kleinkinds bewirken. Hungergeschrei, Wut, Trauer und Furcht des Kindes können die Mutter überwältigen und bei ihr traumatische Erinnerungen aktivieren. Sie werden dann durch die eigenen Beziehungserfahrungen der Pflegeperson intrapsychisch »gefiltert«, was zu Risiko oder Widerstandsfähigkeit beitragen kann.

Wahrscheinlich interagieren die frühen Lebenserfahrungen der Mutter mit ihrer Symptomatik einer posttraumatischen streßbezogenen Ängstlichkeit sowie dissoziativer und depressiver Psychopathologie, was wiederum ihre Wahrnehmung beeinträchtigen kann. Die mütterliche Wahrnehmung, wie sie durch mütterliche Zuschreibungen gegenüber ihrem Kind zum Ausdruck

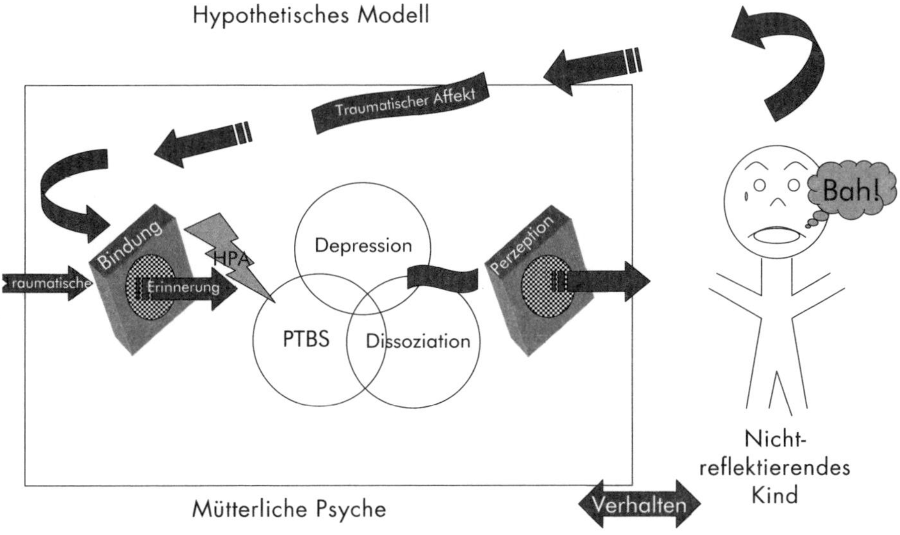

Abb. 3 (zur Erläuterung von HPA siehe Seite 232)

kommt, spiegelt sich in der Art ihrer Interaktion mit ihrem Kind wider. Die Mutter, die ihr Kind als *gewalttätig, gefährlich oder beherrschend* wahrnimmt, wie die Mutter des kleinen Mädchens, das die oben gezeigten Bilder gemalt hat, wird sich defensiv gemäß diesen Zuschreibungen verhalten. Wir nehmen weiter an, daß dieses atypische mütterliche Verhalten beim Kind mehr Verzweiflung erzeugt, wobei mütterliche traumabezogene Affekte mitgeteilt werden und zu komplexen Interaktionen führen. Diese erzeugen wiederum eine zunehmend gestörte und beunruhigende Beziehung (Main und Hesse, 1990). Aufgabe von Therapeuten sollte es sein, Müttern zu helfen, einfühlsamer auf ihr Kind einzugehen.

Für die Mütter kann es hilfreich sein, wenn sie dazu angehalten werden, darüber nachzudenken, was in ihrem Denken und Fühlen sowie in dem anderer Menschen einschließlich ihres Kindes vorgeht, als Teil der mütterlichen Empathie und der Grundlage für die Entwicklung von Bindungssicherheit. Peter Fonagy und Mary Target bezeichneten diese Fähigkeit ursprünglich als selbstreflexive Funktion (Fonagy und Target, 1998; Fonagy u. a., 1991). Arietta Slade und Kollegen[2] (2000) haben eine Methode entwickelt, mit der wir die selbstreflexive Funktion messen können. Die Transkripte der Antworten von Müttern auf Fragen zur Wahrnehmung ihrer Kleinkinder und ihrer Beziehung zu ihnen werden hierzu kodiert.

Vorläufige Forschungsergebnisse

Bisher haben wir über 40 Mütter mit Vorgeschichten körperlicher und sexueller sowie häuslicher Gewalt interviewt, die an unsere Beratungsstelle für Familien mit Säuglingen verwiesen wurden. Dies ist eine klinische Institution für sozial schlechter gestellte Familien mit Kindern von 0–5 Jahren, bei denen die Gefahr von Kindesmißbrauch und Vernachlässigung besteht. Das Alter der Mütter reicht von 18 bis zu 45 Jahren (Durchschnittsalter 30 Jahre) und das der Kinder von 8 bis 50 Monate (Durchschnittsalter 32 Monate).

Wir fanden, daß diese Familien in sich ein hohes Risiko für elterliche Gewaltanwendung gegenüber ihren Kindern tragen. Fast 40 Prozent der Familien hatten mit Kinderschutzdiensten zu tun. In vielen Familien gab es gewalttätige Partner, oder die Mütter selbst waren gewalttätig gegenüber ihren

[2] Besonderer Dank ergeht an John Grienenberger.

Kindern oder verhielten sich selbstdestruktiv. Mehr als die Hälfte dieser Mütter bezeichnete ihre Kinder als Hauptstreßfaktor in ihrem Leben.

Alle diese Mütter hatten in ihrem Leben Gewalttraumata erlitten. Besonders hervorzuheben ist, daß mehr als die Hälfte dieser Mütter über körperlichen oder sexuellen Mißbrauch vor dem 5. Lebensjahr berichtete.

Mehr als die Hälfte der Mütter entsprach den DSM-IV-Kriterien für eine akute und 90 Prozent für eine chronische posttraumatische Belastungsstörung. Fast 40 Prozent zeigten außerdem eine klinische Depression zur Zeit des Interviews.

Für unsere Untersuchung führten wir nach einer Klinikaufnahme ein spezifisches Interview durch (Working Model of the Child Interview nach Zeanah und Benoit, 1995). Mit diesem Interview wird die mütterliche Wahrnehmung von ihrem Kind erfaßt.

Wir wiederholten dieses Interview eine oder zwei Wochen später, nachdem wir eine Video-Beobachtung einer Mutter-Kind-Interaktion mit einer zweimaligen kurzen Trennung von Mutter und Kind und anschließender Wiedervereinigung aufgezeichnet hatten (Zeanah u. a., 2000 a; Zeanah u. a., 2000 b).

Wir wiederholten mit den Müttern das o. g. Interview erneut eine oder zwei Wochen später, nachdem wir eine einmalige Intervention mit den Müttern durchgeführt hatten. Hierbei gaben wir ihnen anhand der Videoaufzeichnung der Trennungs- und Wiedervereinigungsszene aus der Mutter-Kind-Beobachtung eine Rückmeldung. Diese Intervention fand in einem unterstützenden therapeutischen Rahmen nach den Grundsätzen einer pädagogischen Interaktionsanleitung statt (Interaction Guidance nach McDonough, 2000).

Ein Jahr später führten wir im Rahmen einer Nachuntersuchung erneut ein Interview mit der Mutter durch und untersuchten den Zustand ihres Kindes.

Bei 24 Müttern, deren Antworten bisher im Hinblick auf ihre selbstreflexiven Fähigkeiten ausgewertet wurden, zeigen die Ergebnisse, daß Mütter mit den höchsten selbstreflexiven Fähigkeiten die am wenigsten negativen Zuschreibungen gegenüber ihren Kindern hatten. Bei ihnen wurden die größten Veränderungen in ihrem Verhalten nach der einmaligen videogestützten Interaktionsanleitung festgestellt. Hingegen zeigten Mütter, die am meisten unter den Symptomen einer posttraumatischen Belastungsstörung und Depressionen litten, die negativsten Zuschreibungen sowie auch die geringsten Änderungen in ihrem Verhalten gegenüber ihrem Kind.

In der statistischen Auswertung konnten 38 Prozent der Varianz in der abhängigen Variable »negative Zuschreibungen der Mutter gegenüber ihrem Kind« allein durch die unabhängigen Variablen »selbstreflexive Fähigkeiten der Mutter« und »Ausmaß der mütterlichen posttraumatischen Belastungsstörung« erklärt werden.

Klinisches Beispiel: Frau V. und Kevin, 3 Jahre alt

Frau V. war 30 Jahe alt und alleinerziehende Mutter von 5 Kindern im Alter von 3 bis 9 Jahren. Sie beschrieb den Charakter ihres 3jährigen Sohnes Kevin mit den folgenden Adjektiven: liebevoll, unabhängig (trotz Klage über große Trennungsängste), launisch; alles muß nach seinem Kopf gehen.

Sowohl beim ersten als auch beim ein Jahr später geführten Interview beschrieb Frau V. ihren Sohn so, wie sie ihre eigene gewalttätige Mutter erinnerte: kompliziert und launisch, hilfsbereit, beherrschend, sehr ähnlich wie Kevin, festgefahren in ihren Meinungen.

Frau. V. litt seit vielen Jahren unter den Symptomen einer ausgeprägten posttraumatischen Belastungsstörung und dissoziativen Symptomen. Hier Ausschnitte aus einer Video-Aufzeichnung:

> Im ersten Ausschnitt einer Trennungsepisode von Mutter und Kind versuchte Kevin, Frau V. aus dem Zimmer hinaus zu folgen. Während sie versuchte, ihn zu beruhigen, wollte er sie nicht gehen lassen. Sichtlich bestürzt zog er sich von dem hereinkommenden Fremden/Assistenten zurück, der ihn zu beruhigen versuchte, und brach wie benommen zu Füßen seiner Mutter zusammen. Die Mutter stand kichernd im Hintergrund und lächelte ängstlich.
>
> Bei der zweiten Episode sah Frau V. den Anfang des Interviews vom dritten Besuch, jedoch noch vor der Intervention mit der Video-Rückmeldung. Sie gab an, daß ihr vom vorigen Besuch am meisten in Erinnerung war, daß sie gebeten wurde, den Raum zu verlassen, aber nicht konnte, weil, wie sie es ausdrückte, »Kevin mich (mein Bein) nicht loslassen wollte«.
>
> Sie interpretierte dieses »Aufgeregtsein« von Kevin als Zeichen des »Versuchs, etwas durchzusetzen ... nach seinem Kopf zu machen ... und wütend zu sein«. Als Antwort auf die Frage, was sie damals empfand, gab Frau V. an, daß sie sich »gestreßt« gefühlt habe.
>
> Beim dritten Ausschnitt sah Frau V. die Video-Rückmeldung der Trennungsszene, während wir ihren Gesichtsausdruck als Reaktion in einem Spiegel sahen, der neben dem Fernsehbildschirm stand. Frau V. beobachtete sehr genau, wie Kevin im Video immer verzweifelter wurde. Beim Zuschauen verschwand

ihr Lächeln, und sie wurde ernst und nachdenklich. Nach der Video-Rückmeldung gab Frau V. an: »Ich glaube, er hatte Angst ... Oh mein Gott! Das war ein schlimmer Moment für ihn. Er hat wahrscheinlich gedacht, daß ich gehen und nicht wiederkomme würde.« Als Antwort auf die Frage, wie sie sich damals gefühlt habe, gab Frau V. an, daß es ihr nicht gefallen habe, den Raum verlassen zu müssen, und daß sie befürchtet habe, Kevin würde weinen.
Im letzten Abschnitt sagte Frau V., daß sie nach der einmaligen Video-Rückmeldung ihre Meinung ändern konnte, weil sie Kevins Gesichtsausdruck gesehen hatte, der ihr gezeigt hatte, daß er ängstlich gewesen war.

Wie Karlen Lyons-Ruth und Elisa Bronfman (Lyons-Ruth und Jacobvitz, 1999; Bronfman u.a., 1993) in ihrer Arbeit über desorganisierte Bindung beschrieben, lachte diese Mutter im Augenblick der Trennung ängstlich, während ihr Kind vor Schreck an der Tür zusammenbrach. Sie fühlte sich selbst »gestreßt« und war unfähig, die Angst ihres Kindes zu sehen, zu fühlen oder zu kontrollieren.

Frau V., konfrontiert mit dem negativen Affekt ihres Kindes als Trauma-Auslöser, konnte nur ihre ärgerliche, ausfallende, kontrollierende Mutter wahrnehmen. Beim erneuten Betrachten dieses Videoausschnitts und Ausschnitten aus der Behandlung ihres Kindes zusammen mit einem Therapeuten konnte Frau V. es sich erlauben, sich mit ihrem Kind zu verbinden und seinen Schmerz zu fühlen. Sie konnte nicht nur seine Schreie hören, wie Selma Fraiberg es umschreibt (Fraiberg u.a., 1975), sondern Frau V. konnte auch in Kevins angsterfülltes Gesicht sehen und dabei seine Gefühle wahrnehmen.

Zusammenfassung der Fallgeschichte

Frau V.s Gewalttrauma mit der eigenen Mutter mußte sowohl dem Kind als auch dem Therapeuten durch Handlung und Sprache während Routinetrennungen und Spiel gezeigt und nachgespielt werden, bis es integriert, ausgesprochen und während der Video-Rückmeldung gefühlt werden konnte.

Wie man vor der Tür zu unserem Kinderzimmer sehen konnte, trug Kevin zur Variation von Frau V.s ursprünglichem Trauma mit ihrer ausfallenden, sich abwendenden Mutter bei (Schechter, 2000).

Trauma und endokrinologische Regulation

Zum Abschluß betrachten wir jetzt das mütterliche Verhalten genauer: Bei einer vorläufigen Analyse[3] der Daten über atypische mütterliche Verhaltensweisen aus 20 Mutter-Kind-Paaren konnten wir feststellen, daß die Kategorie »Unterbrechungen im mütterlichen Verhalten« mit ausgeprägterer mütterlicher Psychopathologie verbunden war sowie mit weniger selbstreflexiven Fähigkeiten der Mütter und mehr negativen und verzerrten mütterlichen Verhaltenszuschreibungen gegenüber ihrem Kind.

Wir untersuchten auch physiologische Einflüsse im Zusammenhang mit den Symptomen einer posttraumatischen Belastungsstörung der Mutter, indem wir die Funktionsweise der hormonalen Steuerung im Regulationskreis zwischen Hypothalamus, Hypophyse und Nebennierenrinde untersuchten (dies entspricht der Abkürzung HPA im Diagramm in Abbildung 3).

Bei den ersten 30 Mutter-Kind-Paaren, bei denen wir das Cortisol als Streßhormon im mütterlichen Speichel gemessen hatten, legen vorläufige Ergebnisse nahe, daß sowohl die Ausgangswerte als auch die Werte nach Belastung durch den Trennungsstreß umgekehrt mit dem Ausmaß der mütterlichen posttraumatischen Belastungsstörung zusammenhängen. Dies ist eine Bestätigung, daß chronisches frühes Erleiden von Gewalttraumata mit einer geringer ausgeprägten Reaktionsbereitschaft der hormonellen Regulation im System von Hypothalamus-Hypophyse-Nebennierenrinde verbunden ist. Wahrscheinlich erklärt sich dieser Befund bei den traumatisierten Müttern aus einer geringeren Sensibilität der Glukokortikoid-Rezeptoren, etwa für das Streßhormon Cortisol.

Schließlich hoffen wir, unsere frühen Interventionen bei Müttern mit traumatischen Gewalterfahrungen und ihren Kindern verbessern zu können. Vorläufige Ergebnisse lassen eine Verringerung von mütterlichen Zuschreibungen gegenüber ihrem Kind nach einer einmaligen videogestützten Interaktionsanleitung vermuten.

Weitere Forschungen sind notwendig, um zu entscheiden, ob eine Messung der mütterlichen selbstreflexiven Fähigkeiten verwendet werden soll, um die mütterliche Bereitschaft und Aufgeschlossenheit für Interventionen durch

---

[3] Zur Analyse wurde das Atypical Maternal Behavior Instrument AMBIENCE (Bronfman u. a., 1993) verwendet. Die Auswertungen wurden von Forschern durchgeführt, die keinerlei Informationen zur Vorgeschichte der Mütter und ihrer Kinder hatten.

eine videogestützte Interaktionsanleitung zu erkunden, wie sie z. B. durch pädagogische Verhaltensrückmeldungen und -anleitung als eine Form der Eltern-Kind-Psychotherapie von uns angewandt wurde (Lieberman u. a., 2000).

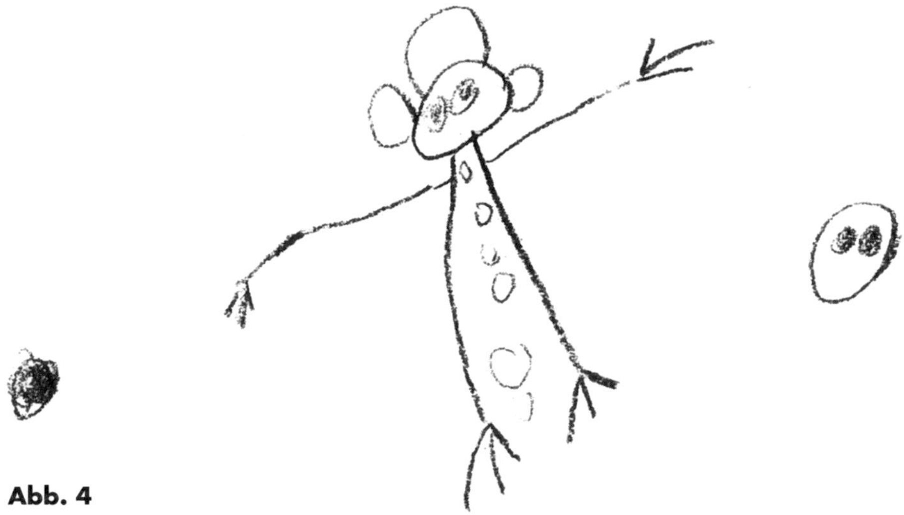

Abb. 4

Um mit einem Hoffnungsschimmer abzuschließen: Das kleine Mädchen, das die Monster zeichnete, malte ebenfalls im Alter von 48 Monaten während der Behandlung das in Abbildung 4 wiedergegebene Bild. Hier greift eine dritte Figur ein, die es als »Vater« benannte, der das Baby vor dem Monster beschützen sollte. Könnte das ein Hinweis auf den Einfluß des Therapeuten auf das System sein?

Ausblick

Wir überprüfen unser hypothetisches Modell (s. Abbildung 3) weiterhin, in dem wir überlegen, ob die mütterliche selbstreflexive Funktion als »Puffer« für Traumaerfahrungen dienen könnte und dadurch die mütterliche Wahrnehmung des Kindes sowie das mütterliche Verhalten ihm gegenüber beeinflußt wird, wie es unsere ersten Ergebnisse andeuten. Wir versuchen, Antworten auf diese und andere Fragen durch weitere Muster zu finden und möchten erkunden, wie und wo innerhalb dieses hypothetischen Modells eine Intervention bei Familien mit Gewalttraumata am wirksamsten wäre. Die Beziehung von Dosis und Wirkung sowie Häufigkeit und Frequenz der Intervention sind Aspekte dieser Frage, die weitere Studien erfordern.

Literatur

Bronfman, E., E. L. Parsons und K. Lyons-Ruth (1993): *Atypical Maternal Behavior Instrument for Assessment and Classification (AMBIENCE) – Manual for Coding Disrupted Affective Communication.* Unveröffentlichtes Manuskript. Cambridge Hospital, Cambridge, MA (Department of Psychiatry).

Fonagy, P., M. Steele, G. Moran, H. Steele und A. C. Higgitt (1991): The capacity for understanding mental states: The reflective self in parent and child and its significance for security of attachment. *Infant Mental Health Journal,* 13, 200–216.

Fonagy, P. und M. Target (1998): Mentalization and the changing aims of child psychoanalysis. *Psychoanalytic Dialogues,* 8, 87–114.

Fraiberg, S. H., E. Adelson und V. Shapiro (1975): Ghosts in the nursery: A psychoanalytic approach to the problems of impaired infant-mother relationships. *Journal of the American Academy of Child and Adolescent Psychiatry,* 14, 387–422.

Lieberman, A. F., R. Silverman und J. H. Pawl (2000): Infant-parent psychotherapy: Core concepts and current approaches. In: Zeanah, C. H. (Hrsg.) *Handbook of Infant Mental Health.* New York (Guilford Press), S. 470–484.

Lyons-Ruth, K. und D. Jacobvitz (1999): Attachment disorganization: Unresolved loss, relational violence, and lapses in behavioral and attentional strategies. In: Cassidy, J. und P. R. Shaver (Hrsg.) *Handbook of Attachment: Theory, Research, and Clinical Applications.* New York (Guilford Press), S. 520–554.

Main, M. und E. Hesse (1990): Parents' unresolved traumatic experiences are related to infant disorganized attachment status: Is frightened and/or frightening parental behavior the linking mechanism? In: Greenberg, M., D. Cicchetti und E. M. Cummings (Hrsg.) *Attachment in the Preschool Years: Theory, Research, and Intervention.* Chicago (University of Chicago Press), S. 161–182.

McDonough, S. C. (2000): Interaction guidance: An approach for difficult-to-engage families. In: Zeanah, C. H. (Hrsg.) *Handbook of Infant Mental Health.* 2. Aufl., S. 285–293.

Schechter, D. S. (2000): Dyadic communication of traumatic experience (Abstract). *Infant Mental Health Journal,* 4–5.

Slade, A., E. Bernbach, J. Grienenberger, D. Levy und A. Locker (2000): *Addendum to Reflective Functioning Scoring Manual (Fonagy, Steele, Steele, and Target, 1998): For use with the Parent Development Interview. A Measure of Parental Perception (Aber, Slade, Berger, Bresgi, and Kaplan).* New York (City University of New York, Dep. of Psychology).

Zeanah, C. H. und D. Benoit (1995): *The Working Model of the Child Interview.* Unveröffentlichtes Manuskript. Tulane University School of Medicine (Department of Psychiatry and Neurology).

Zeanah, C. H., N. W. Boris, S. Bakshi und A. Lieberman (2000 a): Disorders of Attachment. In: Osofsky, J. und H. Fitzgerald (Hrsg.) *WAIMH Handbook of Infant Mental Health.* New York (Wiley & Sons), S. 91–116.

Zeanah, C. H., J. A. Larrieu, S. S. Heller und J. Valliere (2000 b): Infant-parent relationship assessment. In: Zeanah, C. H. (Hrsg.) *Handbook of Infant Mental Health.* New York (Guilford Press), S. 222–235.

Daniel S. Schechter,
Susan W. Coates und Elsa First

BEOBACHTUNGEN AUS NEW YORK

Reaktionen von psychisch vorbelasteten Kindern auf die Anschläge auf das World Trade Center

Zusammenfassung

Die Autoren beschreiben eine Reihe von Fällen, bei denen Kinder von den Anschlägen auf das World Trade Center (WTC) am 11. September 2001 in New York City betroffen wurden und deren Alter von sehr gering bis hin zum Schulkindalter rangierte. In dieser Arbeit soll die Vorstellung vertreten werden, daß eine Störung der primären Bindung, insbesondere in Verbindung mit dem Erleiden einer frühen gewaltsamen Traumatisierung, das größte Risiko für die Entwicklung posttraumatischer Streß-(Belastungs-)Reaktionen sowohl bei Pflegepersonen als auch bei Kindern birgt, beispielsweise nach gewaltsamen Ereignissen wie etwa den erwähnten Terroranschlägen. Von Fall zu Fall wird in dieser Arbeit untersucht, welche Bedeutung extrafamiliärer Gewalt, wie sie beim Einsturz des WTC in ihrer höchsten Form zu beobachten war, aufgrund entwicklungsbedingter und individueller Faktoren zugeschrieben werden muß. Diese Arbeit beschäftigt sich auch mit den Auswirkungen posttraumatischer Belastungsstörungen auf das Pflegeverhalten und auf generationsübergreifende Risikofaktoren.

Einleitung

Wie schon in seinem – ebenfalls in diesem Buch erschienenen – Artikel über seine Arbeit mit Innenstadt-Müttern und ihren sehr jungen Kindern, postuliert der Erstautor, daß Individuen, die bereits in ihrer Vorgeschichte Störungen der primären Bindung und gewalttätigen Traumatisierungen ausgesetzt waren, insbesondere wenn diese vor dem fünften Lebensjahr eintraten, besonders anfällig für posttraumatische Belastungsstörungen (PTBS) sind, wenn sie in ihrem späteren Leben Gewaltsituationen durchleben müssen. Diese Vorstellung wird auch durch weitere Publikationen zum Thema

Trauma (Bremner u. a., 1993; Fergusson u. a., 1996; Widom, 1999) bestätigt. Diese im Erwachsenenalter von einer posttraumatischen Belastungsstörung betroffenen Individuen neigen oft dazu, gewalttätige Partner auszuwählen und sich sowohl in alltäglichen Interaktionen als auch durch die Medien einem gewissen Maß an Gewalt auszusetzen, oft sogar trotz eigener bewußter Bemühungen, eine Retraumatisierung zu vermeiden.

Zusätzlich haben solche Mütter durch tiefwirkende posttraumatische physiologische Fehlregulationen gegenüber gewissen Auslösern (wie z. B. Wut- bzw. Trotzanfälle ihrer jungen Kinder, Auseinandersetzungen in der Partnerschaft oder Ereignisse außerhalb der Familie, die Gewalt beinhalten) größte Schwierigkeiten, 1. die Aufregung und Belastung des Kindes zu lindern, 2. über das, was in ihrem Kind und in ihnen selbst vorgeht, zu reflektieren, und 3. dem Kind mittels gegenseitiger Affektregulierung und koordinierter, vereinter Aufmerksamkeit beim Durchleben kritischer Entwicklungsphasen beizustehen.

Die mit der posttraumatischen Belastung zusammenhängende Fehlregulation wird von Müttern oft subjektiv als Gefühl von »Streß« oder »Überforderung« beschrieben. Das damit verbundene psychosomatische Unwohlsein kann zur tatsächlichen, physischen Flucht vor dem Leid und der Erregung des Kindes führen oder zu einer emotionalen Flucht – wie etwa durch Verleugnung und/oder Dissoziation – was wiederum zur Vernachlässigung der Bedürfnisse des Kindes führt und manchmal auch Mißhandlung durch andere hervorruft. Diese Fehlregulation kann auch unter extremer Streßbelastung die Pflegeperson dazu verleiten, ihr Kind selbst zu mißhandeln oder andere Formen der interpersonellen Gewalt zu suchen, denen das Kind dann ausgesetzt wird. Der Prozeß, durch den diese mit posttraumatischer Belastung zusammenhängende Fehlregulation zu einer auf Trauma basierenden, negativen und verzerrten Wahrnehmung des Kindes, zu ängstlich-ängstigendem Verhalten und zu Vernachlässigung und Mißbrauch beiträgt, steht im Zusammenhang mit der Weitergabe von gewaltbedingten Traumata zwischen den Generationen.

Bei den Terroranschlägen auf das World Trade Center in New York handelte es sich in der Tat um außerordentlich gewaltsame, öffentliche Ereignisse die, laut einer von psychologischen Experten fünf Wochen danach durchgeführten Telefonumfrage, zu 93 000 Fällen von posttraumatischer Belastungsstörung und 110 000 Fällen von klinischer Depression führten (Vlahov u. a., 2001). Abgesehen von den Tausenden von Kindern, die den Verlust eines Elternteils erleiden mußten, wird die Anzahl der von den Anschlägen geschädigten Kinder allein im Stadtbereich von New York City auf mehrere tausend geschätzt.

Diese Terroranschläge verwandelten Personentransportflugzeuge, die bis dahin zu den alltäglichen Transportmitteln zählten, in Massenvernichtungswaffen, die auf wichtige Symbole der amerikanischen Finanzmacht und – im Falle des Pentagons – auch der militärischen Macht angesetzt waren und dort einschlugen. All dies führte nicht nur zum tragischen Tod von mehreren tausend dort arbeitenden Personen im Alter zwischen 20 bis 50 Jahren, in einem Alter also, in dem diese sich mit größter Wahrscheinlichkeit der Kindeserziehung widmeten, sondern es führte auch zum Verlust von Arbeitsplätzen, der Verdrängung aus dem gewohnten Zuhause und aus dem Arbeitsplatz. Insbesondere für Personen, die zu Überlebenden und/oder Zeugen der Anschläge und ihrer Nachwirkungen wurden, führte beispielsweise das Beobachten von Szenen, wie Menschen aus den Hochhäusern sprangen, um sich aus den Flammen zu retten, zu traumatischen Erinnerungen an unsägliches Grauen.

Nach dem Terroranschlag untersuchten und behandelten psychologische Experten in New York City Angehörige betroffener Familien mit kleinen Kindern in unterschiedlichen Umgebungen: in Katastrophen-Hilfe-Zentren, in Notaufnahmeräumen von Krankenhäusern und Kliniken und in ihren eigenen privaten Praxen.

Bei einer der Katastrophen-Hilfsorganisationen handelte es sich um die DPO (Disaster Psychiatry Outreach, Psychiatrische Hilfe bei Katastrophen), die um das Flugzeugunglück der Swissair 111 im Jahr 1998 herum entstand. Auch diesmal sorgte die DPO mit ihren freiwilligen »psychologischen« Experten für die nötige Krisenintervention, für klinische Untersuchungen und für die weitere Versorgung jener Familienangehörigen, die am 11. September geliebte Menschen, ihr Zuhause und ihren Arbeitsplatz verloren hatten (Lagnado, 2001). Das Familien-Hilfe-Zentrum, in dem die DPO, das Rote Kreuz und andere Hilfsorganisationen sowie auch die Ermittlungsbeamten der New Yorker Polizei untergebracht waren, befand sich anfangs in einem Rüstlager in der Lexington Avenue, an der Upper East Side von Manhattan, mußte aber bald zu einer viel größeren Unterkunft am Pier 94 am Hudson River umgesiedelt werden, weil die Nachfrage nach Hilfeleistungen das Erwartete bei weitem überstieg.

Pier 94 ist eine riesige aluminiumverkleidete Konstruktion, einige Meilen nördlich des World Trade Center. Ursprünglich war es für die Transportindustrie gebaut worden. In den Wochen nach den Terroranschlägen beherbergte es mehrere Dutzend Behelfskabinen, die mit Mitarbeitern von Staats- und Landesorganisationen sowie auch von städtischen und unabhängigen, gemeinnützigen Organisationen besetzt waren. Dort wurde auch eine Gedenk-Wand von der Länge eines Highschool-Auditoriums für Fotos der vermißten Personen eingerichtet, an der Familien kleine Zettel und Blumen an den Tagen nach dem 11. September hinterlassen konnten. Diese Wand erhielt den Namen »die Bären-Promenade«, weil da Hunderte von Teddybären – die von Kindern geschickt wurden, die von den Nachwirkungen des Bombenanschlags in Oklahoma City im Jahre 1998 betroffen waren – unter und zwischen den Fotos an der Wand angebracht wurden. An den Tagen nach dem Einsturz des WTC verwandelte sich das gesamte Innere des Pier 94-Gebäudes in eine haltspendende Zuflucht für Hinterbliebene und überlebende Familien sowie auch für die Mitarbeiter der unterschiedlichen, staatlichen und nicht-staatlichen Organisationen.

Die Kinderecke und andere seelische Zufluchtsorte

Seit dem ersten Augenblick, an dem die DPO auf die WTC-Anschläge reagierte, beschloß der Kinderpsychiater Desmond Heath, daß es im Rahmen aller Anstrengungen eines »sicheren Ortes für die Kinder« bedürfe. Er rief das »Kid's Corner« (die Kinderecke) ins Leben als einen Ort, an dem Kinder spielen und, soweit sie das Bedürfnis verspürten, darüber sprechen konnten, wie sie auf die Terroranschläge reagiert hatten, und all dies in einer verständnisvollen Atmosphäre – ein vollkommen in die Tat umgesetzter Traum am Pier 94. Das Kid's Corner wurde an einem zentral gelegenen Ort eingerichtet, damit es sowohl für Familien, die an den umliegenden Organisationsständen etwas zu erledigen hatten, als auch für jene Familien, die von den freiwilligen Mitarbeitern von Organisationen für Geistige Gesundheit dort hingebracht wurden, einladend erscheinen mochte. Diese Freiwilligen begleiteten oft die Überlebenden dabei, Vermißtenanzeigen aufzugeben, nahmen auch an dem trostlosen Prozeß der Identifizierung von Überresten teil und halfen im Falle eines nicht aufgefundenen Leichnams beim Erhalt von Sterbeurkunden, so daß die Angehörigen die ihnen zustehenden Entschädigungsgelder einfordern konnten.

Auch Mitarbeiter des Eltern-Kind-Programms des Zentrums für Psychoanalytische Ausbildung und Forschung der Universität Columbia meldeten sich als Freiwillige für das Kid's Corner, und es wurde für Kinder und Eltern zu einer seelischen Oase, in der sie mit anderen Kindern, die auch das Trauma des WTC erlebt hatten, spielen, sprechen und beisammen sein konnten. Der für die Kinder zur Verfügung gestellte Raum umfaßte ineinander übergreifende Sitz- und Spielbereiche, die mit umfangreichem Spielzeug, Büchern, Puppen und – unseren Vorschlag befolgend – Feuerwehr- und Polizeifahrzeugen, Krankenwagen und Bauklötzen ausgestattet waren. Es gab auch einen Mal- und Basteltisch. Die Kinder waren stolz darauf, ihre selbstgemalten Kunstwerke an allen Wänden des Kid's Corner aufgehängt zu sehen, in dem Wissen, daß alle anderen ähnlich Betroffenen sie auch sehen würden. Ein daran anschließender Familienberatungsbereich verfügte über gemütliche Sofas, Stühle und einen Kaffeetisch mit reichlichem Taschentuchvorrat. Eltern waren wirklich sehr dankbar für dieses Refugium – viele kamen auch ohne ihre Kinder, um zu reden und sich Rat darüber einzuholen, was sie zu ihren Kindern sagen sollten. Dieser Hunger nach Zuspruch war in den zwei Wochen nach den Anschlägen am größten, solange oft noch kein Leichnam unter den Trümmern gefunden worden war und einige noch die Hoffnung hegten, die geliebten Personen seien noch am Leben.

Abwehrprozesse und Dilemmata

Im Laufe unserer Gespräche mit Erwachsenen, die für sehr kleine Kinder sorgten, und deren Eltern im Zuge der Anschläge auf das WTC umgekommen waren, stellten wir fest, daß die protektiven, psychischen Abwehrmechanismen dieser Erwachsenen – vor allem Schock und Verneinung/Verleugnung – sie in manchen Fällen davon abhielten, den emotionalen Bedürfnissen ihrer Kinder angemessen nachzukommen. Ein Vater eines zweijährigen Jungen, der seine Frau durch die WTC-Anschläge verloren hatte, erzählte beispielsweise Dr. Schechter, daß er von der Trennungsangst, dem Weinen und der Schlaflosigkeit seines Sohnes heimgesucht werde. »Seine Großmutter (mütterlicherseits) hat ihm erzählt«, sagte er, »daß Mami in der U-Bahn steckengeblieben ist und wieder heimkommen wird, sobald die Bahn wieder in Gang gebracht wird. Ich glaube nicht, daß es richtig war, ihm so etwas zu erzählen.« Später berichtete der Vater, daß sein Sohn nicht an einem U-Bahn-Eingang vorbeigehen könne, ohne zu fragen: »Mama drin?« Diese Frage rührte die Großmutter zu Tränen. »Mein Sohn bringt seine Großmutter um«, sagte er. Diese Familie wurde zu einer weiterführenden Therapie vermittelt. Eine Tante, die sich um ihren zweijährigen Neffen kümmerte, berichtete uns, daß sie ihm erzählt habe, seine Mutter, die bei den WTC-Anschlägen umgekommen war, »sei weg, bei einer Besprechung auf einer Geschäftsreise«. Dann sagte sie: »Der kleine Andy schickte mich aus dem Zimmer und warf einen Lastwagen nach mir – er hat nie zuvor so etwas getan.«

Diese Krabbelkinder wußten, daß sich ihr Leben vollständig verändert hatte, auch wenn die Erwachsenen um sie herum, die sich noch im Schockzustand befanden, versuchten, »wie gewohnt« weiterzuleben. Die offene Angst, Wut und Verzweiflung dieser sehr jungen Kinder prallte gegen die protektiven Abwehrmechanismen der Erwachsenen. Die Tragödie um das WTC half uns zu begreifen, wie Eltern und andere Erwachsene oft nicht bemerken, wie sehr Säuglinge und sehr kleine Kinder auf die inneren Welten ihrer Pflegepersonen eingestimmt sind, auch wenn die Erwachsenen tapfer versuchen, »gute Miene zum bösen Spiel« zu machen.

In der Tat glaubten einige Mütter, die in das Kid's Corner kamen um sich Rat bezüglich ihrer Kinder, die im Schulalter waren, zu holen, daß ihre 4 bis 8 Monate alten Kleinkinder »zu jung« seien, um von jeglichen Auswirkungen der Tragödie betroffen zu sein. Dennoch konnten diese Mütter – zu ihrer eigenen Überraschung – einen Zusammenhang zwischen den auffälligen Schlafstörungen und anderen Verhaltensweisen ihrer Kleinkinder und ihrer eigenen psychischen Unausgeglichenheit als Folge der schweren Verluste herstellen, sobald sie von DPO-Klinikern über ihre Kinder ausgefragt wurden. Sie hatten genügend Zeit, darüber nachzudenken, und erhielten auch Hilfe dabei, mit ihren Schuldgefühlen umzugehen. Diese drehten sich darum, nicht in genügendem Maße für ihre Babys zur Verfügung gestanden zu haben, weil sie so in Sorge um vermißte Familienmitglieder, Arbeitsplätze und Heime gewesen waren. Viele erwachsene Pflegepersonen reagierten schuldbewußt und gereizt, wenn sie darauf hingewiesen wurden, daß kleine Kinder nicht mit gutgemeinten, aber unechten Trostversuchen zufriedenzustellen seien.

Diese Beobachtungen lassen sich gut anhand der folgenden Vignette eines dreijährigen, lateinamerikanischen Mädchens veranschaulichen, das am Kid's Corner von Dr. Schechter und Frau First behandelt wurde. Diese Vignette stellt auch die Komplexität einzelner trauma-fokussierender Interventionen dar, bei denen den Klinikern keinerlei Vorinformation über die hilfesuchende Familie zur Verfügung stand und in deren Anschluß auch den Familien keine Garantie auf Fortführung der Behandlung gegeben wurde.

Maria: Malt die Träume ihres Vaters

Maria, ein Vorschulkind, hatte es sich an einem unserer Spieltische mit einigen Buntstiften und Papier gemütlich gemacht, während ihr Vater, Herr P., darauf wartete, mit einem Berater für Entschädigungsfragen an einem benachbarten Stand sprechen zu können. Er hatte seinen Arbeitsplatz als Koch aufgrund der Terroranschläge verloren. Maria hatte große Augen, schulterlanges schwarzes Haar und trug einen rosaroten Pulli. Die Mutter und der jüngere Bruder von Maria warteten zu Hause.

Maria fing damit an, intensiv mit ineinander übergehenden leuchtenden Rot-, Gelb- und Schwarztönen zu malen. Sie erzählte uns bereitwillig, daß sie die Gebäude malte, die »umfielen und verbrannten«, und fügte hinzu, daß sie dies im Fernsehen beobachtet habe. Wie so viele andere New Yorker hatte diese Familie im Fernsehen ein um das andere Mal die Bilder von der Katastrophe wiederholt gesehen, anfangs ohne Gewißheit darüber zu haben, ob sie nicht gerade auf dem Bildschirm zusahen, wie der Vater ums Leben kam. Maria erzählte uns, daß ihr Vater aus dem WTC entkommen sei, wo er gearbeitet habe, als die Gebäude einstürzten. Sie betonte, daß die Lungen ihres Vaters mit Rauch gefüllt gewesen seien und daß er deshalb kaum habe atmen können. Während ihr Vater aus dem WTC nach Hause floh, seien brennende Gebäudeteile auf ihn gefallen und hätten seine Arme verbrannt – »Er hat Narben vom Feuer an seinen Armen!«

Marias Vater kam herüber, um nach seiner Tochter zu sehen, während er darauf wartete, daß einige Formulare bearbeitet wurden. Dr. Schechter fragte ihn nach dem Trauma, das seine Tochter beschrieben hatte. Er reagierte überrascht. »Ich befand mich nicht mal in der Nähe des WTC«, sagte er und fragte ungläubig: »Hat sie Ihnen erzählt, ich sei dort gewesen?« Herr P. hatte tatsächlich einen Arbeitsplatz bei Windows on the World gehabt (die alten Brandnarben stammten von Fett, das ihm auf die Arme gespritzt war), aber er hatte die Frühstücksschicht eine Woche vor den Anschlägen mit einem Kollegen getauscht. Am Morgen des 11. September war er, während seine Tochter in Queens bei ihrer Mutter zu Hause war, nach Manhattan gefahren, um einiges zu erledigen, aber er befand sich nicht einmal in der Nähe des WTC. Dennoch mußte er über die Brücke an der 59. Straße gehen, um nach Hause zurückzukehren, nachdem alle anderen Brücken und Tunnels nach den Anschlägen geschlossen worden waren.

Dr. Schechter fragte Herrn P., wie es ihm denn gehe. Anfangs wollte dieser – ein schmaler Mann mit einer sanften Stimme – seine eigenen Sorgen herunterspielen. Es bedurfte zwei oder drei weiterer behutsamer Nachfragen, um herauszufinden, daß er zutiefst von dem Verlust seiner Kollegen bei Windows on the World betroffen war. Er kämpfte mit Schuldgefühlen, zum einen weil er seine Schicht getauscht hatte, und zum andern, weil er einigen seiner Freunde einen Arbeitsplatz beim WTC beschafft hatte. Die quälenden Schuldgefühle des Überlebenden zwangen ihn dazu, sich eindringlich vorzustellen, wie seine Freunde gestorben waren – das Feuer, der Rauch und was sie gefühlt haben mußten. Er hatte ebenso wie seine Tochter Alpträume, aus denen er mehrmals in der Nacht aufschreckte, nur um weiter über den Tod der Freunde nachzugrübeln.

Nachdem Herr P. gesprochen hatte, rief Dr. Schechter aus: »Also zeichnet Ihre Tochter Ihre Träume!« Herr P. schien schockiert darüber zu sein, daß die Zeichnungen und Phantasien (und vielleicht auch Alpträume) seiner Tochter seinen eigenen Alpträumen so sehr glichen, vor allem weil er nie mit ihr darüber gesprochen hatte. Er sagte: »Jede Nacht, wenn ich meine Augen schließe, sehe ich alle meine Kollegen, wie sie im Rauch eingeschlossen sind und verbrennen, und ich kann überhaupt nichts tun, um ihnen zu helfen.« Seine Augen füllten sich mit Tränen, als er sagte: »Ich nehme an, daß ich wohl Glück gehabt habe – es hätte auch ich dort sein können. Aber ich vermisse all meine Freunde – es tut mir so leid um den Kameraden, mit dem ich getauscht habe – ich bete für seine Familie.«

Diese auf Spanisch geführte Unterhaltung zwischen Dr. Schechter und Marias Vater wurde mit Frau First auf Englisch und in Hörweite von Maria weitergeführt, wobei sie manchmal absichtlich miteinbezogen wurde. Anschließend malte Maria ein Bild von ihrer Schule, einem niedrigen rechteckigen Block mit vielen Fenstern und Türen. Sie betonte, daß es ebenso viele Fenster wie Türen gebe, und zählte sie ab. Frau First bemerkte, daß sie vielleicht damit meinte, daß es viele Öffnungen gebe, viele Möglichkeiten, aus der Schule herauszukommen, so daß die Schule ein sicherer Ort sei, sollte dort ein Feuer ausbrechen. Ob sie meine, ihre Vorschule sei ein sicherer Ort, fragte Frau First. »Ja«, antwortete Maria.

Wir sind der Meinung, daß diese Vignette zeigt, wie ein dreijähriges Mädchen eine Geschichte aus lauter kleinen Fragmenten der Realität zusammengestückelt hat. Die Phantasie, daß ihr Vater von Rauch und Flammen umschlossen gewesen sei, verdichtete offensichtlich ihr tiefgreifendes Erkennen und ihr Mitgefühl gegenüber den Schuldgefühlen ihres überlebenden Vaters mit ihrer Angst, ihn verloren zu haben – eine Form von Übermittlung von akuter traumatischer Belastung zwischen den Generationen. Entgegen der Erwartung des Vaters stellte sich heraus, daß die Möglichkeit zuzuhören, wie ihr Vater seine psychische Realität und die Fakten über seinen Verbleib am 11. September offenbarte, für Maria von therapeutischem Wert zu sein schien.

Wir gaben Herrn P. die Telefonnummer einer psychologischen Beratungseinrichtung mit und baten ihn um Erlaubnis, einen Nachsorge-Anruf bei ihm machen zu dürfen (siehe auch Brisch, 2000). Er stimmte zu. Wie versprochen rief Dr. Schechter ihn in der darauffolgende Woche an. Herr P. ging an den Apparat und berichtete, daß seine Tochter und sein kleiner Sohn mit Spielen beschäftigt seien. Seit dem Gespräch hätten die Symptome bei dem Mädchen nachgelassen, obwohl sie noch immer im Elternbett schlafen wolle. Er sagte auch, daß seine eigenen Symptome sich ebenfalls gebessert hätten, er erhalte Entschädigungsgelder und hoffe, einen neuen Job zu finden. Er habe nicht das Bedürfnis gehabt, seine Tochter erneut zum Kid's Corner zu bringen, und habe auch zum Zeitpunkt des Anrufs nicht vor, weitere Untersuchungen oder Behandlungen für sich selbst, seine Frau oder Kinder in Anspruch zu nehmen. Maria stammte aus einer intakten Familie, bei der keine gewaltsamen Traumatisierungen in der Vorgeschichte bekannt waren, und verfügte anscheinend über sichere Bindungen; dennoch belastete die Geburt ihres kleinen Bruders die Bindung zur Mutter, wie es aus ihren und Herrn P.s Erzählungen deutlich wurde, in denen die Mutter nicht als verfügbar erschien, sondern daheim beim Bruder geblieben war.

Latitia: Explodiert vor Lachen

Latitia war im Kid's Corner bekannt. Es handelte sich um ein schwatzhaftes siebenjähriges afroamerikanisches Mädchen, das keinerlei Sorgen zu haben schien. Sie brachte freiwillige Helfer dazu, angeregte Spiele mit Puppen und Stofftieren, die durch ein Schlaraffenland von Süßigkeiten und Spielzeug hüpften, mit ihr zu spielen, unterbrach aber dann plötzlich ihr Spiel und rannte abrupt davon, um ihre Mutter zu suchen, die sich an einem anderen Stand befand, um bei der Vermißtensuche von Latitias Onkel mütterlicherseits behilflich zu sein.

Ein Freiwilliger des Roten Kreuzes bemerkte Dr. Schechter gegenüber: »Sie sollten Latitia doch einmal untersuchen, wenn Sie Zugang zu ihr haben. Sie sieht wie das glücklichste Kind auf Erden aus, aber ihre Mutter ist annähernd suizidal – keiner weiß, was in Wirklichkeit in diesem kleinen Mädchen vorgeht.« In der Tat handelte es sich bei Latitias Mutter um eine alleinstehende Sozialhilfeempfängerin. In ihrer Vorgeschichte hatte sie an Depressionen und Traumatisierungen mit Gewalterfahrungen gelitten. Sie war durch Symptome von chronischer posttraumatischer Belastung und durch somatische Beschwerden belastet. Ihrem Bruder, einem Hafenwartungsangestellten, der umgekommen war, stand sie sehr nahe. Außerdem blieb unklar, ob dieser Bruder, Latitias Onkel, die Mutter bisher finanziell unterstützte. Es erschien jedenfalls dem Personal vom Kid's Corner so, als sei Latitia es gewohnt, als Antidepressivum für die Mutter zu fungieren.

Ich setzte mich mit Latitia zusammen und fragte sie, warum die Mutter mit ihr zu Pier 94 gekommen sei. Latitia antwortete, sie wisse es nicht. Ich fragte sie, wie sie sich fühle, und sie antwortete: »Glücklich!« und wendete mir abrupt ihr Gesicht mit einem breiten Lächeln zu. Ich fragte sie, ob sie ein Bild zeichnen könne.

Latitia malte zuerst mit einem schwarzen Filzstift einen ovalen Torso, dann abgetrennte Arme, Beine und einen Kopf, der nicht spezifisch einem Geschlecht zuzuordnen war, der jedoch grinste, wie sie es getan hatte. Die Figur befand sich mitten in der Luft und hatte die Arme erhoben, als ob sie springen wollte. Ich fragte sie, wen dieses Bild denn darstelle; sie antwortete: »Das bin ich!« Hiermit erteilte sie mir ihre Erlaubnis, dies auf den Torso zu schreiben. Ich sagte dann: »Also wenn das du bist, dann bist du ja total in Stücke gerissen!« Sie kicherte aufgeregt und sagte: »Ja, ich explodiere!« Ich fragte, wie sich die Figur auf dem Bild wohl fühlte, während sie explodierte. Sie antwortete: »Ich bin glücklich.« »Es sieht so aus, als ob du glücklich bist – aber ich frage mich, ob du nicht in Wirklichkeit eher wütend und ängstlich bist.« »Warum?« fragte sie. Ich fragte sie erneut, warum ihre Mutter am Pier 94 sei. Sie versicherte wiederum, sie wisse es nicht. Ich antwortete, sie werde, wenn sie darüber nachdächte – mit meiner Hilfe, wenn es ihr zu viel Angst mache – wahrscheinlich auf die Antwort kommen. Sie sah mich an, dachte nach und antwortete: »Ich glaube es hat mit meinem Onkel A. zu tun – er ist nie vom World Trade Center heimgekommen.« Ich sagte: »Oh, das ist ja schrecklich! Wie hat sich Mami da gefühlt?« Latitia antwortete: »Traurig.« Ich bat sie, ein Bild ihrer Mama zu malen.

Latitia malte ein Bild einer traurigen, stirnrunzelnden Mutter, die, laut Latitia, an einem Ort stand, an dem Leute begraben werden – »viel braune Erde, aber kein Gras«. Neben ihre Mutter malte sie ein Bild einer lächelnden männlichen Figur, die über dieser Erde schwebte. Das sollte Onkel A. sein. Sie sagte dann: »Mama ist traurig. Onkel A. ist gegangen.« Sie erlaubte mir, dies an den unteren Rand des Bildes zu schreiben. Latitias Affektlage wurde nüchterner, sie rückte näher an mich heran und schien in Gedanken abzuschweifen. Ich sagte: »Es ist schwer für dich, wenn Mami so traurig und bekümmert ist – es macht, daß du dich manchmal ängstlich und wütend fühlst.« Latitia nickte.

Diese Vignetten unterstützen die Brauchbarkeit eines – auf Beziehungs- und Entwicklungsfaktoren basierenden – Konstrukts einer akuten Belastungsstörung einer Art von Störung, die der posttraumatischen Belastungsstörung (PTBS) sehr ähnlich ist; besonders sind dabei aber die akuten dissoziativen Symptome und ein akuter Beginn innerhalb von 28 Tage nach dem traumatischen Ereignis, gefolgt von einem Verlauf, dessen Länge auf 2 bis 28 Tage begrenzt ist (American Psychiatric Association APA, 1994).

In der Tat beschreiben die Störungsbilder der akuten Belastungsstörung oder der »posttraumatischen Belastungsstörung à deux« – bei der das Wesen der Störung als zwei Personen betreffend anerkannt wird – die Auswirkungen der WTC-Anschläge auf viele junge Kinder, die sich nicht in der unmittelbaren Umgebung der Anschläge befanden (Scheeringa u. a., 2001; Scheeringa u. a., 1995; Regehr u. a., 2001). Viele Pflegepersonen, die sowohl durch plötzliche Verluste als auch durch das Miterleben und Beobachten der Anschläge traumatisiert wurden, waren vorläufig für ihre Kinder unzugänglich oder »emotional verloren«, wobei viele der Kinder ihrerseits auch noch versuchen mußten, mit dem physischen Verlust eines Elternteils fertig zu werden. Bei Pflegepersonen, die unter traumatischer Belastung litten und dementsprechend die Angst ihrer Kinder nicht aufnehmen und verarbeiten konnten, wirkte sich das so aus, daß die Kinder den traumatischen Streß der Eltern teilten.

Wie schon das Vorschulkind in der oben angeführten Vignette beschrieb, wurde die Situation nach den WTC-Anschlägen durch die häufig wiederholten Fernsehberichte nur noch weiter kompliziert. Es hat sich bereits gezeigt, daß auch dieser Faktor zur Traumatogenese nach dem Bombenanschlag in Oklahoma City beigetragen hatte (Pfefferbaum u. a., 2001). Bemerkenswert ist, daß die Medien ihr Filmmaterial über die WTC-Anschläge immer wieder und aus den unterschiedlichsten Perspektiven wiederholten, während die meisten New Yorker wie gebannt vor ihren Fernsehern saßen. Auch die New Yorker taten das, was viele traumatisierte Individuen tun: Sie sprachen zwanghaft darüber, was sie am 11. September in ihrem wirklichen Leben erlebt hatten, und ihre Berichte vermischten sich oft mit dem, was sie im Fernsehen und im Internet gesehen oder gehört hatten. Während viele Eltern sich bemühten, den Zugang ihrer Kinder zu den Nachrichten einzuschränken, bemerkten viele Eltern gar nicht, in welchem Ausmaß ihre Gespräche darüber, was sie gesehen und gehört hatten, auch schon von kleinsten Kindern aufgenommen wurden, die ihrerseits weder die Quelle der Information noch die Zusammenhänge erkennen konnten.

Dies konnte sowohl bei Familien mit sehr kleinen Kindern, die am Katastrophenhilfe-Zentrum behandelt wurden, als auch bei solchen, die in den privaten Praxen der Fakultätsmitglieder vorstellig wurden, die als Freiwillige bei der DPO mitgearbeitet hatten, festgestellt werden. Die Ähnlichkeiten waren frappierend.

Akute Reaktionsmuster, die in Privatpraxen behandelt wurden

In ihrer Privatpraxis beobachtete Dr. Susan Coates, die sich als klinische Psychologin auf die Behandlung von Kleinkindern spezialisiert hat, drei unterschiedliche Muster, die sich bei den Kindern nach den Anschlägen auf das WTC abzeichneten. Erstens: Wie Dr. Schechter schon im Rahmen seiner Forschung mit Müttern, die Gewalt ausgesetzt waren, erläutert hatte, traten sowohl bei Erwachsenen als auch bei Kindern die im Vorfeld bereits gelösten Angstsymptome wieder auf, insbesondere posttraumatische Belastungssymptome oder auch Depressionen, vor allem bei zuvor beschriebenen Bindungsschwierigkeiten. Zweitens: Viele Ehemänner, Ehefrauen und Geschwister zeigten gänzlich unterschiedliche Reaktionsweisen, die dann zur Quelle großer Streitigkeiten und Zerwürfnisse wurden. Drittens: Kinder und Erwachsene, die näher an dem Ort des Geschehens lebten, zeigten schwerwiegendere akute Belastungssymptome mit viel häufigeren Flashbacks und Schreckreaktionen aufgrund von Sirenen als andere, die im Norden von Manhattan lebten. Diese drei Faktoren stimmen auch mit der Trauma-Literatur überein (Pfefferbaum u.a., 1999; Schechter und Tosyali, 2001), und sie konnten alle bei den unten beschriebenen Familien beobachtet werden, die in den Privatpraxen von Dr. Schechter und Dr. Coates behandelt wurden.

Al und seine Familie (Dr. Schechter)

Bei Al C. handelt es sich um einen neunjährigen Jungen, der kurz nach seinem 7. Geburtstag mit der Diagnose Aufmerksamkeitsdefizit-/Hyperaktivitätsstörung (ADHD) überwiesen wurde. Al litt unter schwerwiegender Trennungsangst, Alpträumen, »Abdriften«, Angst vor der Dunkelheit, vor Blut und Verletzung, zusätzlich zu erhöhter Schreckhaftigkeit und vermehrten Schlägereien mit seinem dreijährigen Bruder. Es gelang der Mutter, darüber zu sprechen, daß das Ehepaar zunehmend körperliche Auseinandersetzungen gehabt hatte, seit sie herausgefunden hatte, daß ihr Mann ihr untreu gewesen war. Während dieser aggressiven Streitigkeiten hatten sie einander herumgeschubst, sich die Nasen blutig geschlagen und Möbelstücke durch die Wohnung geworfen, oft auch in Anwesenheit der Kinder. Dazu kam, daß die Mutter wieder angefangen hatte, anfallsartig große Mengen zu trinken, und sie gab zu, »es mit Al nicht mehr im Griff gehabt zu haben«. Dies ging so weit, daß sie Al überall dort mit der flachen Hand schlug, wo sie ihn zu fassen bekam, weil »er seine Spielsachen überall hingeschmissen hatte«. Die Mutter gab zu, daß sie in ihrer Kindheit körperliche Mißhandlung erlebt hatte und in ihrem Zuhause viel Gewalt erdulden mußte, so daß sie in der Folgezeit Symptome einer posttraumatischen Belastungsstörung und Depressionen entwickelt hatte.

Die Arbeit mit beiden Eltern wurde so fortgeführt, daß beide unterstützt wurden, ihre jeweiligen Einzeltherapien wahrzunehmen. Die Mutter wurde ermutigt, eine medikamentöse Behandlung zu beginnen und eine Gruppentherapie aufzusuchen, um ihr Alkoholproblem zu bewältigen. Die Kombination aus wöchentlicher Einzel- und Eltern-Kind-Psychotherapie mit Al führte zum Rückgang seiner posttraumatischen Belastungsstörung und seiner Symptomatik. Im Mai 2001 hatte Al nur noch leichte Aufmerksamkeitsstörungen. Eine durch psychologische Tests festgestellte Lernstörung im non-verbalen Bereich verbesserte sich durch eine Kombination von Nachhilfe und einer Medikation mit Stimulantien.

Am 11. September befand sich Al bereits in seiner Schule, als die Anschläge stattfanden. Dennoch wurden seine Mutter, Ms. C., und sein fünfjähriger Bruder Mike Zeugen, wie die Flugzeuge in das weniger als dreißig Blocks entfernte WTC einschlugen. Die Mutter war ziemlich erschüttert, holte Al von der Schule ab, kam wieder nach Hause und rief ihren Mann und ihren Therapeuten an. Sie saß zusammengekauert und tränenüberströmt in der Küche an einem kleinen Fernsehgerät und sah sich die Nachrichten an. Mike ging zu seiner Spielkiste, nahm Bauklötze und Spielzeugflugzeuge heraus und fing an,

Türme zu bauen und mit den Spielzeugflugzeugen in sie hineinzufliegen, nur um sie dann wieder aufzubauen. Er wiederholte dies einige Male und machte laute Geräusche, mit denen er den Zusammenstoß, die Hilferufe und die Sirenen nachspielte. Nachdem er eine Weile seine Ohren zugehalten hatte, fing Al an, seinen Bruder anzuschreien, er solle aufhören. Ganz außer sich rannte die Mutter aus der Küche und schrie beide Kinder wütend an: »Na, seid ihr jetzt Osama bin Laden oder was? Hört sofort mit dem Lärm auf! Ich versuche gerade die Nachrichten zu sehen!«

Al hatte einen akuten Rückfall seiner posttraumatischen Belastungsstörung und seiner Symptomatik mit Trennungsangst. Die Familie kam wieder in Behandlung. Als Al gebeten wurde, bei seiner ersten Untersuchungssitzung ein Bild zu malen, malte er eine sehr fröhliche, stereotype Szene mit einem Haus und Bäumen, jedoch ohne Menschen. Als ich ihn bat, zu zeichnen, was er gesehen hatte und was ihn am 11. September so aufgeregt hatte, malte er, nur mit einem blauen Filzstift, ein »Vorher«-Bild, auf dem die Bauklotzkonstruktion seines Bruders und sich nähernde Flugzeuge zu sehen waren, und dann ein »Nachher«-Bild, auf dem man nur Zerstörung sah. Wir sprachen darüber, daß die Tatsache, daß seine Mutter zu aufgeregt gewesen war, um ihn und seinen Bruder zu trösten und dazu auch noch wütend geworden war, böse Erinnerungen hervorgerufen hatte. Al nickte und schien sich zu entspannen, als er sagte, daß er es nicht mochte, wenn seine Mutter ihn anschrie.

Lana und ihre Familie (Dr. Schechter)

Ähnlich verhielt es sich mit Lana, einem achtjährigen Mädchen, das bei seiner Geburt in Rumänien von New Yorker Eltern, die schon Mitte Vierzig waren, adoptiert worden war und zum ersten Mal mit sechs Jahren wegen Trennungsangst vermittelt worden war. Beide Adoptiveltern hatten traumatische Erlebnisse in ihrer Vorgeschichte: Die Mutter war schon früh von ihrem Stiefvater sexuell mißbraucht worden. Der Vater hatte seine ganze Kindheit mit einer depressiven Mutter verbracht, die wahrscheinlich an einer nicht-diagnostizierten bipolaren Störung gelitten und Alkohol- und Beruhigungsmittelmißbrauch betrieben hatte. Auch der Vater hatte eine Vorgeschichte von Alkoholmißbrauch. Die sich oft zankenden Eltern gaben zu, nur Lana zuliebe zusammengeblieben zu sein und daß sie sich auseinandergelebt und nicht mehr miteinander geschlafen hätten, seit Lana in ihr Leben getreten sei. Mittels einer Paartherapie, die von einem anderen Therapeuten geführt wurde, und einer auf das Kind fokussierten Familienbehandlung bei Dr. Schechter gelang es Lana, wieder in ihrem eigenen Bett zu schlafen, zur Schule zu gehen, ohne somatische Beschwerden zu entwickeln, und es gelang ihr auch zum allerersten Mal, bei Freundinnen zu übernachten.

Am 11. September sah Lanas Mutter, während das Kind in der Schule war, von ihrem Nachrichtenraum in Downtown Manhattan, wo sie als Produzentin arbeitet, den Feuerball, der entstand, als nacheinander die beiden Flugzeuge in das WTC hineinstürzten. Dann sah sie zu, wie die Antennen, die auf dem WTC angebracht waren und die Verbreitung ihres Fernsehsenders gewährleisteten, umfielen und mit den kollabierenden Türmen zugrunde gingen. Lanas Mutter erklärte »Mein Kopf verwandelte sich dann in einen Bildschirm, auf dem immer wieder – Tag und Nacht – diese schrecklichen Bilder gezeigt wurden ... Ich konnte sie nicht aufhalten ... Ich dachte, ich würde das körperlich nicht verkraften ... alles zusammen, den Streß dieser Bilder, den Wettlauf mit der Zeit, um den Sender wieder auf Sendung zu bekommen, und die Angst, was als nächstes passieren würde. Ich war auf dem Sprung ... ich war so reizbar, als ob ich 24 Stunden am Tag und einen Monat lang mein prämenstruelles Syndrom gehabt hätte!«

Lana hatte daraufhin wieder Alpträume von »verrückten Leuten, die sie verfolgten und versuchten, sie aufzufressen«. Sie fing wieder an, im Bett ihrer Mutter zu schlafen, während der Vater auf dem Sofa schlief – somit wurde ein Muster wiederhergestellt, das in der Therapie bereits gelöst worden war. In ihrer ersten Sitzung nach den Anschlägen malte Lana ein Bild einer »verrückten Frau« mit dunkelumrandeten, wilden spiralförmigen Augen und um sich schlagenden Armen, die auf der einen Seite ihres Gesichts weinte und auf der anderen bedrohlich knurrte. Sie gab diesem Bild den Titel »Frau Psycho«. Ich sprach mit Lana darüber, wie schwierig es war, mit der Mutter zusammen zu sein, wenn diese so unvorhersehbar und aufgeregt war. Lana fragte: »Aber bin ich die Verrückte oder ist sie es?«

Es entwickelten sich dreierlei Interventionen aus meiner Antwort auf Lanas schmerzvolle Frage: 1. die Verwechslung von Selbst und Anderem deutlich zu machen, 2. festzustellen, daß die primäre traumatische Belastung, die Lana empfand, sich im Kopf ihrer Mutter abspielte und somit deren Problem war, und schließlich 3. Lanas Angst und Wut gegenüber der Labilität und Unzugänglichkeit der Mutter als Teil einer verständlichen und »nicht-verrückten« Reaktion auf eine verrückte Situation anzuerkennen. Durch diese Interventionen wurden Lanas Angst und Beunruhigung deutlich reduziert.

Luke und seine Familie (Dr. Schechter)

Der fünfjährige Luke wurde nach dem 11. September zusammen mit seiner Mutter, Frau B., aufgrund ihrer Sorgen um sein störendes Verhalten im Kindergarten vorgestellt. Frau B. hatte sich von Lukes Vater, einem Künstler, getrennt, als Luke zwei Jahre alt war. Der Vater hatte sich seinerzeit nicht mehr an die Behandlung seiner bipolaren Störung gehalten und vermehrt zu trinken begonnen. Als Luke drei Jahre alt war, wurden die begleiteten Besuche bei seinem Vater aufgrund seines launischen und sprunghaften Verhaltens eingestellt. Etwa ein Jahr lang sah der Vater Luke hin und wieder für kurze Zeitabschnitte und immer im Beisein der Mutter, indem er oft unerwartet vormittags am Wochenende in der Wohnung der Mutter auftauchte. Obwohl sich die Mutter durch diese Besuche »an ihre Grenzen getrieben« fühlte, scheute sie davor zurück, eine Unterlassungsklage einzuleiten, da Lukes Vater sich, vor allem in ihrer Gegenwart, um einen sanften, liebevollen Umgang zu bemühen schien und sich auch an ihre Anweisungen hielt, wenn er gebeten wurde, aufzuhören und zu gehen. »Ich fürchtete mich vor der Vorstellung, daß Luke zusehen muß, wie sein Vater von der Polizei weggezerrt würde«, sagte sie, »außerdem hat er uns nie weh getan«. Zu beachten ist, daß die Kindheit von Lukes Mutter negativ von den Stimmungsumschwüngen, der Labilität und dem verbalen Mißbrauch ihrer eigenen Mutter überschattet war. Diese war wegen eines chronischen Schmerzsyndroms medikamentenabhängig geworden.

Obwohl Luke eher an Trennungsangst gelitten hatte, anklammernd gewesen war und zu Wut- und Trotzanfällen, zum Einnässen und Einkoten geneigt hatte, war er zuvor nie störend oder aggressiv gegenüber Gleichaltrigen gewesen.

Am Nachmittag des 11. September, einige Stunden nach den Anschlägen, befanden sich Frau B., Luke und ihr Au-pair-Mädchen in ihrer Wohnung, die nur 2 km vom WTC entfernt lag. Luke war früher von der Schule heimgekommen, und alle saßen vor dem Fernsehapparat. Das Au-pair-Mädchen ging an die Tür und schrie auf, als Lukes Vater hereingestürmt kam, völlig zerzaust und mit einer Alkoholfahne, und verlangte, daß die Mutter ihm Luke übergeben solle. In seinem psychotischen Zustand behauptete er laut und unzusammenhängend, besondere Informationen darüber erhalten zu haben, daß es sich bei Frau B. um eine Spionin des Al-Qaida-Netzwerks handle und daß sie zusammen mit dem Au-pair-Mädchen die Zerstörung New Yorks plane, vor der er Luke retten müsse. Frau B. schirmte Luke ab, während beide auf den Vater besänftigend einredeten und unauffällig mit Luke auf die Treppe zusteuerten; als sie diese erreicht hatten, gab die Mutter Luke die Anweisung, hinaufzurennen und sich in sein Zimmer einzuschließen, während sie den Vater davon abhielt, ihm zu folgen. Das Au-pair-Mädchen war unterdessen hinausgerannt, um den Notruf anzurufen, und kam dann zurück, um zu verkünden, daß die Polizei schon auf dem Weg sei. In Panik geraten, stieß der Vater Frau B. rückwärts auf die Treppe und rannte hinaus. Luke lief weinend aus seinem Zimmer, als er die Polizeisirenen hörte, um zu sehen, ob seiner Mutter nichts geschehen war. Nach diesem Vorfall fürchtete sich Luke davor, allein zu schlafen, und litt unter häufigen Alpträumen und nächtlichem Erwachen.

Nachdem er einige Tage später zur Schule zurückgekehrt war, fing er an »abzuschalten«, Lehrern schnippische Antworten zu geben, und – entgegen seinem sonstigen Verhalten – stritt er mit anderen Jungen und Mädchen. Ein Lehrer verwies Luke an Dr. Schechter. In der ersten Sitzung bei Dr. Schechter erklärte Luke sein schlechtes Benehmen in der Schule als Folge seines »Kontrollverlusts«, für den er aber keine Erklärung hatte. Er vermied es im Verlauf der ersten zwei Sitzungen, den Vater zu erwähnen, bis auf die Tatsache, daß seine Mutter ihm gesagt habe, daß sein Vater an einer »psychischen Krankheit« leide.

Während der dritten Sitzung nahm Luke zwei Flugzeuge aus dem Spielzeugschrank und begann damit, fieberhaft in meinem Büro herumzukreisen, bis er sie schließlich gegen die Weltkarte krachen ließ, die an meiner Wand hängt. »Zwei wirklich zornige Flugzeuge«, sagte ich. »Was macht sie denn so wütend, daß sie in die Welt reinkrachen? Die Vorstellung ist so fürchterlich!« Luke antwortete: »Sie sind außer Kontrolle, weil sie zu viel Treibstoff haben – sie können nicht anders! Laß uns die Feuerwehr- und Polizeimänner dazuholen, um zu helfen – es ist schlimm, sich mit so schnellen und wütenden Flugzeugen allein zu fühlen. Das ist wie mit Papa allein zu sein!« Und dann sagte er: »Papa geht auch zu schnell! Er kann nicht langsamer werden. Deswegen hat Mama ihn weggeschickt.«

Wie er später verriet, hatte er auch Angst, von der Mutter weggeschickt zu werden, wenn er zu wütend oder zu schnell wurde. Seine Angst wurde dadurch kompliziert, daß seine Mutter zu ihm sagte, sie müsse ihn zu seinen Großeltern in einen anderen Staat schicken, wenn er wegen seines schlechten Benehmens aus seiner Schule geworfen werde. Seine eigene Angst und Wut wurden zu überwältigend, um sie zu betrachten, und verschmolzen mit den

Ereignissen des 11. September. Diese Idee wurde außerdem durch ein Bild unterstützt, das Luke angefertigt hatte, in dem er sich – über der Mutter türmend – mit einer riesigen rechten Hand in Form einer Waffe darstellte. Als ich ihn bat, mir etwas zu dem Bild zu erzählen, sagte Luke: »Ich verfolge Mama. Manchmal macht sie mich ganz verrückt!«

Sara und ihre Familie (Dr. Coates)

Familie A., ein Paar Mitte Zwanzig und ihre zweijährige Tochter Sara, wohnte etwa 25 Häuserblocks vom WTC entfernt. Am Morgen des 11. September hörte Fr. A., während sie mit ihrer Tochter und der Kinderfrau daheim war, ein lautes, niedrigfliegendes Flugzeug und dann einen Knall. Sie schaltete den Fernseher ein und sah Bilder des ersten, und dann auch des zweiten Flugzeugs im Angriff auf das WTC. Sie versuchte ganz außer sich, ihren Mann anzurufen, aber die Leitungen waren bereits tot. Sie wußte, er befand sich in der Nähe und nicht in unmittelbarer Lebensgefahr. Sie ließ Sara bei der Kinderfrau und ging auf die Straße, wo sie die WTC-Gebäude in Flammen und Hunderte von Menschen, die mit Staub und Asche bedeckt waren, nach Norden flüchten sah. Eine ihrer Freundinnen war den ganzen Weg von einem Gebäude gegenüber dem WTC bis zu dem Apartment der Familie A. gerannt und befand sich, als sie ankam, in einem hysterischen Zustand, schluchzend und kaum wiederzuerkennen vor lauter Asche. Sara befand sich im Raum, als diese Freundin eintraf, aber Frau A. konnte sich an Saras Reaktion nicht erinnern. Ihr Mann kehrte innerhalb einer Stunde zurück.

Ich hatte früher schon mit dieser Familie gearbeitet, als Sara zehn Monate alt war, weil sie laut Frau A. »nie schlief«. Frau A. hatte eine postpartale Depression gehabt. Beide Eltern machten sich Sorgen darüber, daß dies eine »Bindungsstörung« verursacht haben könnte. Sie wunderten sich, weil Sara nie protestierte, wenn die Mutter den Raum oder die Wohnung verließ. Nach einer Untersuchung befand ich, daß Saras Störung nicht die Kriterien einer Bindungsstörung nach dem diagnostischen Klassifikationsschema Zero-to-three (1994) oder nach DSM-IV (American Psychiatric Association APA, 1994) erfüllte. Bemerkenswert war, daß beide Elternteile ihre eigenen Eltern als distanziert und emotional vernachlässigend beschrieben und damit verbundene Schwierigkeiten in den primären Bindungsbeziehungen während ihrer beider Kindheit schilderten.

Sara war ein attraktives, robustes kleines Mädchen, das bereitwillig Verbindung mit dem Untersucher aufnahm, minimale Fremdenangst zeigte und sehr neugierig auf die Spielsachen im Spielzimmer war. Eine Untersuchung zeigte, daß Saras verbale Entwicklung um drei Monate verzögert war und daß sie die folgenden, subtilen Störungen in ihrer Bindung zur Mutter aufwies: Sie schaute ihre Mutter nicht an, wenn sie sich in eine neue Situation begab, und unternahm keinen Versuch, ihre Entdeckung neuer Spielsachen mit ihr zu teilen. In der Tat sah sie selten eines der Elternteile an. Nach einem Jahr Eltern-Kind-Psychotherapie ließen jedoch die Symptome nach. Sie konnte in der Nacht schlafen, interagierte vermehrt mit ihrer Mutter, genoß es, mit ihr zu spielen, und protestierte erstmals, wenn sie von ihr verlassen wurde.

Einige Tage nach den WTC-Anschlägen bat Frau A. um einen Termin, um über ihre Erlebnisse am 11. September zu sprechen, weil sie völlig überwältigt war. Ich schlug vor, daß sie zusammen mit ihrem Mann zu einer Sitzung kommen solle. Während der ersten Sitzung schluchzte sie und beschrieb, wie verängstigt sie sich fühlte. Sie hatte das Gefühl, sich und ihre Tochter nicht schützen zu können. Sie hatte zu Hause einen gepackten Koffer stehen und war jederzeit bereit, blitzartig die Stadt zu verlassen und zum Haus ihrer Eltern in New England zurückzukehren. Sie hatte das Gefühl, ständig unter Spannung zu leben, in Erwartung des nächsten Anschlags. Sie beklagte sich darüber, daß sich ihre Tochter in eine »menschliche Klette« verwandelt habe und daß sie sie nicht mal mehr allein ins Bad gehen lasse. Sara quengelte und weinte und hatte auch wieder ernsthafte Schlafprobleme entwickelt. Beide Eltern brachten ihre Reaktionen nicht in Zusammenhang mit den Anschlägen, weil sie beide das Gefühl hatten, Sara sei zu jung, um zu verstehen, was geschehen war. Sie erkannten nicht, daß Sara ihrerseits auf ihre Reaktionen reagierte. Herr und Frau A. waren wütend über die jeweilige Reaktion des anderen auf die WTC-Anschläge. Er benahm sich verächtlich gegenüber ihrer Angst und Panik. Er war dankbar dafür, daß sie am Leben waren, daß sie keine nahestehenden Personen verloren hatten, und war der Meinung, daß sie »es vergessen und ihr Leben weiterführen sollten«. Er betrachtete ihre Reaktionen als hysterisch und verrückt. Sie wiederum hatte auch den Eindruck, ihr Mann sei verrückt, weil sie glaubte, er zeige nicht die geringste emotionale Reaktion, er verstehe nicht, was gerade geschehen war. Er teilte keine ihrer Wahrnehmungen von den Gefahren, die sie in der Zukunft sah.

In der ersten Woche behandelte ich das Paar zweimal ohne Sara. In der ersten Paarsitzung beschrieb die Mutter im einzelnen, wie schrecklich für sie der 11. September gewesen war, während ihr Mann still blieb, aber sehr bekümmert aussah. Ich hörte mir ihre Geschichte an, zeigte Verständnis für ihre Angst und ließ sie wissen, daß jeder, auch ich, Angst hatte. Herr A. sagte, daß es doch vorbei sei, sie keine Angehörigen verloren hätten und sie ihr Leben weiterführen müßten. Ich half ihm dabei zuzugeben, daß es tatsächlich auch für ihn eine furchteinflößende Erfahrung gewesen war. Ich versuchte die Unterschiede in ihren Reaktionsweisen zu normalisieren, indem ich sagte, daß viele Paare wohl gerade feststellen mußten, daß sie sehr unterschiedlich auf die Geschehnisse des 11. September reagierten und diese Unterschiede bei Ehepaaren in der ganzen Stadt für Streß sorgten. Ich versuchte ihnen zu helfen, Verständnis für die Reaktionen des jeweils anderen aufzubringen. Frau A. kam zu der Ansicht, sie sollten alle nach New England hinausziehen, um dort dauerhaft zu wohnen. Ich schlug vor, diese Alternative im Hinterkopf zu behalten, während sie in den nächsten Wochen ihre Angelegenheiten regelten. Es verhielt sich tatsächlich so, daß viele Familien mit kleinen Kindern, insbesondere jene, die in der Nähe des WTC gewohnt hatten, die Stadt sofort nach den Terroranschlägen verließen, um dauerhaft woanders zu wohnen. Nach der dritten Woche betrachtete Familie A. einen solchen Umzug nicht mehr als mögliche Alternative.

Ich versuchte den Zusammenhang zwischen Sara als »menschlicher Klette« und ihrer Schlaflosigkeit und dem Terroranschlag herzustellen. Sie sagten, daß sie nie an diese Möglichkeit gedacht hätten. Ich teilte ihnen mit, ich hätte in der Zeitung gelesen, daß einer Umfrage zufolge 40 Prozent der Kinder im ganzen Land nach dem WTC-Anschlag im Bett ihrer Eltern geschlafen hätten, und ich sei sicher, daß der Prozentsatz in New York City noch viel höher war.

Als ich Sara in der nächsten Woche sah – d. h. drei Wochen nach der Katastrophe –, begann sie die Sitzung, indem sie mit einer Alligator-Marionette spielte und damit heftig eine Bären-Marionette angriff, die ihre Mutter in der Hand hielt. Dann versuchte sie auf eine ziemlich aggressive Art, die Alligator-Marionette zu veranlassen, ihre Mutter in den Arm und dann in das Gesicht zu beißen. Die Mutter sagte zu ihr, sie solle ihr die Alligator-Marionette nicht ins Gesicht halten und sanfter sein. Sara konnte dem nachkommen. Dann bat Sara ihre Mutter, den Alligator zu spielen. Sie tauschten im Laufe ihres Spiels immer wieder die Rollen. Als Fr. A. der Angreifer war, spielte sie mit Sara auf eine sanfte, humorvolle Weise. Sie sang Sara vor: »Ich werde dich kriegen.« Die Mutter nahm sanft die Alligator-Marionette und versuchte damit die Bären-Marionette zu schlagen. Wir sprachen gemeinsam darüber, wie es ist, wenn man ängstigende, ängstliche und wütende Gefühle hat. Sara schien am

Ende dieser Sitzung beruhigt zu sein. In den folgenden Wochen schienen Saras Symptome nachzulassen, und die Familie beschloß, einen zweiwöchigen Urlaub zu nehmen, um von allem wegzukommen und die Familie der Mutter in New England zu besuchen.

Schlußfolgerungen

Aus den Terroranschlägen des 11. September haben wir viele schmerzhafte Lektionen gelernt, und die wichtigsten davon wurden uns gerade von Säuglingen und Kleinkindern beigebracht: wie die Trennungsreaktionen dieser Kinder alle Rationalisierungen und Verleugnungen der Erwachsenen durchbrachen, wie sehr diese Kinder im Kontakt mit den inneren Vorgängen und Mitteilungen ihrer traumatisierten Pflegepersonen waren, wie sehr sie versuchten, aus den Reaktionen ihrer Eltern und den Informationsfetzen, die sie aufgeschnappt hatten, einen Sinn zu erkennen, und wie sie einfach weinten und sich an ihre Teddybären kuschelten, wenn das alles keinen Sinn mehr ergab.

Von Kindern im Schulalter haben wir gelernt, daß frühe prämorbide Erfahrungen von gewaltsamer Traumatisierung und Bindungsstörungen in Beziehung zu den primären Pflegepersonen die größten Risikofaktoren für eine sowohl akute als auch chronische traumatische Belastungsstörung als Reaktion auf die Terroranschläge des 11. September bildeten. Während einige dieser Kinder den Anschein vermittelten, alles gut überstanden zu haben, und sogar Bilder malten oder Spiele spielen konnten, die die traumatische Erfahrung und die damit verbundenen Affekte vermieden, waren genau diese Kinder in Anwesenheit unterstützender, reflektierender Therapeuten in der Lage, die Tiefe ihres Leids zu offenbaren. Sie konnten somit beginnen, alte, wieder aufbrechende Wunden im Sinne ihrer Bindungsunsicherheit, in ihrem Bewußtsein und an ihrem Körper sowie in ihren Familien und auf der ganzen Welt zu heilen.

Literatur

American Psychiatric Association APA (1994): *The Diagnostic and Statistical Manual of Psychiatric Disorders (DSM-IV).* 4. Aufl. Washington DC (American Psychiatric Association).

Bremner, J. D., S. M. Southwick, D. R. Johnson, R. Yehuda und D. S. Charney (1993): Childhood physical abuse and combat-related posttraumatic stress disorder in Vietnam veterans. *American Journal of Psychiatry,* 150, 235–239.

Brisch, K. H. (2000): Use of the telephone in the treatment of attachment disorders. In:

Aronson, J. K. (Hrsg.) *The Use of the Telephone in Psychotherapy.* Northvale, NJ (Jason Aronson), S. 375–395.

Fergusson, D. M., L. J. Horwood und M. T. Lynskey (1996): Childhood sexual abuse and psychiatric disorder in young adulthood: II. Psychiatric outcomes of childhood sexual abuse. *Journal of the American Academy of Child & Adolescent Psychiatry,* 35, 1365–1374.

Lagnado, L. (2001): Disaster psychiatry volunteers minister to the distraught. *The Wall Street Journal,* B9 (17. September).

Pfefferbaum, B., S. J. Nixon, R. D. Tivis, D. E. Doughty, R. S. Pynoos, R. H. Gurwitch und D. W. Foy (2001): Television exposure in children after a terrorist incident. *Psychiatry,* 64, 202–211.

Pfefferbaum, B., S. J. Nixon, P. M. Tucker, R. D. Tivis, V. L. Moore, R. H. Gurwitch, R. S. Pynoos und H. K. Geis (1999): Posttraumatic stress responses in bereaved children after the Oklahoma City bombing. *Journal of the American Academy of Child and Adolescent Psychiatry,* 38, 1372–1379.

Regehr, C., D. Hemsworth und J. Hill (2001): Individual predictors of posttraumatic distress: A structural equation model. *Canadian Journal of Psychiatry,* 46, 156–161.

Schechter, D. S. und M. C. Tosyali (2001): Posttraumatic stress disorder from infancy through adolescence: A review. In: Essau, C. A. und F. Petermann (Hrsg.) *Anxiety Disorders in Children and Adolescents: Epidemiology, Risk Factors, and Treatment.* London (Brunner – Routledge), S. 285–322.

Scheeringa, M., C. D. Peebles, C. A. Cook und C. H. Zeanah (2001): Toward establishing procedural, criterion, and discriminant validity for PTSD in early childhood. *Journal of the American Academy of Child and Adolescent Psychiatry,* 40, 52–60.

Scheeringa, M. S., C. H. Zeanah, M. J. Drell und J. A. Larrieu (1995): Two approaches to the diagnosis of posttraumatic stress disorder in infancy and early childhood. *Journal of the American Academy of Child and Adolescent Psychiatry,* 34, 191–200.

Vlahov, D., E. Susser und D. Hermann (2001): Preliminary results of the New York Academy of Medicine telephone surveys after the 9/11/01 terrorist attacks. The Research Foundation for Mental Hygiene: The New York State Psychiatric Institute Annual Scientific Retreat, Arden Conference Center, Harriman, NY, 19. November 2001.

Widom, C. S. (1999): Posttraumatic stress disorder in abused and neglected children grown up. *American Journal of Psychiatry,* 156, 1223–1229.

Zero to Three (1994): *Diagnostic Classification of Mental Health and Developmental Disorders of Infancy and Early Childhood.* Washington, DC (National Center for Clinical Infant Programs).

Marc H. Bornstein

FÖRDERUNG POSITIVER EIGENSCHAFTEN UND WERTE BEI KLEINKINDERN

Rahmenbedingungen für Forschung und Praxis

Einführung

Forscher, Kliniker und Politiker haben alle das lobenswerte und gut gemeinte Ziel, Interventionen, Abhilfemaßnahmen und Vorbeugung bei Kindheitstraumata aller Arten zu entwickeln, und beschäftigen sich normalerweise damit, Störungen, Defizite und Mängel bei Kindern anzugehen. Jedoch könnten Innovationen bei der Belastbarkeitsforschung ein nützliches Licht auf die Entwicklung und Förderung von positiven Eigenschaften und Werten der Jugend werfen, mit anderen Worten, eine Anzahl »schützender Faktoren« fördern.

Die moderne Psychologie bemüht sich um Heilung und versucht, das menschliche Funktionieren mit einem Krankheitsmodell zu verstehen. Die Hauptmethode der Intervention bestand im Reparieren »behindernder« Gewohnheiten, beschädigter Triebe, anomaler Gehirne und gefährdeter Kindheiten. Psychologie sollte aber Stärke und Tugend ebenso berücksichtigen wie Handikap, Schaden, Anomalität und Gefährdung. Die psychologische Behandlung sollte ebenso darauf ausgerichtet sein, das Gute zu pflegen wie das Schlechte zu ändern. Pathologisieren ist vielleicht nicht der einzige Weg, Störungen zu verhindern. Erfolgreiche Prävention kann auf einer Grundlage von Kompetenz basieren. Positive Eigenschaften und Werte wie Mut, Optimismus, kommunikatives Geschick, Arbeitsethik, Hoffnung, Ehrlichkeit und Ausdauer sind als solche wertvoll und können auch vor Krankheit schützen. Im Gegensatz zum vorherrschenden Fokus auf Intervention oder Behandlung von Störungen, Defiziten und Mängeln sollte erfolgreiche Prävention und Sicherung von Belastbarkeit vielmehr eine Psychologie der menschlichen Stärken sein, deren Aufgabe darin besteht, positive Eigenschaften und Werte bei Kindern zu fördern (Seligman, 1998; Seligman und Csikszentmihalyi, 2000; Snyder und Lopez, 2001).

Positive Eigenschaften und Werte bei Kleinkindern

Was sind die positiven Eigenschaften und Werte, die wir bei Kindern sehen und entwickeln möchten, und wie können Eltern und Familie, Gemeinschaft und Umwelt ihre Entwicklung fördern? Die Erforschung einer positiven Jugendentwicklung ist jung und bedarf noch dringend der Selbstentwicklung, z. B. Definition positiver Ergebnisse, Erweiterung der Forschungsbasis für positive Gestaltung, Aufnahme von Längsschnittbewertungen ihrer Entwicklung und Kontrolle der psychometrischen Eignung positiver psychologischer Formen. Verschiedene Sozialwissenschaftler haben einen Anfang gemacht. Zum Beispiel hat Bennett (1993) eine Reihe erwünschter Ergebnisse bei Kindern aufgeführt, einschließlich Ausdauer, Glaube, Freundschaft, Mut, Verantwortung und Mitleid. Das Search Institute identifizierte eine Reihe »innerer Werte« wie Lernbereitschaft, positive Werte, Sozialkompetenz und positive Identität (Benson, 1993). Lerner, Fisher und Weinberg (2000) identifizierten Kompetenz, Vertrauen, Verbindungen, Charakter und Fürsorge. Allgemeiner klassifizierten und erläuterten Bornstein, Davidson, Keyes, Moore und das Center for Child Well-Being (2002) drei Bereiche positiver Eigenschaften und Werte bei Kindern: den physischen, sozialen/emotionalen und den kognitiven. Jeder Bereich umfaßt eine Reihe eng verbundener Eigenschaften und Werte. Die darin aufgeführten positiven Eigenschaften und Werte sind nicht erschöpfend, stellen aber den wesentlichen Kern dar und helfen bei der Bestimmung des Bereichs und der allgemeinen positiven Entwicklung von Kindern.

Der physische Bereich einer positiven Kindheitsentwicklung

Der physische Bereich umfaßt die Eigenschaften und Werte guter Ernährung, physischer Gesundheit, Aktivität, Sicherheit und Fortpflanzungsfähigkeit; diese sind offensichtlich für ein gesundes Leben unerläßlich.

- Gute *Ernährung* ist unerläßlich für schnelles Wachstum und optimale Funktion im ganzen Leben; gesundes Eßverhalten heißt Vermeiden von Übermaß und Mangel.
- Erhaltung der *physischen Gesundheit* ist erforderlich für die positive Entwicklung und beinhaltet auch die Maximierung wünschenswerter *physischer Attribute.*
- *Aktivität* und *Schlaf* sind notwendig für eine gesunde Entwicklung; Bewegung und Ruhe sind gleichermaßen erforderlich für Gesundheit und gesunden Lebensstil.

- Die von Kinder gefühlte *Sicherheit,* nicht nur zu Hause, sondern auch in Schule und Gemeinschaft üben einen Einfluß auf die positive Entwicklung von Kindern aus.
- Beim Heranwachsen wird die *Fortpflanzungsfähigkeit* ein Hauptanliegen der positiven Kindheitsentwicklung; sie umfaßt die sexuelle Entwicklung, sichere Sexualpraktiken und Wissen über Fortpflanzung.

Der soziale/emotionale Bereich einer positiven Kindheitsentwicklung

Dieser Bereich umschließt Temperament, emotionale Intelligenz und Belastbarkeit, Vertrauen, ein »Selbstsystem«, Charakter und gute soziale Kompetenzen.

- Positives *Temperament* mit Annäherungsorientierung und Anpassungsfähigkeit sind positive Eigenschaften und Werte in der Entwicklung.
- *Emotionale Intelligenz,* d.h. emotionaler Ausdruck, Regulation und Verständnis sind unerläßlich für eine positive soziale und emotionale Entwicklung. Einfühlungsvermögen ist die emotionale Antwort auf das Fühlen eines anderen Menschen, und Sympathie ist die emotionale Reaktion auf den Streß eines anderen; beide stellen die Kerncharakteristika und Werte sozialer und emotionaler positiver Entwicklung dar.
- *Fürsorge* beinhaltet die Fähigkeit, positiv, konstruktiv und adaptiv mit der Umwelt zu interagieren (besonders bei Streß, Bedrohung oder Verletzung). Damit verbunden stellt Belastbarkeit die Fähigkeit zur Erholung und Wiedererlangung des Gleichgewichts nach Erfahrung negativer Umwelt und Ereignisse dar.
- *Vertrauen* ist bei Kindern ein Kennzeichen für sichere Bindung und die Fähigkeit des Kindes, einen Sorgeberechtigten als sichere Basis zu nutzen, von der aus die soziale und die materielle Umgebung erforscht werden können.
- Nahe am Kern der sozialen und emotionalen positiven Entwicklung ist das Selbstempfinden der Kinder einschließlich einer positiven Einstellung zu sich selbst sowie Selbstregulierung und Selbstbestimmung.
- *Charakter* beinhaltet Werte und moralisches Verhalten – Uneigennützigkeit, Mut, Ehrlichkeit, Pflicht und Verantwortung – die menschliche Kernstärken und -tugenden darstellen.
- Gute *soziale Kompetenzen* beinhalten das Verständnis für den eigenen Platz in der sozialen Welt und der gute Umgang mit menschlichen Bezie-

hungen, um Qualität, Wärme und vertrauensvolle Beziehungen mit anderen, besonders Eltern, Geschwistern und Gleichaltrigen aufzubauen.

Der kognitive Bereich einer positiven Kindheitsentwicklung

Denken, Gedanken mitteilen und die Ergebnisse des Nachdenkens im täglichen Leben sind wesentlich für eine positive kognitive Entwicklung. Es gibt viele spezifische positive Eigenschaften und Werte innerhalb des kognitiven Bereichs, einschließlich Informationsverarbeitung und Erinnerung, Neugier und Erforschung, Hauptmotivation, Denken und Intelligenz, Problemlösung, Sprache und Lesefähigkeit, Bildung, Moral und Talent.

- Die Kognitionswissenschaft sieht zwei zusammenhängende kognitive Mechanismen in der geistigen Fähigkeit von Kindern mit einer Vielzahl von Aufgaben. Die eine ist die *Informationsverarbeitung* (die Ausführung grundlegender mentaler Prozesse), die andere ist *Erinnerung* (die fortlaufende kognitive Verarbeitung dieser Information).
- *Neugier* ist der Wunsch, mehr zu lernen, und *Erforschung* ist das Verhalten, das durch Neugier aktiviert und gesteuert wird.
- *Hauptmotivation* liegt dem Antrieb der Person zum Lernen zugrunde; sie ist eine psychische Kraft, die Einzelpersonen dazu bringt, Aufgaben eher für ein immanentes Gefühl der Wirksamkeit zu meistern als für äußere Anerkennung.
- *Denken* ist verbunden mit Grundvorgängen (Objekte und Vorgänge in der äußeren Umgebung wahrnehmen) und mentalen Prozessen auf hoher Ebene (Überlegen, Versinnbildlichen und Planen). Traditionelle umfassende Denkvorgänge schließen Intelligenztests ein, aber eine umfassendere zeitgemäße Ansicht der Intelligenz schließt das Verstehen seiner Selbst und anderer, Kreativität und künstlerische Fähigkeiten ein.
- *Problemlösung* ist das Erkennen und Erschaffen von Ersatzlösungen sowohl für kognitive als auch für soziale Probleme.
- *Sprache* und *Lesefähigkeit* stellen verbale Elemente der positiven kognitiven Entwicklung dar; sie sind der Schlüssel für den Eintritt des Kindes in die soziale Gemeinschaft und für den Laufbahnerfolg während der Schulzeit.
- *Bildung* wird allgemein gemessen nach der Lernbereitschaft der Kinder (der Zustand, in dem die Fähigkeiten und Kompetenzen des Kindes die Erwartungen und Anforderungen von Erwachsenen und Schule erfül-

len), den Ergebnissen von Leistungstests und Zeugnisnoten (die direkt die Beherrschung spezifischer Fähigkeiten durch das Kind bewerten).

- Kognitive Fähigkeit ist eng verbunden mit *Moral* einschließlich moralischer Urteilskraft, moralischem Empfinden und moralischer Handlung.
- Zentrale Elemente positiver kognitiver Entwicklung sind *Kreativität* und *Talent.*

Quellen positiver Eigenschaften und Werte bei Kleinkindern

Welche Faktoren fördern das Wachstum positiver Eigenschaften und Werte bei Kindern? Es gibt natürlich keine Regel, kein »Wundermittel«, um diese positiven Eigenschaften und Werte bei Kindern zu fördern, ähnlich wie man antibakterielle Medikamente für mehrere ansteckende Krankheiten verwendete. Wir können aber die wichtigsten Quellen identifizieren und bestimmen.

Die Entwicklungswissenschaft verweist auf drei allgemeine Ursprünge positiver Eigenschaften und Werte bei Kleinkindern hin: auf die Kinder selbst, ihre spezifischen Charakteristika und im weitesten Sinne auf die Elternschaft. Zunächst tragen Kinder direkt zu ihrer eigenen Entwicklung bei. Stabilität beschreibt die Stetigkeit in den relativen Rängen von Menschen in einer Gruppe in bezug auf den Ausdruck einer positiven Eigenschaft oder eines Wertes auf längere Sicht. Zum Beispiel wäre eine beständige Eigenschaft oder ein beständiger Wert derjenige, den manche Kinder in höherem Maße besitzen, wenn sie sehr klein sind, und auch dann noch, wenn sie größer sind. Der Begriff Stabilität verleitet Forscher zu glauben, daß endogene Prozesse am Werk sind, daß die Stabilität positiver Eigenschaften und Werte *im* Kind selbst liegen. Dann tragen Kinder *indirekt* zu ihren positiven Eigenschaften und Werten bei durch die Einflüsse, die sie auf andere ausüben, besonders auf ihre Pflegepersonen. Stabilität und Einwirkung auf das Kind sind entscheidend; aber – realistisch gesehen: Wie empfänglich für Intervention oder Wechsel sind beständige endogene Prozesse und sogar manche Einwirkung auf das Kind? Nicht sehr. Wenn wir als Gesellschaft positive Eigenschaften und Werte bei Kleinkindern fördern wollen, müssen wir eher auf die durch uns beeinflußbaren Faktoren achten.

Über Stabilität bei Kindern und Einwirkung auf das Kind hinaus tragen Umwelt und Erfahrung zu positiven Eigenschaften und Werten bei Kleinkindern bei und beeinflussen offenbar die menschliche Entwicklung auf allen Ebenen: von der Zelle zur Wiege zur Kultur. Welche Aspekte von Erfahrung und Umwelt können wir manipulieren, um unsere Ziele für Kinder zu erreichen? Anschließend werde ich auf Elternschaft und darauf basierende Interventionsprogramme eingehen. Vermutlich sind hier die wirksamen Quellen positiver Eigenschaften und Werte, an denen die Gesellschaft ansetzen kann.

Elternschaft

Die vorwiegende und ständige Aufgabe von Eltern jeder Generation besteht darin, die Kinder der nächsten Generation auf die physischen, wirtschaftlichen und psychosozialen Situationen vorzubereiten, in denen Kinder überleben müssen, und hoffentlich gedeihen werden. Obwohl viele Faktoren die Entwicklung von Kindern beeinflussen, ist die Elternschaft der letzte gemeinsame Weg zu Aufsicht und Fürsorge bei Kindern, Entwicklung und Gestalt, Anpassung und Erfolg. Eltern sind die ersten Anwälte ihrer Kinder, sie sind das zahlenmäßig größte vorhandene Heer von Lobby und Arbeitern für Kinder, und sie haben den frühesten und beständigsten Zugang zu Kindern.

Tatsächlich stellt die Elternschaft einen umfassenden Rahmen für die ersten Entwicklungsphasen des Kindes dar (Bornstein, 2002a). Mütter und Väter (ebenso Geschwister, andere Familienmitglieder und sogar außerfamiliäre Tagesbetreuer) leiten die Entwicklung positiver Eigenschaften und Werte bei Kindern über viele direkte und indirekte Wege. *Direkte Wirkungen* sind zweierlei: Genetik und Erfahrung. Natürlich sind es allein die leiblichen Eltern, die ihren Kindern den genetischen Stempel aufdrücken – mit möglichen günstigen Folgen für deren positive Entwicklung. (Damit sind Eltern auch verantwortlich für Stabilität in der Kindheit und manche Einwirkung auf das Kind.)

Aber abgesehen von den Genen betrachten alle namhaften Theorien der menschlichen Psychologie die Erfahrung auf der Welt entweder als Hauptquelle der eigenen Entwicklung oder als größere, wichtigere Komponente. Es fällt den Eltern (und anderen Pflegepersonen) zu, die meisten – wenn nicht alle – Erfahrungen von Kleinkindern zu formen, und wir glauben, daß die Eltern die Entwicklung positiver Eigenschaften und Werte bei ihren Kindern sowohl durch ihre Überzeugungen als auch durch ihr an den Tag gelegtes Benehmen formen. *Dies ist also das logische Ziel positiver Interventionen.*

Überzeugungen von Eltern umfassen Vorstellungen über, Haltungen gegenüber und Wissen über alle Aspekte der Elternschaft und Kindheit; alles kann eine große Rolle spielen. Zunächst kann das Bild, wie Eltern sich selbst gegenüber Kindern sehen, zum Ausdruck der einen oder anderen Art von

Vorliebe, Denken oder Benehmen beim Aufziehen von Kindern führen. Zweitens funktioniert die Ansicht der Eltern zur Kindheit ebenso: Eltern, die glauben, sie könnten oder könnten nicht auf das Temperament oder die Intelligenz ihres Kindes Einfluß nehmen, ändern ihre Elternauffassung dementsprechend. Schließlich hat die Sicht der Eltern auf ihre eigenen Kinder spezielle Folgen: Eltern, die ihr Kind positiv sehen, richten wahrscheinlich mehr Aufmerksamkeit oder reagieren mehr auf die Annäherung ihres Kindes. Ihre Aufmerksamkeit und Ansprechbarkeit können auf diese Weise weitere positive Eigenschaften und Werte fördern.

Hervorstechender im Lebensalter Kindheit sind das Verhalten von Eltern (und anderen Pflegepersonen) und die greifbaren Erfahrungen, die Eltern ihren Kindern liefern. Schließlich stammen praktisch alle Umwelterfahrungen der Kleinkinder direkt von Interaktionen innerhalb der Familie. Natürlich sind die Inhalte von Eltern-Kind-Interaktionen verschiedenartig, aber ein wichtiger, vielleicht allgemeingültiger »Kern« des Repertoires in der Jugendfürsorge sind Fürsorge hinsichtlich Ernährung, sozialer, didaktischer, materieller und verbaler Natur. Diese Kategorien positiver Erziehung stimmen mit den Bereichen einer positiven Kindesentwicklung überein (Bornstein, 2002b).

Fürsorge hinsichtlich Ernährung erfüllt die physischen, biologischen und gesundheitlichen Bedürfnisse von Kindern. Die Eltern sind verantwortlich für die Förderung des Wohlergehens ihrer Kinder und die für Vermeidung von Krankheiten. Eltern in praktisch allen höheren Spezies erziehen ihre Jungen, indem sie Nahrung, Routineversorgung, Schutz, Überwachung, Pflege, Behaglichkeit und vieles andere liefern. Pflege ist Voraussetzung für das Wohlbefinden der Kinder.

Soziale Fürsorge umfaßt die Vielzahl von visuellen, verbalen, affektiven und physischen Verhaltensweisen von Eltern, um Kinder emotional in Anspruch zu nehmen und ihren zwischenmenschlichen Austausch zu steuern. Durch Feingefühl und Ansprechbarkeit, positives Feedback, Offenheit und Verhandeln, Zuhören und emotionale Nähe machen es die Eltern möglich, daß ihre Kinder sich geschätzt, akzeptiert und anerkannt fühlen. Auf diese Weise fördern sie gefühlte Sicherheit und mentale Gesundheit. Soziale Fürsorge umschließt auch, den Kindern zu helfen, ihre eigenen Vorlieben und Gefühle zu regulieren, und beeinflussen die kommunikativen Methoden und zwischenmenschlichen Register, die Kinder zum Aufbau bedeutungsvoller und anhaltender Beziehungen zu anderen veranlassen. Eltern müssen die

Quelle emotionaler und sozialer Unterstützung sein, wenn Kinder mit riskanten oder bedrohlichen Situationen fertig werden müssen.

Didaktische Fürsorge besteht in der Vielzahl von Strategien, die Eltern anwenden, um Kinder anzuregen, an ihrer Umwelt teilzunehmen und sie zu verstehen und in die Welt des Lernens einzutreten. Didaktik bedeutet, dem Kind die Außenwelt vorzustellen, zu vermitteln und zu interpretieren; Lehren, Beschreiben und Demonstrieren, genauso gut aber Gelegenheiten herauszufordern oder zu liefern, um zu beobachten, nachzuahmen und zu lernen. Didaktik umfaßt verbale und kognitive Stimulation; didaktische Fürsorge bietet auch die Gelegenheit für die Eltern, moralische Verhaltensweisen und Grundsätze einzuimpfen, und Didaktik setzt pädagogische Bildung voraus. Gemeinsame Arbeit und gemeinsames Spielen mit den Eltern versprechen einen sanften Übergang der Kinder in die Schule, und die spätere Beschäftigung der Eltern mit schulischen Aufgaben ist eine gute Vorgabe für die Leistungen ihrer Kinder in der Schule.

Pflege, soziales und didaktisches Verhalten sind Effekte direkter Erfahrung. Mütter und Väter beeinflussen aber auch indirekt in vielerlei Hinsicht die Entwicklung von positiven Eigenschaften und Werten bei ihren Kindern, als erstes durch ihren Einfluß aufeinander, zum Beispiel durch eheliche Unterstützung und Kommunikation (Grych, 2002). Frauen, die über gute Beziehungen zu ihrem Ehemann (oder zu Großeltern und Partnern) berichten, fühlen sich weniger geplagt und überfordert, haben mehr Zeit und können daher auch aufmerksamer, empfindsamer und ansprechbarer für ihre Kinder sein. Streitende Eltern hingegen geben ihren Kindern wahrscheinlich verwirrende Botschaften, haben weniger Zeit für sie und beschäftigen sich weniger mit ihrem Leben, und ihre Beziehung zu den Kindern ist feindseliger.

Eltern sind auch am Aufbau der Umgebung ihrer Kinder beteiligt. *Materielle Fürsorge* ist auch die Art, wie Eltern das Zuhause und die Umgebung ihres Kindes bereiten, organisieren und arrangieren. Erwachsene sind verantwortlich für Anzahl und Vielfalt von dem Kind verfügbaren Objekten (Spielzeug, Bücher, Werkzeuge), den Grad der umgebenden Stimulation, Grenzen der körperlichen Freiheit und allgemeine Sicherheit der kindlichen Erfahrungen. Es ist wichtig, daß die Eltern im Auge behalten, daß die Zeit, die ihre Kinder mit sie umgebenden Objekten verbringen, in Konkurrenz steht oder länger ist als die Zeit, die Kinder in direktem Kontakt mit Eltern oder anderen verbringen.

Schlußendlich: Eltern sind Bürger. Sie beeinflussen die soziale Gesundheit oder Schädlichkeit der Umwelt für ihre Kinder durch ihr politisches Verhalten (Garbarino u. a., 2002). Die Zusammenhänge von Entwicklung, die Eltern schaffen, tragen entscheidend dazu bei, positive Eigenschaften und Werte ihrer Kinder zu fördern oder zu mindern. Letzten Endes formen Bürger die Qualität der Kinderbetreuung, der Schulen und die Verfügbarkeit von Angeboten in ihrer Gemeinde. Auf diese Weise beeinflussen Eltern indirekt das Wachstum positiver Eigenschaften und Werte bei Kindern.

Natur und Umwelt

Will man positive Eigenschaften und Werte fördern, muß man beachten, daß der Einfluß Erwachsener auf Kinder auf zwei weiteren komplizierenden Prinzipien beruht. Erstens ist es nicht so, daß der allgemeine Grad der Stimulation den allgemeinen Grad der Funktion bei Kindern beeinflußt und punktuelle Mängel ausgleicht: Einfach nur eine ausreichende finanzielle Basis, ein großes Haus oder ähnliches zu liefern garantiert oder bestätigt nicht die Entwicklung einer mitfühlenden Persönlichkeit, verbaler Kompetenz oder anderer positiver Eigenschaften und Werte bei einem Kind. Nach dem *Spezifitätsprinzip* üben spezifische Erfahrungen, die Eltern Kindern zu spezifischen Zeiten liefern, spezifische Effekte zu spezifischen Aspekten des kindlichen Wachstums auf spezifische Weise aus. Folglich müssen Eltern und andere Pflegepersonen sorgfältig Menge und Art der Stimulation zur Unterstützung positiver Eigenschaften und Werte bei Kleinkindern an das Niveau der Entwicklung, besondere Interessen, Temperament, Laune usw. anpassen. Es ist nicht so, daß »mehr« oder »positiv« das Beste ist, sondern es muß passen (Lerner u. a., 2002).

Zweitens formen nach dem *Transaktionsprinzip* die von den Eltern gelieferten Erfahrungen mit der Zeit die positiven Eigenschaften und Werte der Kinder, ebenso wie umgekehrt die positiven Eigenschaften und Werte des Kindes seine/ihre Erfahrungen formen. Kinder nehmen Einfluß darauf, welchen Erfahrungen sie ausgesetzt sind, und interpretieren auch ähnliche Erfahrungen je nach persönlicher Eigenart, und daher schließlich, wie diese Erfahrungen sie beeinflussen. Kind und Eltern bringen bestimmte Eigenschaften und Werte in ihre beiderseitigen Interaktionen ein, und Kind wie Eltern ändern sich aufgrund dieser Interaktionen; danach treten Eltern wie Kind bei zukünftigen Interaktionen etwas »anders« und als gewandelte Menschen auf.

Das Ergebnis des Schnittpunkts des Transaktionsprinzips und des Spezifitätsprinzips ist ein Grad der Unsicherheit darin, wie Eltern am besten intervenieren können und was Wissenschaftler über die positiven Eigenschaften und Werte ihrer Kinder vorhersagen können. Es gibt viele Wege zum Erfolg, und Leute, deren Mißerfolg wir voraussehen, ebenso wie die, deren Erfolg wir annehmen, zeigen fast immer erstaunlich unterschiedliche Ergebnisse. Um normale Beziehungen zwischen Erziehung, Erfahrung und Umgebung als Vorläufer sowie positive Eigenschaften und Werte des Kindes als Ergebnis festzustellen, müssen wir die richtige Kombination von Ursache und Wirkung suchen und finden.

Darüber hinaus ist nicht nur ein Faktor für die Entwicklung positiver Eigenschaften und Werte entscheidend, sondern in einem umfassenden »Systemblick« sind viele Faktoren beteiligt – Umgebung, Erfahrung, Genetik und Biologie –, und ihre Transaktion beeinflußt die kindliche Entwicklung. Verständnis für die Rolle eines jeden Faktors erleichtert die Erklärung. Um die Art effektiver Interventionen und Eltern-Kind-Beziehungen nach positiven Eigenschaften und Werten bei Kleinkindern zu ergründen, brauchen wir eine multivariate und dynamische Haltung. Nur wenn wir multiple Faktoren in Betracht ziehen, können wir individuelle, dyadische und familiäre Beiträge zur positiven Kindesentwicklung beurteilen und genau über die Einbettung der Familie innerhalb der vielen relevanten außerfamiliären Systeme nachdenken. Der dynamische Aspekt ist mit den verschiedenen Entwicklungs-»Flugbahnen« der Individuen in einer Familie verknüpft. Wie alle Eltern wissen, ähnelt das Aufziehen eines Kindes dem Versuch, ein »bewegliches Ziel zu treffen«. Das sich stets ändernde Kind entwickelt sich nach seinem eigenen Rhythmus. Um angemessen Einfluß zu nehmen und Führung zu geben, müssen Eltern ständig und effektiv ihre Interaktionen, Wahrnehmungen, Emotionen, Zuneigung und Strategien an die altersgemäßen Aktivitäten, Fähigkeiten und Erfahrungen ihrer Kinder anpassen. Eltern sind die nächsten Beschützer, Ernährer und Befürworter ihrer Nachkommenschaft; Eltern sind die ersten Anwälte ihrer Kinder und ihre Verteidigung an vorderster Front. Elternschaft ist nicht einfach und von Beginn an ein 168-Wochenstunden-Job. Aber die positiven Eigenschaften und Werte von Kleinkindern müssen sich bei ihrer Entwicklung auf Eltern und ihre Erziehung verlassen.

Die vielen Wege und dynamischen Aspekte von Elternschaft und Kindesentwicklung stellen die Entwicklung positiver Eigenschaften und Werte in

Frage. Das Gute dabei ist, daß Eltern praktisch alle bekannten positiven Eigenschaften und Werte ihrer Kinder zum Besseren hin beeinflussen können. Zum Beispiel vererbt sich die kognitive Eigenschaft der Intelligenz zum Teil; das bedeutet aber nicht, daß Vererbung unveränderlich ist. Längsschnittstudien über Intelligenz zeigen, daß sich Menschen mit der Zeit unbestreitbar ändern. Es ist trügerisch, die Lehre zu verbreiten, daß Intelligenz eine feste Größe sei. Sogar erbliche Wesenszüge müssen zum Ausdruck erlernt werden und unterliegen Umwelt- und Erfahrungseinflüssen.

Wissenschaft, Strategie und Werte

Sind wir Fatalisten, so akzeptieren wir die Welt, in der wir leben. Sind wir es nicht, treffen wir persönliche, soziale und politische Maßnahmen, um unsere Umwelt für Kinder richtig zu stimulieren, Kindertagesbetreuung zu organisieren, ihre Beziehung zu positiven Gleichaltrigen zu fördern, angemessene Schulausbildung durch die Gemeinde sicherzustellen und die Kinder bei wachstumsfördernden außerschulischen Aktivitäten anzumelden.

Die Sozialwissenschaft kann eine konstruktive Größe zum Verstehen und Fördern von positiven Eigenschaften und Werten bei Kindern sein. Stärke und Belastbarkeit zu fördern ist die Rolle der positiven Psychologie, sie macht normale Menschen stärker und produktiver, darüber hinaus wird latentes menschliches Potential verwirklicht. Natürlich steckt diese positive Entwicklungswissenschaft selbst noch in den Kinderschuhen, zugegebenermaßen sind ihre Möglichkeiten zur Messung von Entwicklungseinflüssen primitiv. Es ist vielleicht noch zu früh für endgültige Aussagen darüber, wie voll entwickelte positive Fähigkeiten und Persönlichkeiten geformt werden. Ja, ein Kind großzuziehen ist – gelinde gesagt – kompliziert und anspruchsvoll. Die Strategie muß auf Interventionen abzielen, die natürlich versuchen, den Menschen zu heilen, aber sie muß auch Erfahrungen liefern, die selbst wertvoll sind, weil sie aktuelle Bedingungen verbessern und Stärken optimieren. »Modelle der Pflege« sind ebenso wichtig wie »Modelle der Heilung«.

Wenn unserer Kinder heranwachsen, bedeutet erfolgreiche Elternschaft schließlich, daß man dem Kind dabei geholfen hat, Selbstvertrauen, Fähigkeit zur Vertrautheit, Antriebsstärke, Freude an Spiel und Arbeit, Freundschaft mit Gleichaltrigen zu entwickeln sowie andauernden akademischen Erfolg und Erfüllung anzustreben. Aber nur durch komplexe, reagierende und anspruchsvolle Elternschaft und elterliche Interventionen können Eltern und Familie, Gemeinschaft und Umwelt das Kind darin fördern, positive Eigenschaften und Werte zu erlangen. Daß diese Situation eine Herausforderung ist, bedeutet nicht, vor ihr zurückzuschrecken. Wirkungen haben Ursachen.

Positive Eigenschaften und Werte dienen zwei wertvollen Zwecken. Als erstes haben sie die indirekte Wirkung, Krankheiten zu verhindern; denn viele positive Eigenschaften und Werte schützen vor Störungen, Defiziten und Behinderungen. Wichtiger noch: das Fördern positiver Eigenschaften und Werte in der Jugend wird die Lebensentwicklung optimieren.

Literatur

Bennett, W. J. (Hrsg.) (1993): *The Book of Virtues: A Treasury of Great Moral Stories.* New York (Simon & Schuster).

Benson, P. L. (1993): *The Troubled Journey: A Portrait of 6th-12th Grade Youth.* Search Institute, Minneapolis.

Bornstein, M. H. (2002a): *Handbook of Parenting.* 2. Aufl. Mahwah, NJ (Lawrence Erlbaum).

Bornstein, M. H. (2002b): Parenting infants. In: Bornstein, M. H. (Hrsg.) *Handbook of Parenting,* Bd. 1: Children and Parenting. Mahwah, NJ (Lawrence Erlbaum), S. 3–43.

Bornstein, M. H., L. Davidson, C. M. Keyes, K. Moore und The Center for Child Well-Being (2002): *Well-being: Positive Development Across the Life Course.* Mahwah, NJ (Lawrence Erlbaum).

Garbarino, J., J. A. Vorrasi und K. Kostelny (2002): Parenting and public policy. In: Bornstein, M. H. (Hrsg.) *Handbook of Parenting,* Bd. 5: Practical Parenting. Mahwah, NJ (Lawrence Erlbaum), S. 487–507.

Grych, J. H. (2002): Marital relationships and parenting. In: Bornstein, M. H. (Hrsg.) *Handbook of Parenting,* Bd. 4: Applied Parenting. Mahwah, NJ (Lawrence Erlbaum), S. 203–225.

Lerner, R. M., C. B. Fisher und R. A. Weinberg (2000): Toward a science for and of the people: Promoting civil society through the application of development science. *Child Development,* 71, 11–20.

Lerner, R. M., F. Rothbaum, S. Boulos und D. R. Castellino (2002): Developmental systems perspective on parenting. In: Bornstein, M. H. (Hrsg.) *Handbook of Parenting,* Bd. 2: Biology and Ecology of Parenting. Mahwah, NJ (Lawrence Erlbaum), S. 285–309.

Seligman, M. E. P. (1998): The President's Address. *American Psychologist,* 54, 559–562.

Seligman, M. E. P. und M. Csikszentmihalyi (Hrsg.) (2000): *Positive Psychology.* Special issue of *American Psychologist.*

Snyder, C. R. und S. J. Lopez (Hrsg.) (2001): *Handbook of Positive Psychology.* New York (Oxford University Press).

ADRESSEN DER AUTOREN

Prof. Dr. Anni Bergman, 224, West 20th Street, New York, NY 10011, USA

Lutz-Ulrich Besser, ZPTN – Zentrum für Psychotraumatologie und traumazentrierte Psychotherapie Niedersachsen, Waldstraße 4, 30916 Isernhagen/Nwb.

Dr. Marc H. Bornstein, Child and Family Rcsearch, National Institute of Child Health and Human Development, Suite 8030, 6705 Rockledge Drive, Bethesda, MD 20892-7971, USA

Dr. med. Karl Heinz Brisch, Klinikum der Universität München, Kinderklinik und Kinderpoliklinik im Dr. von Haunerschen Kinderspital – Innenstadt, Abteilung Pädiatrische Psychosomatik und Psychotherapie, Pettenkoferstraße 8a, 80336 München

Susan W. Coates, Ph.D., Director, The Parent-Infant Program, Columbia University, Center for Psychoanalytic Training and Research, 1051 Riverside Drive, Unit 63, New York, NY 10032, USA

Elsa First, M.A., Faculty, The Parent-Infant Program, Columbia University, Center for Psychoanalytic Training and Research, 1051 Riverside Drive, Unit 63, New York, NY 10032, USA

Prof. Dr. Klaus E. Grossmann, Dipl.-Psychologe, Lehrstuhl für Psychologie IV, Universität Regensburg, Universitätsstraße 31, 93040 Regensburg

Prof. Dr. med. Dr. h. c. mult. Theodor Hellbrügge, emeritierter Ordinarius für Sozialpädiatrie der Universität München, Kinderzentrum München, Heiglhofstraße 63/II, 81377 München

Prof. Dr. med. Arne Hofmann, EMDR-Institut Deutschland, Junkergut 5a, 51427 Bergisch Gladbach

Prof. Dr. Gerald Hüther, Georg-August-Universität Göttingen, Neurobiologisches Labor, Von-Siebold-Straße 5, 37075 Göttingen

Dr. Manfred Laucht, Klinik für Psychiatrie und Psychotherapie des Kindes- und Jugendalters, 68159 Mannheim

Prof. Dr. Zdeněk Matějcěk, Prague Psychiatric Center Ustavní 91,
181 03 Praha 8 – Bohnice, Ceská Republika

Prof. Dr. Günther Opp, Martin-Luther-Universität Halle-Wittenberg, Fachbereich Erziehungswissenschaften, Institut für Rehabilitationspädagogik/Verhaltensgestörtenpädagogik, Selkestraße 9, 06122 Halle (Saale)

Prof. Dr. med. Mechthild Papoušek, Kinderzentrum München, Heiglhofstraße 63, 81377 München

Prof. Dr. med. Peter Riedesser, Universitätsklinikum Eppendorf, Kinder- und Jugendpsychiatrie, Pavillon 67, Martinistraße 52, 20246 Hamburg

Daniel S. Schechter, MD, Assistant Professor, Columbia University, Department of Psychiatry, New York State Psychiatric Institute, 1051 Riverside Drive, Unit 40, New York, NY 10032, USA

Dr. Jaroslav Šturma, Detské centrum Paprsek, Sestajovická 580/19, 19800 Praha 9, Ceská Republika

Dr. Ellen Wenzel, Martin-Luther-Universität Halle-Wittenberg, Fachbereich Erziehungswissenschaften, Institut für Rehabilitationspädagogik/Verhaltensgestörtenpädagogik, Selkestraße 9, 06122 Halle (Saale)

Ruth Wollwerth de Chuquisengo, Kinderzentrum München, Heiglhofstraße 63, 81377 München